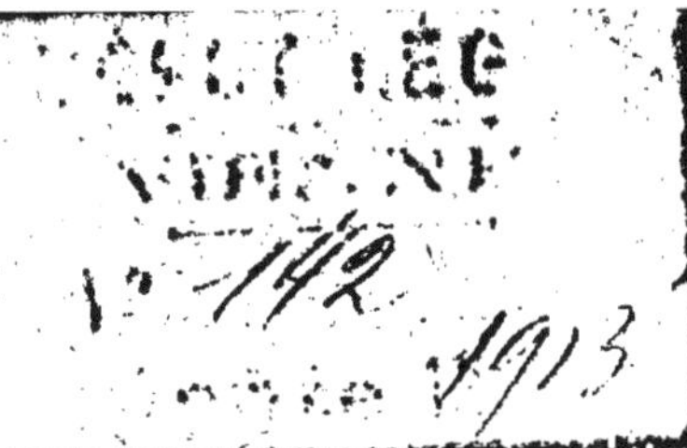

L'Opothérapie Thyroïdienne

(THYROÏDE, PARATHYROÏDES, HYPOPHYSE)

PAR

Le Dr Gabriel GAUTHIER
(DE CHAROLLES)

PRÉFACE

DE

M. FRANÇOIS-FRANCK
Professeur au Collège de France
Membre de l'Académie de Médecine.

Ouvrage récompensé par l'Académie de médecine (Prix Desportes
et par l'Institut (Académie des Sciences)

DEUXIÈME ÉDITION

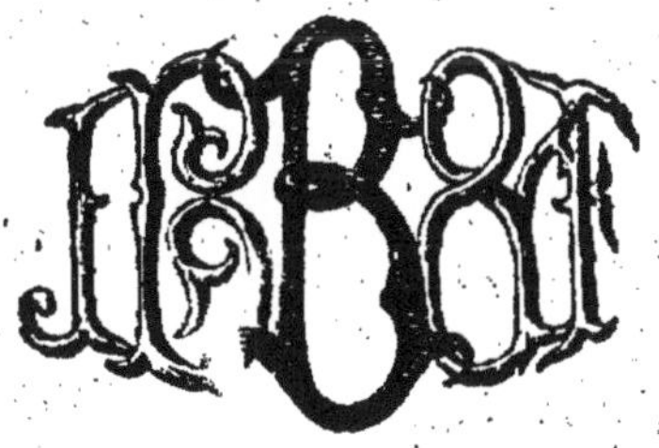

PARIS
LIBRAIRIE J.-B. BAILLIÈRE ET FILS
19, RUE HAUTEFEUILLE, PRÈS DU BOULEVARD SAINT-GERMAIN, 19

1913

L'OPOTHÉRAPIE THYROIDIENNE

(THYROÏDE, PARATHYROÏDES, HYPOPHYSE)

« La cellule vivante sécrète des produits
« offensifs et défensifs. »

DU MÊME AUTEUR

Hémiglossite suppurée (*Journal de médecine et de chirurgie pratiques*, 1880).

Chorée traumatique (*Ibidem*, 1881).

Phtisie pulmonaire syphilitique (*Ibidem*, 1881).

Observation d'une singulière tumeur du cou : Trachéocèle (*Ibidem*, 1882).

Coronarite oblitérante ; causes et nature de l'angine de poitrine (*Mémoire récompensé par l'Académie de médecine*, 1885).

Contagion de la fièvre typhoïde (Reproduit dans le *Rapport général sur les épidémies pendant l'année 1887 fait au nom de la Commission permanente des épidémies de l'Académie de médecine*).

De la maladie de Parkinson (*Lyon médical*, 1888, nos des 26 août et 2 sept.).

Thrombose des vaisseaux du cordon ombilical (*Progrès médical*, 1888).

De l'emploi de la cocaïne comme hémostatique (*Journal de médecine et de chirurgie pratiques*, 1888).

De l'anesthésie par la cocaïne en injections sous-cutanées (*Revue générale de clinique et de thérapeutique*, 1888).

De la cachexie thyroïdienne dans la maladie de Basedow (*Lyon médical*, 1888).

Traitement de la maladie de Graves, du diabète et de l'épilepsie par l'antipyrine (*Revue générale de clinique et de thérapeutique*, 1888).

Délire des persécutions à deux (*Progrès médical*, 1889).

Du zona épidémique (*Lyon médical*, 1889).

Du goitre exophtalmique : sa nature et ses causes (*Revue de médecine*, 1890).

Un cas d'acromégalie (*Progrès médical*, 1890).

Autopsie d'un cas d'acromégalie (*Progrès médical*, 1892).

Des goitres exophtalmiques secondaires ou symptomatiques (*Lyon médical*, 1893, nos 2-3-4).

Les moyens de rendre inoffensive l'analgésie cocaïnique (addition de trinitrine) (*Revue générale de clinique et de thérapeutique*, 1893).

De la maladie de Parkinson, 2e mémoire (*Lyon médical*, 1895, nos des 20 et 27 octobre).

Corps thyroïde et maladie de Basedow (*Lyon médical*, 1895).

Médication thyroïdienne dans les fractures avec retard de consolidation (*Lyon médical*, 1897).

Fonctions du corps thyroïde : Pathogénie du goitre endémique, du goitre sporadique, du goitre exophtalmique; hypothyroïdie et hyperthyroïdie (*Revue de médecine*, janvier, mars, mai, 1900).

Amyotrophies arthropathiques : rôle de la Sécrétion synoviale (*Lyon medical*, 1899).

Physiologie et Pathologie du corps thyroïde (Ouvrage récompensé par l'Académie de médecine, 1899).

Les Médications Thyroïdiennes (Ouvrage récompensé par l'Académie de Medecine et par l'Institut), in-8, p. 230. 1902. Librairie J.-B. Baillière et Fils.

L'Opothérapie Thyroïdienne

(THYROÏDE, PARATHYROÏDES, HYPOPHYSE)

PAR

Le Dr Gabriel GAUTHIER
(DE CHAROLLES)

PRÉFACE

DE

M. FRANÇOIS-FRANCK
Professeur au Collège de France
Membre de l'Académie de Médecine.

Ouvrage récompensé par l'Académie de médecine (Prix Desportes)
et par l'Institut (Académie des Sciences)

DEUXIÈME ÉDITION

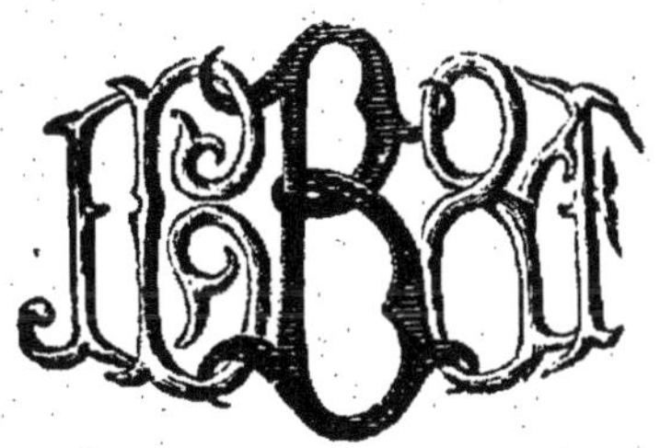

PARIS
LIBRAIRIE J.-B. BAILLIÈRE ET FILS
19, RUE HAUTEFEUILLE, PRÈS DU BOULEVARD SAINT-GERMAIN, 19

1913

AVANT-PROPOS

Il y a 10 ans — en 1902 — j'ai publié la première édition de cet ouvrage sous un autre titre : « les Médications thyroïdiennes. »

La question était neuve alors. L'Endocrinologie, c'est-à-dire l'étude des glandes à sécrétion interne, n'avait pas, à cette époque, le développement prodigieux qu'elle a pris depuis.

De toutes les glandes endocrines, le corps thyroïde avait été le mieux étudié; mais bien des points le concernant étaient restés obscurs, qui se sont éclairés depuis par l'étude des autres glandes congénères.

Ce premier ouvrage, bien que composé de 230 pages, n'était donc, en réalité, qu'une ébauche qui méritait d'être agrandie.

Pendant ces dix années, l'opothérapie thyroïdienne a continué à être de ma part un sujet constant d'études.

Certaines notions dont j'ai été le premier semeur, après être restées longtemps endormies dans le sillon, ont germé peu à peu et ont fini par s'épanouir.

En publiant cette deuxième édition, je n'ai pas la fatuite de penser et de dire que le besoin d'une nouvelle édition de ce livre se faisait sentir.

La première édition, quoique vite épuisée, a dû largement suffire à tous les lecteurs que ces questions très spéciales peuvent intéresser.

J'ai simplement obéi à ce sentiment intime de satisfaction que nous éprouvons quand nous voyons prendre corps,— sous une forme un peu durable, celle du livre, par exemple, —une œuvre qui est le fruit de longues veilles et d'un dur labeur.

PRÉFACE

DE LA PREMIÈRE ÉDITION

MONSIEUR ET CHER CONFRÈRE,

Je n'ai guère d'autre titre, pour mettre une Préface en tête de votre livre sur *les Médications thyroïdiennes*, que celui d'avoir présenté, l'année dernière, à l'Académie, un rapport des plus élogieux sur votre ouvrage.

En me faisant l'honneur de me demander une Préface, peut-être aussi avez-vous eu la pensée que j'étais désigné à cette agréable tâche par la protestation que j'ai formulée à l'Académie et appuyée sur de nombreux exemples contre l'emploi *intempestif* des produits thyroïdiens.

Vous insistez, surtout dans votre ouvrage, sur les bienfaits incontestables des médications thyroïdiennes dans les maladies où la nutrition est compromise par l'insuffisance ou la viciation de la sécrétion du corps thyroïde; m'avez-vous réservé le soin de rappeler ici que ces médications sont inutiles, nuisibles, dangereuses même quand elles sont contre-indiquées? que les produits thyroïdiens ne devraient plus être délivrés au public sans ordonnance du médecin et méritent d'être classés parmi les médicaments actifs dont la vente doit être soumise à une sérieuse réglementation? C'était le vœu de l'Académie, vœu transmis en haut lieu depuis longtemps et qui reste aujourd'hui encore lettre morte. Les préparations thyroïdiennes continuent, en effet, à être débitées à tout venant, à toute femme désireuse de conserver ou de retrouver la taille fine et les formes élancées qui sont de rigueur aujourd'hui.

Vous m'excuserez, mon cher Confrère, de cette légère ombre que je me permets d'ajouter au tableau si magistralement tracé par vous des bienfaits de la médication thyroïdienne.

Depuis une vingtaine d'années, le corps thyroïde fait l'objet de vos études; vous manœuvrez les produits thyroïdiens avec une compétence que vous confère une très longue pratique; vous les prescrivez à bon escient; vous en suivez attentivement les effets. Mais chacun peut n'être point aussi bon juge que vous et le public incompétent, entraîné par les alléchants prospectus que les fabricants répandent à profusion, doit être averti que, seul, le médecin est en mesure d'apprécier l'opportunité d'une aussi active médication.

Vous signalez bien, dans certains passages de votre livre, ces inconvénients et ces dangers de la vente des produits thyroïdiens, mais j'aurais aimé trouver cette question condensée dans un chapitre spécial. Ne l'y trouvant pas, je me permets de l'intercaler ici, m'autorisant de votre confiance et assuré que vous n'y verrez pas plus que personne une nuance de critique et que vous serez le premier à en reconnaître l'intérêt.

Vous avez mis en tête de votre ouvrage cette formule significative et rigoureusement vraie :

Toute cellule sécrète des produits offensifs et défensifs.

J'ai dit un mot discret de ses produits *offensifs*, me réservant de reconnaître avec vous la valeur de ses produits *défensifs*, qui font l'objet de votre panégyrique convaincu et, je me hâte de le reconnaître, très fortement appuyé par votre longue expérience personnelle. Vous avez, en effet, tous les droits à conclure que « la Médication thyroïdienne, loin de disparaître comme tant d'autres après un enthousiasme éphémère, restera et grandira parce qu'elle repose sur des bases physiologiques que le temps ne fera qu'affermir ».

Ces bases physiologiques, vous les développez dans la première partie de votre livre, que, contrairement à votre avis, je me refuse à trouver « trop gros » : 230 pages ne sont pas de trop pour établir la valeur d'une médication.

Vous résumez clairement la nature du produit complexe fourni par la glande thyroïde, la pharmacologie de ce produit, ses effets sur l'organisme sain, les résultats de sa suppression; vous lui comparez la sécrétion parathyroïdienne et la sécrétion hypophysaire; vous démontrez très scientifiquement que ce produit se comporte dans l'organisme comme un véritable médicament.

Vous mettez ainsi entre les mains du lecteur les documents physiologiques, chimiques, pharmaceutiques, qui lui sont indispensables pour apprécier en connaissance de cause les effets de la médication thyroïdienne dans les maladies; et vous avez eu raison de consacrer à cette introduction scientifique la moitié de votre ouvrage.

La seconde partie, que vous divisez en thyroïdothérapie directe, indirecte et empirique, vous est encore plus personnelle et constitue le fond même de votre travail. C'est celle que le praticien consultera avec le plus de fruit, guidé et convaincu par la lecture de vos observations, rassuré sur les effets de la médication quand elle est judicieusement appliquée.

Vous nous en montrez les merveilleux effets dans les maladies où domine l'*athyroïdie*, c'est-à-dire dans toutes les formes de myxœdème, postopératoire, spontané, congénital ou endémique. Vous nous réconciliez même avec l'opothérapie thyroïdienne dans certaines formes du goître exophtalmique, où beaucoup la redoutent, et moi le tout premier.

Vous insistez, preuves en mains, sur le bénéfice de la thyroïdothérapie *indirecte*, qui vise les états morbides où l'on est conduit à admettre un trouble thyroïdien fonctionnel, sans altération apparente de la glande thyroïde. Ici, vous avez en vue les affections du système osseux, la croissance et la consolidation des fractures, questions que vous avez eu le mérite de traiter l'un des premiers. Vous en montrez les bons effets dans les troubles utéro-ovariens liés à la puberté; dans les maladies par ralentissement de la nutrition, comme l'obésité, mais dans certaines formes seulement que vous avez soin de préciser et dont le malade n'a nullement qualité pour être juge.

Enfin, vous n'oubliez pas la thyroïdothérapie *empirique*, plus ou moins logiquement inspirée par les données physiologiques et au sujet de laquelle vous énoncez justement les plus sages réserves.

J'avais étudié votre manuscrit, présenté à l'Académie, avec le soin que doit mettre un rapporteur et aussi avec l'esprit critique qu'il y doit apporter. Je n'y avais trouvé que matière à éloges et à compliments, et l'Académie a partagé mon opinion, qu'elle a sanctionnée en récompensant votre œuvre.

Aujourd'hui, je viens de lire votre livre plus documenté encore, mieux équilibré peut-être que votre premier ouvrage; je n'en dis ici qu'une faible partie de tout le bien que j'en pense. La récompense, cette fois, vous viendra du public médical, qui ne pourra manquer de lui faire le meilleur accueil.

Paris, 12 mai 1902.

François-Franck,
Membre de l'Académie de médecine,
Professeur au Collège de France.

L'OPOTHÉRAPIE THYROÏDIENNE

INTRODUCTION

L'administration médicamenteuse de substances provenant de l'organisme animal (*Organothérapie* ou *Opothérapie*) est aussi ancienne que le traitement des maladies.

Dans les âges les plus reculés, la pratique courante des prêtres d'interroger les viscères des animaux pour en tirer la connaissance des volontés divines faisait que, par une pente toute naturelle, on devait arriver à utiliser ces propres viscères pour ce qu'on estimait être le bien des particuliers qui interrogeaient les dieux. Et, de fait, on voit qu'à la suite decertains sacrifices les personnages qui les avaient fait faire pouvaient eux-mêmes prendre et consommer certaines parties des viscères provenant des victimes.

C'était l'époque où la pratique religieuse se confondait avec la pratique médicale. Le centaure Chiron donnait à Achille de la moelle de lion pour le fortifier ; Tobie était guéri de sa cécité par du fiel de poisson.

Quand, avec l'époque hippocratique, la thérapeutique se fut dépouillée en partie du caractère religieux pour devenir plus scientifique, l'organothérapie ne cessa pas d'être en valeur.

Celse recommandait le foie de pigeon dans les hépatites et la rate de bœuf dans les maladies de cet organe. Dioscoride écrivit un livre entier sur l'emploi des viscères d'animaux dans le traitement des maladies, et c'est dans ce livre que les auteurs puiseront d'abondants matériaux dans les siècles à venir. Tous les organes qui seront employés plus tard le sont déjà par Dioscoride ; c'est ainsi qu'il vante l'emploi de la cervelle du lièvre dans les tremblements, de la présure du même animal dans certains troubles de l'estomac et du ventre; il préconise aussi l'emploi du poumon de renard pour les gens à court d'haleine, du foie de loup dans les affections hépatiques, et surtout l'emploi des testicules de plusieurs animaux, particulièrement du chien et du loup, pour exciter au coït. Pline, contemporain de Dioscoride, dit de même que les testicules de l'âne et du cerf sont aphrodisiaques pour l'homme, que les parties sexuelles de l'hyène femelle ont les mêmes propriétés pour la femme.

Au XVIe et au XVIIe siècle, on recourt encore à l'opothérapie, mais on la complique : on fait cuire les organes, on les distille et on ajoute toutes sortes de substances. C'est l'âge de la Thériaque et de l'Orviétan.

Les vieilles pharmacopées sont pleines de ces préparations où se rencontre le mélange thérapeutique bizarre de divers organes. C'est la cuisine de Macbeth, où se mêlent d'une façon plus ou moins variée le lugubre et l'immonde. Le médecin empirique et le sorcier s'y donnent la main.

Aujourd'hui encore, le praticien qui exerce à la campagne rencontre à chaque instant l'application entêtée d'une organothérapie qui semble conseillée par Albert le Grand.

Mais nous n'avons pas à nous arrêter trop longtemps à ces grossières pratique . qui ne représentent que des curiosités rétrospectives. Cette besogne du curieux a été faite bien des fois (1).

L'Opothérapie moderne, fondée sur des bases scientifiques, a réellement pris naissance le jour où Brown-Séquard fit connaître la théorie des sécrétions internes. Dès 1869, ce physiologiste avait exposé, dans son cours à l'Ecole de médecine, l'idée que « toutes les glandes, qu'elles aient des conduits excréteurs ou non, donnent au sang des principes utiles dont l'absence se fait sentir quand elles sont extirpées ou détruites par une maladie ». Ce n'est pourtant qu'en 1889, vingt ans plus tard, que Brown-Séquard donna à ces constatations physiologiques et à ces idées théoriques une application pratique, et attira, par les communications qui ont eu le retentissement qu'on se rappelle, l'attention sur la pratique même de l'Opothérapie.

Chose digne de remarque, Brown-Séquard, à l'exemple des anciens empiriques, s'adresse tout d'abord au testicule, c'est-à-dire à un organe dont la sécrétion interne est la plus mal connue.

Ainsi donc, après avoir donné, pour ainsi dire, à la méthode une base scientifique, voilà qu'on l'abandonnait

(1) Vaquez, Les Etapes historiques de l'opothérapie. *Presse médicale*, 1900, n° 2, p. 121. — Paul Carnot, Opothérapie, J.-B. Baillière, 1911. — Fiessinger, Thérapeutiques des vieux maîtres. — Alfred Franklin, La Vie privée d'autrefois, les médicaments, Paris, 1891. — Louis Renon, Principes généraux de l'opothérapie, *Journal des Praticiens*, 1908, p. 337.

aussitôt, car remplacer un organe absent ou au repos par un organe vivant, sans connaître ni la nature des perturbations génitales, ni la physiologie intime de la glande, c'était revenir aux anciennes pratiques empiriques. Aussi, l'auteur fut-il vite puni de ce manquement à la méthode, car l'opothérapie génitale, après avoir eu un brillant et éphémère éclat, retomba dans l'oubli; elle ne donna pas ce qu'elle avait promis et les vieillards désabusés durent constater une fois de plus que la thérapeutique ne leur rendait pas ce que la nature leur avait enlevé.

Après ce premier essai de Brown-Séquard, d'autres furent tentés avec d'autres organes, et les échecs se répétèrent.

La raison de ces échecs est facile à comprendre. On s'était lancé trop vite dans des voies insuffisamment tracées. La connaissance de l'organe employé et de la nature de sa sécrétion était trop incertaine. On oubliait aussi que l'organothérapie est une véritable médication, et que, pour l'appliquer fructueusement, il faut savoir, comme pour tout médicament, la façon dont l'organe ou l'extrait d'organe doit être préparé et administré.

Devant ces échecs et ces incertitudes, la médication opothérapique menaçait de sombrer, si on n'avait eu, pour servir de guide, l'enseignement fourni par l'opothérapie thyroïdienne.

Comme il arrive souvent dans l'étude d'une question complexe et d'une portée générale, c'est une notion précise, un tout petit fait nettement aperçu, qui donne la clef du problème : la première équation résolue, toutes les autres se résolvent presque spontanément.

Les connaissances sur la physiologie du Corps Thyroïde

consistaient à considérer ce petit organe comme un simple coussin cervical jouant un rôle mécanique assez imprécis. La nature et les effets de la sécrétion interne de cette glande vasculaire sanguine étaient complètement inconnus, quand une simple constatation clinique, — mais ayant plus de valeur qu'une expérimentation de laboratoire, — vint projeter un flot de lumière sur les véritables fonctions de la thyroïde.

J.-L. Reverdin signalait, en 1883, la fréquence de phénomènes cachectiques spéciaux chez les sujets qui avaient subi l'opération de la thyroïdectomie totale, et synthétisait l'ensemble de ces symptômes sous la dénomination de *Myxœdème opératoire*. En dénommant ainsi cette cachexie, que Kocher avait, à la même époque, appelée *Cachexie strumiprive*, sans préjuger de sa nature, Reverdin dénonçait catégoriquement sa similitude symptomatique avec le myxœdème, affection encore énigmatique alors, signalée déjà par Gull sous le nom d'*Etat crétinoïde*. Cette similitude lui apparaissait si complète que les deux affections devaient se confondre : le myxœdème opératoire ne devait être, pour ainsi dire, que la reproduction expérimentale du myxœdème spontané. Cette déduction ne tardait pas à être complètement confirmée par l'enquête provoquée à la Société clinique de Londres par Semon, sur les causes et l'origine du myxœdème. On reconnut péremptoirement que cette affection se rattachait en effet à une absence du corps thyroïde, ainsi que Fagge et Gull l'avaient déjà soupçonné.

Etat crétinoïde de Gull, *myxœdème* de Ord, *cachexie pachydermique* de Charcot, *idiotie myxœdémateuse* de Bourneville, *cachexie strumiprive* de Kocher étaient donc une seule et même affection, présentant une symptomatologie analogue et un substratum pathogénique unique : l'absence du corps thyroïde ou l'insuffisance de sa fonction.

La famille des myxœdémateux et des hypothyroïdiens, c'est-à-dire des sujets privés de leur glande thyroïde ou pourvus d'une glande thyroïde insuffisante, se trouvait donc ainsi définitivement constituée. De la sorte, le bistouri de l'opérateur, aussi bien que la nature par voie congénitale ou par processus morbides, mettait à la disposition de l'observateur des sujets tout préparés, comme animaux de laboratoire, pour l'étude des propriétés opothérapiques de la glande.

C'était là, on le comprend, le vrai champ d'observation, d'expérimentation et de démonstration pour le principe général proclamé par Brown-Séquard. Si la cachexie strumiprive était la conséquence de la privation, dans l'économie, des produits de la sécrétion interne du corps thyroïde, on allait pouvoir combattre cette cachexie en introduisant artificiellement dans l'organisme la substance thyroïdienne elle-même.

Schiff n'avait-il pas eu, l'année suivante (1884), l'idée géniale, en pratiquant la greffe thyroïdienne sur des chiens, de démontrer que ces animaux ainsi greffés pouvaient supporter impunément l'ablation de leurs lobes thyroïdes, ablation qui, sans cette précaution, est fatalement suivie de mort ?

Sur ce faisceau de faits précis et utiles, l'opothérapie thyroïdienne avait dès lors des assises solides.

Les données essentielles du problème étaient connues, la pratique pouvait se mettre à l'œuvre, et, comme il arrive toujours dans les essais de toute médication, elle allait indiquer, après une série de tâtonnements, le meilleur *modus faciendi* à mettre en usage.

D'abord, et tout naturellement, il parut indiqué de répéter exactement sur l'homme l'expérience de la *greffe thyroïdienne* que Schiff avait pratiquée sur les animaux.

C'est la première époque, époque chirurgicale, pleine de difficultés, qui ne dure pas longtemps.

On s'oriente alors dans une autre direction. On reconnait que la greffe permanente est impossible, ou tout au moins extrêmement difficile à obtenir, et que Schiff lui-même, dans ses expériences, n'obtenait pas une greffe proprement dite, mais une simple transplantation de substance destinée à être résorbée, puisque les chiens éthyroïdés n'étaient immunisés que pendant un temps variant de 4 à 5 semaines, c'est-à-dire le temps pendant lequel les fragments de substance inclus dans le péritoine subissaient leur résorption.

L'expérience de Schiff était donc, — comparaison toute faite, — quelque chose d'identique à l'injection sous-cutanée d'une substance organique.

Tout naturellement donc, l'*injection sous-cutanée* d'un suc thyroïdien devait avoir les mêmes effets que la greffe et c'est ce qu'expérimentèrent avec succès sur les animaux Vassale d'abord et Gley presque en même temps.

Employées chez des myxœdémateux, ces injections donnèrent des résultats favorables et plus rapides que la greffe, et la simplicité de leur technique ne tarda pas à les faire seules employer.

Voilà donc le second en date des procédés de la médication thyroïdienne.

Mais on ne s'en tint pas là. Dans les pays scandinaves et en Angleterre, on essaya l'administration par la voie stomacale de l'extrait thyroïdien et du corps thyroïde en nature. Contrairement aux prévisions, ce *régime thyroïdien* produisit des merveilles et devint bientôt le « cri thérapeutique du jour ». La commodité de ce régime, où disparaissait toute instrumentation, le vulgarisa rapidement et on se rendit bientôt compte que l'ingestion, procédé le plus simple, était aussi par excellence la voie d'introduction du médicament.

Du jour où on eut ainsi un moyen simple, sûr et fidèle pour prescrire la substance organique, l'opothérapie thyroïdienne fut définitivement inaugurée.

Mais il restait ensuite à étudier le médicament lui-même, à connaître à fond sa composition, ses propriétés, sa pharmacodynamie, etc.

La glande thyroïde dut donc être traitée, analysée comme une simple drogue. Après en avoir tiré des extraits, on a cherché à en isoler les principes actifs, tout comme de l'opium, après les extraits et les teintures, on a obtenu les alcaloïdes.

Mais il s'en faut beaucoup que la pathologie médicale du corps thyroïde tienne tout entière dans l'histoire du myxœdème.

A la suite des premiers travaux parus sur cette maladie, on n'a pas tardé à décrire des myxœdémateux frustes, des syndromes atténués et incomplets qui ne ressemblent que d'assez loin à la véritable cachexie strumiprive.

Inversement, on reconnut aussi des troubles, imputables non plus à l'absence ou à l'insuffisance, mais au contraire à la suractivité ou à l'adultération du corps thyroïde.

C'est ainsi que, dès 1885, j'établissais *le premier*, avant Möbius, la théorie thyréogène du Goitre Exophtalmique, et je démontrais que cette maladie est causée par une sécrétion anormale et viciée du corps thyroïde. La famille des *hyperthyroïdiens* et des *dysthyroïdiens* se trouvait aussi, à son tour, définitivement créée et allait devenir également tributaire des médications thyroïdiennes.

Telles sont les étapes successives par lesquelles a passé la médication thyroïdienne. A l'heure actuelle, cette médication peut être considérée comme une des conquêtes les plus curieuses et les plus incontestées de la thérapeutique moderne.

Nous disons la « médication thyroïdienne », mais ne devrait-on pas dire plutôt les « médications thyroïdiennes »?

En réalité, la thyroïdothérapie ne consiste pas seulement dans l'administration médicamenteuse du seul corps thyroïde et des substances qu'on en peut extraire. La question est plus complexe.

D'abord, il existe véritablement un appareil thyroïdien, comprenant en plus de la glande principale (corps thyroïde) les *glandules parathyroïdes*, dont les fonctions et les propriétés thérapeutiques, par conséquent, sont différentes.

A côté de la médication thyroïdienne proprement dite, il y a donc lieu de placer la *médication parathyroïdienne*.

L'Hypophyse, ou Corps pituitaire, se rapproche de la thyroïde par ses caractères embryologiques, histologiques et physiologiques. Il y a donc bien des raisons pour considérer ce petit organe comme une glande thyroïde aberrante, ayant cependant des propriétés thérapeutiques spéciales.

Jusqu'à un certain point, la *médication hypophysaire* doit donc se rattacher à la médication thyroïdienne.

En outre, on conçoit que la médication par le corps thyroïde peut s'exercer autrement que par l'introduction *artificielle* dans l'organisme de la substance thyroïdienne ; qu'on peut obtenir le même résultat en excitant la fonction sécrétoire *naturelle* du corps thyroïde. C'est en effet le but auquel tendent les manipulations excitantes exercées sur la glande, dans la pratique du *Thyroïdo-Eréthisme* de Poncet, par exemple.

Cela est encore de la thyroïdothérapie.

Enfin, on emploie comme agents thérapeutiques des liquides organiques provenant d'animaux éthyroïdés, c'est-à-dire auxquels on a extirpé la thyroïde (sérum sanguin, lait). L'agent médicamenteux ainsi obtenu, quoique tout principe thyroïdien proprement dit en soit exclu, rentre encore incontestablement dans le cadre de la thyroïdothérapie.

Comme on le voit, il n'y a pas seulement une médication thyroïdienne, mais bien des médications thyroïdiennes, et chacune d'elles a ses indications spéciales.

Cependant, en regard de la médication thyroïdienne proprement dite, c'est-à-dire celle qui emploie le corps thyroïde, les autres médications ne pourront occuper dans ce travail qu'une très petite place.

Les raisons qui m'ont déterminé à écrire ce livre sont les suivantes :

Depuis trente ans, le corps thyroïde fait l'objet de mes études et de mes recherches.

J'ai pensé, dès l'origine, que ce petit organe avait des fonctions aussi importantes qu'insoupçonnées. Aussi, dès qu'il fut question d'organothérapie, c'est-à-dire de médication par les substances provenant de l'organisme animal, je me tournai du côté de la glande thyroïde et commençai des essais de thyroïdothérapie.

Je suis donc un familier de la première heure de la médication thyroïdienne. Je l'ai expérimentée souvent et dans une grande variété d'affections.

J'ai donc acquis une certaine expérience sur ce sujet.

C'est à ce titre que j'ai entrepris la confection de ce volume. Je pensais le faire tout petit ; je l'ai certainement fait trop gros. Les pages se sont multipliées, malgré ma volonté, en l'écrivant : *Crescit eundo*. Cela arrive aux gens inexpérimentés dans l'art d'écrire un livre.

PREMIÈRE PARTIE

ÉTUDE GÉNÉRALE DE L'OPOTHÉRAPIE THYROIDIENNE

CHAPITRE PREMIER

GREFFE, INJECTION, INGESTION THYROIDIENNES

SOMMAIRE. — Greffe thyroïdienne : 1° Sur les animaux : expériences de Schiff, de Von Eiselsberg, de Cristiani ; — 2° Sur l'homme : résultats de ces tentatives. — Injections thyroïdiennes. Effets produits : 1° Sur les animaux sains ; 2° Sur les animaux éthyroïdés ; 3° Expériences cliniques. — Ingestion de substance thyroïde : Régimes thyroïdiens.

Greffe thyroïdienne. — La première connaissance des effets de l'introduction artificielle de la substance thyroïdienne dans l'organisme date des expériences de Schiff (1).

Le physiologiste de Genève, dans le cours de ses recherches sur les fonctions du corps thyroïde, après avoir démontré que l'ablation totale des lobes thyroïdes est toujours mortelle sur les chiens, eut l'idée de déplacer les lobes thyroïdes et de les greffer, ou plutôt de les transplanter, dans une autre partie du corps.

Il prit deux chiens, enleva à l'un les lobes thyroïdes et les inséra dans la cavité péritonéale de l'autre. Deux ou quatre semaines plus tard, il excisait simultanément les deux thyroïdes de ce dernier chien et constatait que celui-ci ne recevait aucun dommage de cette opération. Seulement, la survie ces-

(1) SCHIFF, *Revue médicale de la Suisse romande*, février et avril 1884.

sait d'être constante, lorsque l'extirpation était pratiquée plus de quatre ou cinq semaines après la transplantation, car, à ce moment, le corps thyroïde, inséré dans le péritoine, se trouvait entièrement résorbé.

Du même coup, Schiff démontrait deux choses : 1° que les corps thyroïdes n'agissent pas mécaniquement, comme on le croyait, par leurs rapports anatomiques; 2° que la thyroïdectomie perd ses dangers et une partie essentielle de ses effets si l'on introduit et fixe d'abord dans la cavité péritonéale d'autres thyroïdes de la même espèce animale.

Après Schiff, von Eiselsberg (1) enlève sur des chats un des lobes de la thyroïde, puis le transplante dans une poche comprise entre l'aponévrose abdominale et le péritoine. Quand il suppose que cette greffe a réussi, il extirpe l'autre lobe du corps thyroïde, l'animal survit ; mais quelques mois après, il enlève le lobe greffé — qui est trouvé très bien conservé et vasculaire — et l'animal est pris, dès le lendemain, de convulsions et succombe le 3e jour. Von Eiselsberg a réussi trois fois cette expérience. Celle-ci diffère de l'expérience de Schiff en ce que von Eiselsberg avait obtenu une vraie greffe du tissu thyroïdien, tandis que Schiff n'avait obtenu, en réalité, qu'une simple insertion de substance thyroïdienne, destinée à disparaître par résorption et ne produisant, par conséquent, qu'un effet temporaire.

Un grand nombre d'autres expérimentateurs ont tenté cette greffe, mais avec des résultats divers, car, malgré la technique opératoire bien précisée par von Eilsesberg, la greffe thyroïdienne est très difficile à obtenir. La preuve la plus frappante des difficultés qu'il y a à obtenir une greffe véritable du tissu de la thyroïde, c'est ce qui se passe lorsqu'au lieu d'enlever le corps thyroïde chez les animaux, on supprime simplement sa vitalité par la ligature de tous ses vaisseaux. Les sujets opérés

(1) Von Eiselsberg, *Wien. klin. Wochensch.*, 4 fév. 1892.

de cette façon meurent absolument comme s'ils subissaient l'ablation totale de la thyroïde. La glande se trouve pourtant alors dans les conditions les plus favorables qu'il soit possible de réaliser dans les greffes; elle s'atrophie cependant très rapidement sans se mortifier et la vascularisation périphérique inflammatoire post-opératoire qui se développe reste insuffisante pour entretenir sa vitalité et empêcher les accidents d'évoluer.

Fano, Zanda, Zuccaro essayèrent donc cette greffe avec des succès variables et discutables; Sgobbo et Lamari la réussirent sur un chien; Canizarro, sur des chiens et des chats.

Carle échoua dans ses essais; Ughetti (de Catane) tenta des expériences de greffe, d'un animal à un animal d'une autre espèce (1).

Mais les expériences les plus intéressantes de greffe thyroïdienne sont dues à Cristiani (de Genève) (2). Cet auteur a définitivement démontré que la greffe thyroïdienne est possible. Le premier jour, le lobe greffé est libre dans la cavité péritonéale; le lendemain, il existe des adhérences, et, les jours suivants, il est bien vascularisé. L'examen microscopique de nombreux lobes greffés, pratiqué à des intervalles successifs (à partir d'un jour à deux ans), montre que le tissu, après avoir passé par la tuméfaction trouble, revient à l'état embryonnaire et dès ce moment commence à se régénérer. La régénération débute à la périphérie et progresse vers le centre, en rapport direct avec les vaisseaux de nouvelle formation; elle est complète dès le troisième mois.

Cela se passe ainsi dans les greffes entre animaux de même

(1) Sgobbo et Lamari, *Rivista clinica Terap.*, XIV, nº 8, 1892. — Canizzaro, *Deut. med. Wochens.*, 3 mars 1892. — Carle, *Central Blatt Physiol.*, nº 9, 1888. — Ughetti, *Riforma medica*, 9 déc. 1892, p. 675.

(2) Cristiani (de Genève), *Archives de Physiologie*, janvier 1893. — *Mémoire présenté à l'Académie de médecine*. Prix Louis, 1901. — *Journal des praticiens*, 1901, p. 381.

espèce. Mais il n'en est pas de même pour les greffes croisées, entre classes, ordres, familles, genres, espèces et variétés différentes. Entre animaux de classe et d'ordre différents, le résultat est constamment nul; entre familles différentes, quelques succès, possibilité de greffe; entre genres et espèces différents, résultat beaucoup plus positif, succès nombreux.

Cardile Pantaleone a fait des expériences confirmatives de celles de Cristiani (1).

Horsley, après avoir pratiqué la greffe sur le singe, fut le premier à la proposer pour l'homme. Pour cela, il conseillait d'employer le corps thyroïde du mouton, se basant sur l'analogie que présentent, au point de vue anatomique, la glande du mouton et celle de l'homme, et aussi sur ce que le mouton est l'animal qui, à la suite de la thyroïdectomie, est atteint d'une cachexie qui se rapproche le plus de la cachexie strumiprive de l'homme.

Mais il n'avait paru aucune observation de greffe thyroïdienne pratiquée sur l'homme quand Lannelongue en fit la première tentative (2). Le résultat ne fut pas satisfaisant; l'observation ultérieure de la jeune malade fut publiée par Bourneville (3).

Bientôt les essais de ce genre se succédèrent. Bircher (4) transplanta, dans la cavité abdominale d'une femme atteinte de myxœdème, une portion de tissu thyroïdien provenant d'un goître. L'opération produisit une amélioration marquée, pendant trois mois; mais les symptômes myxœdémateux reparaissant, une seconde transplantation fut faite, et la malade s'améliora de nouveau pendant neuf mois.

(1) Cardile Pantaleone, *Gazetta degli Ospedali*, 17 janvier 1897.
(2) Lannelongue, *Bulletin medical*, 1890, p. 225.
(3) Bourneville, *Archives de neurologie*, 1896, janv., p. 11.
(4) Bircher, *British med. Journ.*, 26 juin 1890.

Kocher pratiqua la greffe dans deux cas de myxœdème, mais les deux fois, la « greffe s'exfolia ».

Bettancourt et Serrano (1) rapportent l'histoire d'une myxœdémateuse sur laquelle ils grefférent à la région sous-mammaire un corps thyroïde de mouton. L'opération fut suivie d'une amélioration immédiate et très remarquable. Mais, pour ces auteurs, l'amélioration ne tint pas à ce que la glande s'est vascularisée et greffée, mais elle fut due à l'absorption du suc de la glande insérée dans les tissus, selon l'explication déjà donnée par Schiff.

Merklen (2) pratiqua avec le concours de Walther la greffe thyroïdienne de mouton à la région sous-mammaire sur une myxœdémateuse sujette à des hémorragies alarmantes. Les hémorragies s'arrêtèrent et les symptômes du myxœdème se modifièrent heureusement.

T. Harris et G. A. Wright (3) : greffe d'un lobe thyroïdien de singe à la région sous-mammaire d'une myxœdémateuse. Amélioration très notable, mais rechute avec aggravation après quelques semaines.

John Macpherson (4) : greffe de mouton sur une myxœdémateuse; amélioration remarquable des troubles cérébraux notamment.

J. Gibson (5) : sur un enfant de six ans atteint de myxœdème, première greffe de mouton, suivie d'une amélioration considérable. Dix mois après, menaces de récidive et deuxième greffe; nouvelle amélioration, qui se maintenait encore au bout de six mois.

V. Robin (6) pratiqua la greffe sous-mammaire chez un enfant; les résultats définitifs n'ont pas été publiés.

(1) Bettancourt et Serrano, *Semaine médicale*, 30 août 1890.
(2) Merklen, *Semaine médicale*, 19 nov. 1890.
(3) Harris et Wright, *The Lancet*, 9 avril 1892.
(4) J. Macpherson, *Edinburgh med. Journ.*, mai 1892.
(5) Gibson, *British med. Journ.*, 14 janvier 1892.
(6) V. Robin, *Lyon médical*, 12 août 1892.

G. Gottstein (1), dans un cas de tétanie chronique, fit la greffe avec un succès passager.

Plus récemment, des greffes ont été pratiquées dans les régions les plus diverses. Payr, après avoir expérimenté l'inclusion d'un lobe thyroïdien dans la rate (chien, chat, lapin) et avoir constaté qu'après plusieurs mois tout le lobe pouvait être enlevé sans accidents, pratique cette opération sur l'homme avec les meilleurs résultats pour un cas de myxœdème. Biedl a fait le même opération et avec le même succès.

Kocher, Muller, Moskawiez ont transplanté un fragment de thyroïde dans la moelle osseuse d'un myxœdémateux. Kocher propose comme préférable la transplantation dans la métaphyse des os, c'est-à-dire dans la partie spongieuse située entre le cartilage épiphysaire et la diaphyse.

Cristiani a montré que, pour avoir une bonne réussite expérimentale des greffes, il faut que l'animal soit éthyroïdé en partie. La greffe prend mieux, en effet, quand le sujet en a besoin. Il y a, par contre, atrophie de la greffe, quand l'animal est soumis à l'ingestion de substances thyroïdiennes.

Avant que toutes ces expériences de transplantation du corps thyroïde eussent été pratiquées, on avait déjà remarqué que certaines femmes myxœdémateuses, devenant enceintes, voyaient les accidents s'amender au cours de leur grossesse et se reproduire après l'accouchement; on en avait conclu que l'amélioration était due à l'action du corps thyroïde du fœtus remplissant, par rapport à la mère, le rôle d'une véritable greffe. Nous verrons plus loin que ce résultat peut être dû à une tout autre cause.

Comme on le voit, la greffe thyroïdienne sur les animaux et sur l'homme produit toujours des effets positifs, mais ces effets sont le plus souvent passagers. Après une amélioration rapide, succédant immédiatement à la greffe, celle ci se résorbe et tout est à recommencer. Pour avoir un effet durable, il

(1) Gottstein, *Thèse de Breslau*, 1895.

faudrait qu'il y ait véritablement greffe, et nous avons vu que le plus souvent il n'y a que simple transplantation du tissu thyroïdien.

Il reste à savoir si la méthode de la greffe thyroïdienne par *ensemencement*, proposée en dernier lieu par Cristiani, tiendra ses promesses. L'auteur excise de petits fragments de glande gros comme un grain de blé; il les ensemence chacun séparément dans de petites loges profondes creusées avec un instrument mousse par une petite incision de la peau dans le tissu cellulaire sous-cutané; une même incision peut permettre de faire ainsi parallèlement à la peau plusieurs greffes, chacune dans un canal séparé. L'opération est donc des plus simples et à la portée de tout le monde.

Certes, on ne saurait encore aujourd'hui escompter l'avenir de cette *greffe en semis*, mais on se trouve en présence de faits intéressants. En 1904, Charrin fit procéder par Cristiani sur une jeune fille myxœdémateuse à un semis de 16 greffes; en quelques jours se manifeste une véritable métamorphose; mais au bout d'un mois se produisit une réapparition du myxœdème. On pratiqua alors un nouveau semis de 24 greffes; cette fois l'amélioration s'accentua au point que cette jeune fille put se marier et avoir un enfant. Les parcelles de thyroïde qui servirent à ces greffes avaient été prélevées sur de jeunes personnes ayant subi la thyroïdectomie; les greffes prises sur des personnes âgées se nécrosent souvent.

Kummer (de Genève) et Gauthier relatent également des succès par ces greffes en semis.

Quoi qu'il en soit, ces opérations de transplantation thyroïdienne, en démontrant jusqu'à l'évidence que l'amélioration qu'elles procurent est due à l'absorption par les tissus du suc de la glande thyroïde transplantée, ont confirmé les idées émises par Brown-Séquard sur la sécrétion interne des glandes.

Dès lors, il était tout indiqué de remplacer la greffe par les *injections* du suc thyroïdien. Les résultats devaient être identiques et la technique en était sûrement plus facile.

Pisenti eut le premier l'idée de cette substitution, Vassale et Gley firent les premières expériences.

Effets du suc thyroïdien injecté aux animaux sains. — A la suite de l'injection intra-veineuse, Vassale a constaté sur le chien de l'abattement ; Gley, de l'abattement et de la somnolence ; Ewald, une profonde hypnose ; Langendorff, un assoupissement assez prononcé sur des lapins. Sur le chat, Von Eiselsberg et Alonzo n'ont observé aucun de ces phénomènes.

La diurèse a été observée dans toutes les expériences ; elle se manifeste dès les premières injections et est souvent accompagnée de sueurs abondantes. On a noté aussi quelquefois une élévation appréciable de la température (Rouquès).

L'âge est un des facteurs importants de l'action thyroïdienne. C'est ainsi qu'un chien de 5 mois succombe aux injections au bout de sept jours, alors que des doses triples, répétées pendant plusieurs mois, ne parviennent pas à tuer des chiens plus âgés (Ballet).

Les expériences les plus intéressantes d'injection thyroïdienne ont été faites par G. Ballet et Enriquez (1).

Sur 12 chiens, ces injections ont déterminé le tableau symptomatique suivant : 1° immédiatement après l'injection, fièvre, tachycardie, tremblement et dyspnée, agitation extrême, éclat du regard et, dans deux cas, une légère saillie des globes oculaires ; 2° plus tard, une conjonctivite et un amaigrissement très rapide. Chez cinq de ces chiens, les injections amenèrent la mort. A mesure qu'on poursuit les injections, l'amaigrissement s'accentue ; des crises de diarrhée et de mé-

(1) G. Ballet et Enriquez, Des effets de l'hyperthyroïdisation expérimentale. (*Médecine moderne*, 1895, p. 801.)

læna surviennent tardivement et se répètent jusqu'à la mort. Il y a de la polyurie, et, à plusieurs reprises, l'urine contient de l'albumine. En dernier lieu, l'abattement survient, l'agitation fait place à la torpeur; les animaux, très fatigués, se déplacent difficilement; quelques-uns semblent même atteints d'une véritable paralysie du train postérieur, ne peuvent plus se tenir sur leurs pattes et succombent dans le collapsus.

Un fait très remarquable signalé par ces auteurs, c'est qu'à la suite de ces injections pratiquées à distance, sous la paroi abdominale, par exemple, on constate des modifications importantes du corps thyroïde, visibles quelquefois pendant la vie, dans la plupart des cas, après la mort. Dans trois cas, on se trouvait en présence d'un véritable *goitre expérimental* dont le développement suivait les phases des injections, diminuant quand on les cessait, augmentant quand on les recommençait. Dans un cas, le corps thyroïde avait triplé au moins de poids.

Otto Lanz et Trachewski (laboratoire de Kocher) ont constaté également, à la suite de l'alimentation thyroïdienne, une thyroïdite scléreuse aboutissant à l'atrophie de l'organe. Canter (1) a signalé un cas de myxœdème, répondant à une atrophie de la glande, à la suite de l'ingestion de substance thyroïdienne.

Gueorguieski (2), sur des chiens auxquels il donnait de 50 à 100 gr. de corps thyroïde, a constaté de la tachycardie, de l'amaigrissement, de la polydipsie, de la polyphagie, de la polyurie, de la glycosurie et de l'albuminurie, jamais d'exorbitis.

Les recherches d'autres expérimentateurs ont donné des résultats assez divers entre eux, mais comparables, jusqu'à un certain point, au syndrome clinique du basedowisme (Hen-

(1) Canter, *Annales de la Soc. médico-chir. de Liège*, janvier 1894.
(2) Gueorguieski, *Gazette de Botkine*, n° 31, 1895.

ner, Eppinger, Falta, Rudinger, Furth et Schwartz, Lepine, Edmunt, Engiotella et Ludke).

J'ai pratiqué moi-même des injections de substance thyroïde sur quatre lapins d'une même portée, avec du liquide thyroïdien, préparé comme je dirai plus loin, et contenant un gramme de suc pur pour 4 gr. de glycérine, je n'ai obtenu des effets apparents qu'au bout de dix jours en moyenne, en injectant 40 gr. de la préparation glycérinée, c'est-à-dire 10 gr. de suc. Ces effets se traduisirent simplement par de l'amaigrissement et de l'apathie générale. Aucun de ces lapins ne succomba, même après un mois d'expérimentation.

Effets des injections sur les animaux thyroïdectomisés. — Vassale (1), sur dix chiens éthyroïdés, pratiqua l'injection intra-veineuse. Trois de ces chiens échappèrent à tous les accidents de cachexie strumiprive, les trois autres présentèrent des accidents, qui, sous l'influence de nouvelles injections, disparurent ou s'atténuèrent.

Au même moment, et sans avoir aucune connaissance des travaux de Vassale, Gley se livrait à des expériences identiques (2), Si l'on pratique, dit-il, sur des chiens thyroïdectomisés, une injection intra-veineuse de liquide thyroïdien, alors que l'animal présente déjà depuis 24 heures des accidents graves : marche titubante ou même impossibilité de se tenir debout, contractions violentes et incessantes de tous les muscles, polypnée, etc., au bout de quelques minutes, on voit tous ces accidents disparaître. Peu à peu, les accidents convulsifs diminuent d'intensité et bientôt cessent complètement. La respiration reprend son rythme normal, la paralysie des extenseurs disparaît. L'animal se tient debout, marche bien, se met

(1) Vassale, *Revista experim. di frenatria e di med. legale*, vol. VI, fas. IV, p. 439.

(2) Gley, *Soc. de Biol.*, 18 avril 1891.

à boire, ce qu'il ne pouvait faire à cause des contractions incessantes des masséters et des muscles de la langue et de la dysphagie. Un peu plus tard, il se met à manger. Le plus souvent, les accidents reviennent le lendemain, mais peuvent disparaître après une autre injection. — C'est seulement dans quelques cas, où l'injection avait été faite beaucoup trop tardivement après le début des accidents et quand ceux-ci sont trop intenses, que l'injection reste inefficace.

Dans le n° d'avril 1892 des *Archives de Physiologie*, Gley exposait en détail toutes ses expériences sur ce sujet.

Les résultats de ces recherches, quoique incontestables, ne furent cependant pas admis par Schwartz et par Munk (1), qui s'obstinaient toujours à vouloir rattacher les accidents de la thyroïdectomie à des lésions des nerfs thyroïdiens.

Malgré ces quelques contradictions, demeurées sans écho, les physiologistes se rangèrent autour des faits de Vassale et de Gley et il resta acquis que l'on pouvait, chez les animaux, combattre les effets de la thyroïdectomie totale par les injections de suc thyroïdien.

Expériences cliniques. — Ces résultats obtenus chez les animaux étaient trop démonstratifs pour qu'on n'appliquât pas immédiatement les injections thyroïdiennes à la clinique, comme Brown-Séquard, du reste, l'avait déjà fait pour le suc orchitique.

Le professeur Bouchard paraît avoir eu le premier l'idée d'employer chez l'homme l'injection du liquide thyroïdien comme traitement du myxœdème (2). A l'époque où Bouchard conçut ce traitement, que des circonstances indépendantes de sa volonté ne lui permirent pas de mettre à exécution, il n'é-

(1) Schwartz, *Lo Sperimentale*, 1892, fasc. 1, p. 10. — Munk, *Archiv. für Physiol.*, avril 1892.

(2) Bouchard Voir *Mercredi médical*, 5 oct. 1892.

tait alors question ni d'injections de liquides organiques, ni de l'emploi du suc thyroïdien contre le myxœdème.

Le premier qui mit ce mode de traitement à exécution fut Gley qui, en juin 1891, fit des injections de liquide thyroïdien chez deux malades du Dr Magnan, à Sainte-Anne, et une malade du Dr Lannelongue, à l'hôpital Trousseau. Mais là encore des empêchements inattendus vinrent arrêter le traitement avant qu'il ait donné un résultat (1).

En réalité, le premier qui traita et guérit un cas de myxœdème par les injections thyroïdiennes est Georges Murray (2).

Comme bien on pense, les observations se multiplièrent, et ce furent naturellement les pays à myxœdème et à goître (Angleterre, Allemagne, Pays Scandinaves) qui fournirent le plus fort contingent des faits (3). A part les cas très intéressants publiés par Bouchard et Charrin (4), celui de Chopinet et celui de Robin (5), on publia en France peu d'observations d'injections thyroïdiennes pratiquées sur l'homme.

(1) Gley, *Archiv. de Physiol.*, 1892, p. 747.

(2) Murray, *British med. Journ.*, 10 octobre 1891.

(3) Hurry Fenwick, *British med. Journ.*, 10 oct. 1891; *Patholog. Soc. of London*, 18 oct. 1892. — Beatty, *British med. Journ.*, 12 mars 1892. — Carter, *Brit. med. Journ.*, 15 avril 1892. — Murray, Trois nouveaux cas. *Brit. med. Journ.*, 27 avril 1892. — Arth. Dawies, *Ibidem*. — Claye Shaw, *Ibidem*. — De Boeck, *Académie de méd. de Bruxelles*, oct. 1892. — Mendel, Deux cas, *Soc. de méd. int. de Berlin*, oct. 1892, et *Bull. méd.*, 1892, p. 1481; *Soc. de méd. int. de Berlin*, 23 janv. 1893. — Hadden, *Pathological Soc. of London*, 18 oct. 1892. — A. Lunde, *Brit. med. Journ.*, 14 janv. 1893. — Hale, *Ibidem*, 31 déc. 1892. — Whipham, Deux cas, *Ibidem*. — Ewart, *Ibidem*. — Corkell, *Ibidem*, 7 janv. 1893. — Carmichael, *The Lancet*, 18 mars 1893, p. 580. — Wichmann, Deux cas, *Deutsche med. Wochensch.*, 12 janv. 1893. — *Ibidem*, 16 mars 1893. — Derrien, Injections thyroïdiennes, thèse de Paris, 1893. — Wallace Beatty, *British med. Journal*, 12 mai 1892. — Napier, *Glasgow med. Journal*, sept. 1892. — Fox, *Brit. med. Jourп.*, 29 oct. 1892. — Barron, *Ibidem*, 24 déc. 1892. — White, *Ibidem*, 1893, II, p. 217. — Arnozan, *Journ. de méd. de Bordeaux*, 1891, 2 sept. — Eulers, *Semaine méd.*, 8 février 1893. — Kocher, *Corresp. f. Schweitzer Ertze*, 1er avril 1893.

(4) Bouchard et Charrin, *loc. cit.*

(5) Chopinet, Soc. *de Biol.*, 2 juillet 1892. — V. Robin, *Lyon médical*, 7 août 1892.

Ingestion. — C'est qu'en vérité la méthode des injections thyroïdiennes, à peine née, ne tarda pas à être remplacée par une autre méthode, l'**ingestion** du corps thyroïde. Dès le mois de mars 1892, Howitz (de Copenhague) avait traité une malade myxœdémateuse par l'ingestion de pâtes préparées avec des glandes de veau, fraîches et crues. Un mois après, les médecins anglais, Fox, Mackensie, Beber, Lundie, appliquaient ce moyen et confirmaient bientôt que l'absorption par la voie stomacale de la glande thyroïde en extraits ou en nature produisait des effets identiques et *même supérieurs* à ceux des injections de suc thyroïdien.

Bien qu'on fût habitué depuis quelque temps aux surprises de toutes sortes que ménageait l'étude du corps thyroïde, à mesure qu'on s'en occupait davantage, cette révélation paraissait trop en opposition avec l'idée qu'on se faisait de la composition des liquides organiques pour ne pas éveiller la réserve et le scepticisme.

Comment les matières albuminoïdes de la substance thyroïdienne et les ferments actifs qu'elles renferment sauraient-elles supporter, sans être transformées ou détruites, l'action des sucs gastrique et intestinal ? Et, du reste, quelle invraisemblance qu'il suffise de faire manger quelques sandwich de la glande thyroïde pour transformer en quelques semaines un être d'aspect crétinoïde en un homme dans des conditions normales !

Mais les faits s'accumulaient ; les *régimes thyroïdiens* (régime de Howitz et Ehlers, régime de Pasteur, régime de Fox et de Mackenzie) étaient partout employés. Des extraits, des poudres, des pastilles de substance thyroïde voyaient le jour en quantité innombrable. A Londres notamment, le *Thyroid feeding* était devenu le cri thérapeutique du jour. Il fallait bien se rendre à l'évidence, d'autant plus que toutes les observations avaient une concordance parfaite et l'efficacité de cette alimentation thyroïdienne ne pouvait faire l'ombre d'un doute.

Dès lors, on n'a plus recours qu'à la voie stomacale dans le traitement des maladies par insuffisance du corps thyroïde, et, comme ce mode d'administration est à la portée de tous, on généralise la médication. On en arrive bientôt à l'employer dans la plupart des maladies dont le symptôme principal se retrouve dans le myxœdème : troubles cérébraux, rachitisme, obésité, troubles de la menstruation, maladies cutanées, etc.

Pour le moment, nous passerons sous silence tous les documents que la clinique a fournis, à propos de la médication thyroïdienne, depuis que la méthode par ingestion est employée. Nous nous contenterons de résumer les effets que produit, sur le myxœdème et les états crétinoïdes, l'introduction de la substance thyroïdienne dans l'organisme, quel que soit le mode de cette introduction.

De toutes les observations, on peut dégager les phénomènes suivants : diminution de la paresse physique et intellectuelle; augmentation de la diurèse; relèvement de la température; résorption des œdèmes des membres et de la face; disparition progressive de l'embarras de la parole, de la gène de la déglutition et des mouvements ; régularisation des fonctions utéro-ovariennes chez la femme et des fonctions sexuelles chez l'homme ; cessation des troubles trophiques ; repousse des cheveux et des poils, etc.

C'est là une véritable *restitutio ad integrum*. Cela se comprend, puisque, chez le myxœdémateux, la médication thyroïdienne restitue à l'organisme ce qui lui manque du fait de l'absence de la glande thyroïde.

Dès lors, le suc thyroïdien apparaît comme le type le plus remarquable d'une sécrétion interne, directement active, agissant sur l'organisme en dehors même de l'intervention de l'organe similaire.

CHAPITRE II

PRODUITS THYROIDIENS

SOMMAIRE. — Etude pharmacologique de la substance thyroïde. — Thyroïde de mouton ; comment on se la procure. — Préparations fraîches. — Extraits fluides ; extraits secs ; spécialités pharmaceutiques.

Une fois entré dans la Matière médicale, le corps thyroïde est devenu un véritable médicament et l'étude de sa physiologie s'est confondue, sur beaucoup de points, en une question de pharmacodynamie.

La glande devait être étudiée, traitée et analysée comme toute substance médicamenteuse.

D'après Ordtmann, il existe dans la glande thyroïde 82,24 p. 100 d'eau, 17,66 p. 100 de matières organiques et 0,1 p. 100 de matière inorganique.

Parmi les matières organiques on note des nucléo-protéides, albumines, globulines, qui constituent les produits thyroïdiens à employer et des lipoïdes dont il y a utilité à se débarrasser à cause de leur toxicité.

Parmi les matières inorganiques, la plus importante est l'iode en partie libre et en partie combinée aux protéiques; puis l'arsenic et le phosphore en partie unis aussi aux protéiques; enfin des traces de brome (Baldi). L'iode et l'arsenic, par leur abondance relative, s'emmagasinent, pour ainsi dire, dans le tissu thyroïdien.

Il fallait, pour la thyroïde, tout comme cela se fait pour la digitale, par exemple, se préoccuper des effets un peu différents qu'elle peut produire suivant les conditions de provenance de récolte, de posologie ou de préparations.

Dans leurs expériences, Vassale et Gley ont obtenu d'excellents résultats en employant le suc thyroïdien provenant des animaux les plus divers. L'extrait thyroïde du bœuf, d'après Gley, donnerait des effets supérieurs à celui du mouton. Il est démontré aussi que la glande thyroïde du veau et celle du porc ne sont pas moins efficaces.

En général pourtant, dans la pratique, on emploie de préférence la thyroïde du mouton, la tuberculose étant à peu près inconnue chez cet animal et sa glande étant relativement plus volumineuse. La glande de l'animal jeune est préférable parce qu'elle n'a encore subi aucune des dégénérescences qui se produisent fréquemment avec l'âge. Celle de l'agneau mâle serait de beaucoup plus active (Destot). Baumann, en outre, a démontré que la thyroïde du mouton est plus riche en iodothyrine que celle des autres animaux, abstraction faite de la glande thyroïde des singes anthropoïdes, qu'il n'est pas précisément facile de se procurer (1)

Il n'est pas impossible que l'activité du suc varie avec certaines époques de l'année ou suivant les conditions d'élevage, de provenance et d'herbage (Marie). Baumann et Roos, Weiss, dosant l'iode contenu dans les thyroïdes de moutons de provenances diverses, ont constaté de grandes différences dans cette teneur (1). A même poids de glande, un mouton d'Eberfeld, par exemple, donne une plus grande quantité d'iode qu'un mouton débité à Paris. Mossé a constaté aussi que les moutons de l'Ariège ont des thyroïdes moins riches en iode que ceux des plaines du Lauraguais (2). A Fribourg, où le goître est fré-

(1) Weiss, De la teneur en iode des lobes thyroïdes de mouton en Silésie. (*Münch. med. Wochens.*, 5 janv. 1897.)

(2) Mossé, De la teneur en iode des corps thyroïdes des moutons débités à Toulouse. (*Congrès des sociétés savantes tenu à Toulouse*, 7 avril 1899.)

quent et les thyroïdes volumineuses, la quantité moyenne est de 2 millig. par glande ; à Hambourg, de 3 millig. ; à Lyon, Monery a trouvé une moyenne de 4 1/2 milligr. (1).

Des variations analogues ont été constatées pour les glandes thyroïdes de l'homme.

L'iode augmente notablement par une alimentation riche en iode ou par l'absorption d'iodure, comme cela se voit pour les moutons nourris dans les prés salés. Chez un chien soumis à des frictions d'iodoforme sur la peau du ventre, Baumann a trouvé une glande thyroïde qui contenait 30 milligr. d'iode.

On comprend donc les variations que doit subir la posologie des doses, quand on fait usage de la glande en nature.

Incontestablement le meilleur mode d'administration de la substance thyroïde est l'usage de l'organe frais, car il a l'avantage d'être aussi proche que possible de l'état vivant. Comme le disait déjà Pline l'Ancien, la supériorité des remèdes animaux est d'être encore un peu vivants. Ce qu'on sait de la fragilité des tissus glandulaires, des phénomènes d'oxydation et de réduction qui les altèrent, des transformations autolytiques et microbiennes qui se produisent aussitôt après la mort, montre combien il est important de faire absorber l'organe immédiatement après la mort.

Mais si on emploie la glande thyroïde en nature, il importe de recueillir soi-même, si c'est possible, les lobes thyroïdes, car en demandant au boucher les « glandes du cornet » ou les « ris de gorge », comme il appelle les thyroïdes, on est bien exposé à trouver dans la matière fournie autre chose que de la substance thyroïde. Rien ne vaut, dans la récolte des glandes, si elle est confiée au boucher. A l'heure actuelle, s'il existe encore tant de préparations opothérapiques commerciales inefficaces, cela tient assurément à ce que cette récolte est faite par des personnes inexpérimentées, et il en sera ainsi tant que cette

(1) Monery, *Thèse de Lyon*, 1903.

branche de la thérapeutique ne sera pas sérieusement réglementée.

Il faut savoir que, sur nos mammifères domestiques (bœuf, cheval, mouton et porc), les corps thyroïdes sont des organes pairs, de forme ovoïde, de couleur brun rougeâtre, situés en arrière et très près du larynx ; ils sont appliqués sur la face postéro-latérale de la trachée, à laquelle ils sont attachés par un tissu cellulaire très lâche, et dont ils peuvent être facilement séparés. Ils sont recouverts en dehors par le muscle omoplat-thyroïdien. Chez le cheval, la thyroïde n'a guère que trois centimètres de longueur sur deux de largeur ; chez le bœuf, elle est beaucoup plus volumineuse, cinq ou six centimètres sur trois ou quatre ; chez le mouton, elle a la forme d'un haricot qu'on aurait aplati ; chez le porc, les deux lobes sont très rapprochés l'un de l'autre et forment comme un bouclier qui serait appliqué sur la trachée, mais la glande de cet animal doit être laissée de côté, car de tous les animaux d'abattoir, c'est celui dont la thyroïde est le plus pauvre en principes actifs. Est-ce pour cela que le porc est un pachyderme ?

Ainsi que nous l'avons déjà dit, c'est sur le mouton qu'il convient le mieux de cueillir la substance thyroïde. C'est aussi sur lui que la récolte est la plus facile. La partie supérieure de chaque lobe correspond exactement au passage du couteau du boucher dans la saignée de l'animal ; souvent même le sommet de ces lobes est entamé par le couteau. C'est donc un point de repère sûr pour trouver la glande du premier coup.

Si l'on veut avoir des lobes bien entiers, et non pas seulement des fragments, il ne faut pas attendre que la trachée et l'œsophage (herbier en terme de boucherie) aient été extraits, opération que le boucher pratique immédiatement après le dépouillage de l'animal, car dans cette extraction une partie de la glande est souvent enlevée. Il faut donc opérer quand la région cervicale est encore intacte, en faisant deux incisions le long de la trachée, une de chaque côté. Quand le mouton est très jeune, le thymus remonte quelquefois jusqu'au larynx, et, si on fait une incision médiane, c'est le thymus qu'on prend au lieu de la thyroïde.

Lorsqu'on a extrait les lobes, il reste à les débarrasser de leur tissu d'enveloppe et souvent de quelques ganglions circonvoisins. Contrairement à ce qui se pratique dans les villes, le boucher de campagne a l'habitude de gonfler l'animal au moyen d'un soufflet (emphysème sous-cutané), pour enlever plus aisément la peau. Cet emphysème artificiel rend plus difficile le nettoyage des lobes de leur tissu cellulaire; mais il suffit de les laisser tremper quelque temps dans un peu d'eau salée ou vinaigrée et de les presser entre les doigts pour qu'ensuite ce tissu cellulaire soit facilement enlevé.

Bien débarrassés de leurs tissus inutiles, les lobes peuvent être conservés assez longtemps dans de l'eau salée. Lepinois indique une solution de formol au 100e comme rendant inaltérable la substance thyroïde et laissant intacte son activité thérapeutique. D'autres essais de conservation ont été faits, en Angleterre notamment. On mélange la substance thyroïde avec des antiseptiques, des cristaux de thymol, par exemple; mais, d'après Brown-Séquard et d'Arsonval, l'addition d'antiseptiques fait perdre aux extraits organiques toutes ou du moins une grande partie de leurs propriétés.

Les lobes sont donnés en nature, quand on a le malade sous la main et que la provision de substance peut être facilement et souvent renouvelée. Mais si le malade habite loin du médecin et ne peut pas assez souvent renouveler sa provision fraîche, on est bien obligé de recourir aux diverses préparations plus faciles à conserver.

Le mode d'administration de la substance fraîche peut varier à l'infini. On la donnera en fragments crus, hachée, mise sur du pain, préparée en sandwich, incluse dans un cachet (un cachet pouvant contenir 3 gr. de glande) ou encore mise en suspension dans le bouillon, dans des potages, dans du lait, etc. Une légère élévation de la température ne nuit pas à l'efficacité du parenchyme thyroïdien, mais la cuisson détruit le principe actif du tissu. Cependant Vaquez et Lebreton ont guéri un myxœdémateux en trois mois par l'ingestion de la glande légèrement cuite.

La dose moyenne est de 3 à 4 grammes par jour chez un adulte et de 1 gr. chez un enfant. Mais nous verrons plus loin combien est variable la dose nécessaire. La dose doit toujours être formulée en poids et non en lobes : le poids moyen d'un lobe de mouton, c'est-à-dire d'une demi-glande, est environ de 1 gr. 20 à 1 gr. 50, mais il peut varier de 0,90 cent. à 3 ou 4 grammes.

Malheureusement, la médication par la glande en nature est souvent difficile et impossible à réaliser, parce que le ravitaillement des lobes ne peut pas toujours se faire commodément, dans les petites localités surtout. De là la nécessité de recourir à des préparations pharmaceutiques de substances conservées.

Ces diverses préparations confectionnées avec le corps thyroïde sont très nombreuses (extraits fluides, poudres et extraits secs, etc.).

Nous allons passer en revue les principales d'entre elles.

Extraits glycérinés, alcooliques, aqueux et éthérés. — Les *extraits glycérinés* ont été, à quelques différences près, préparés de la façon suivante, qui est celle que j'ai adoptée :

Les lobes sont successivement pesés, découpés finement avec un couperet aseptique, bien broyés dans un mortier de porcelaine, puis mélangés à une quantité de glycérine équivalente à quatre fois le poids des lobes. Après un repos de trois ou quatre jours, pendant lesquels on continue à triturer plusieurs fois le mélange, on filtre le liquide. On a alors un suc dosé à 1 pour 5 (une cuillère à café équivalant ainsi à 1 gr. de substance), transparent, à peine teinté en rose, visqueux, d'un goût nullement désagréable, susceptible de se conserver très longtemps dans un endroit frais.

L'*extrait glycériné* est de toutes les préparations celle que nous préférons. C'est celle dont nous nous servons, quand l'usage de la glande fraîche est impossible. Les extraits glycérinés ont été, du reste, les premiers employés et c'est à tort qu'on les néglige actuellement. La puissance de pénétration de la glycérine est connue : un organe, même réduit en fragments assez compacts, immergé dans la glycérine, devient rapidement transparent et son épuisement est très complet. Les produits organiques se conservent bien dans la glycérine, qui est un milieu peu propice au développement microbien.

Les *extraits alcooliques* sont peu employés; le plus connu est celui de Vermehern. Ils ont pour résultat de fixer les albumines et les ferments, mais le produit, ainsi privé de ces substances, perd considérablement de son activité.

Le corps thyroïde a été soumis au traitement par l'*ether* dans un but tout particulier : débarrasser le tissu, par dissolution, de ses lipoïdes qui sont très labiles et par conséquent très toxiques (Chamagne).

Ewald a proposé l'emploi d'un *extrait aqueux*.

Poudres et extraits secs. — On a employé aussi des poudres et des extraits secs de thyroïde sous forme de tablettes et de pastilles. L'usage de ces préparations sèches n'était pas sans danger dans les premiers temps de l'opothérapie thyroïdienne. Otto Lanz (1), examinant quelques-uns de ces produits fabriqués en Angleterre et y jouissant d'une grande

(1) O. Lanz, Ueber thyroïdismus. (*Deuts. med. Wochens.*, 12 sept. 1895.)

réputation, a trouvé qu'ils contenaient des bacilles paraissant identiques à ceux de l'œdème malin, et qui, ingérés par des souris, les tuaient à faible dose. Aussi s'est-on appliqué depuis longtemps à réaliser une préparation sèche contenant la glande entière et ayant le minimum d'altérabilité. Des essais nombreux ont été faits dans ce sens.

L'action de la chaleur et les antiseptiques, qui sont les moyens les plus pratiques de conservation des substances organiques, ont été naturellement essayés. Mais la stérilisation par le chaleur est peu utilisable pour la thyroïde dont les divers produits sont thermolabiles et ne résistent pas à la température de la coagulation des albuminoïdes. Quoique Roos et Schaeffer prétendent que la thyroïodine résiste à la chaleur, il est certain qu'à la suite d'une température un peu élevée elle perd une bonne partie de son activité.

La conservation par addition d'antiseptiques n'a pas encore été résolue. En effet la plupart des antiseptiques sont toxiques et, par conséquent, ne peuvent être utilisés que ceux qui ont une faible puissance. Nous avons dit que la glycérine concentrée, qui met un obstacle aux fermentations, et nous ajouterons que l'acide borique, le thymol peuvent servir à une antisepsie suffisante pour les extraits à ingérer, mais insuffisante pour les extraits à injecter.

Un excellent moyen de préparation est le procédé de peptonisation indiqué par Maurange (1). Le tissu thyroïdien peptonisé peut se conserver indéfiniment à l'état liquide ou à l'état sec. Cette *peptothyroïdine* conserve les propriétés thérapeutiques de la glande, ainsi que le font prévoir les recherches de Howitz et de Mackensie, qui ont démontré que la digestion gastrique n'altère en rien les propriétés des produits de la sécrétion interne de la thyroïde.

(1) Maurange, D'une méthode générale de préparation des médicaments thyroïdiens. (*Société de Thérapeutique*, 10 nov. 1897.)

Un des meilleurs procédés pour la préparation des pastilles et des capsules de thyroïde est indiqué par Yvon et Berlioz (1). Les lobes sont triturés dans un mortier avec du sucre en morceaux et une forte dose d'acide borique. Le sucre absorbe une grande partie du suc de la glande et l'on obtient un mélange à peu près exempt de liquide : on le dessèche dans le vide à une température qui ne dépasse pas 30°, puis on le divise en petites masses que l'on enrobe dans une couche de gélatine. Chacune de ces capsules ainsi obtenues correspond à 0,10 centigr. de glande fraîche. Un kilogramme de glandes thyroïdes telles qu'on les reçoit de l'abattoir fournit en moyenne 300 grammes de pulpe, débarrassée de tous tissus étrangers, et son poids se trouve réduit à 80 gr. par dessiccation. Chaque lobe pesant environ 1 gr. 15 et fournissant 0,30 centigr. de poudre, il faut 3 de ces capsules pour représenter un lobe.

Il a existé et il existe encore un grand nombre de *préparations pharmaceutiques* en usage, les unes ayant pour base la glande thyroïde totale desséchée, les autres représentant des tentatives d'isolement du principe actif.

Nous citerons : les capsules Vigier (correspondant à 0 gr. 10 de glande fraîche); les dragées Bouty (renfermant 0 gr. 10 de poudre de glande desséchée correspondant à 0 gr. 70 de glande fraîche); les tablettes ou pilules de Merck; les tablettes de Chaix et Rémy (0 gr. 30 d'organe frais par tablette); les préparations Flourens, pastilles (représentant 0 gr. 20), pilules (0 gr. 05) et thyroïdine liquide (0 gr. 20 par cuiller à café); les tablettes de Burroughs et Welcome à 5 grains et à 1 grain et demi; les préparations Moncour, sphérulines (0 gr. 35 d'organe frais) et bonbons (0 gr. 05); les capsules de thyroïdine Yvon et Berlioz (0 gr. 10 de glande sèche et 0 gr. 40 de fraî-

(1) YVON et BERLIOZ, *Archives de neurologie*, 1890.

che); les tablettes dites de thyroïdine de Zambeletti (o gr. 30) très usitées en Italie, etc. La base est la même, croyons-nous, dans les pilules de thyroïdine de Berthier (de Grenoble) et dans les cachets de Pourtal (de Nîmes) à o gr. 25. Les tablettes de Catillon, préparées avec un extrait papaïnique, représentent chacune o gr. 25 d'organe frais (1).

On peut citer encore des produits spéciaux qui ne sont en réalité que des extraits secs ne différant entre eux que par leurs modes de préparation.

Ainsi, la *Thyroïdine de Vermehren*, qui est une poudre obtenue en précipitant par l'alcool un extrait glycériné formé de parties égales de tissu thyroïde et de glycérine. Vermehren donne cet extrait en pilules à la dose de 10 à 30 centigr. Il est à noter que, sous ce nom, on a vendu, en France et en Allemagne, la simple poudre de thyroïde desséchée, ce qui crée une confusion regrettable, cette poudre étant moins active que le précipité de Vermehren.

Le *Thyroïden* de Gottlied n'est également qu'on extrait différent peu du précédent.

L'Extrait de Kocher a été rétiré d'un extrait aqueux de la glande, après élimination des corps albuminoïdes et des peptones (2).

Ces derniers produits, d'origine allemande, sont des tentatives d'isolement du produit actif et n'ont eu qu'une existence éphémère.

Non seulement chacune de ces préparations que nous venons de mentionner peut avoir une activité différente, mais la même préparation peut varier suivant les animaux qui ont fourni les glandes, leur âge, l'époque à laquelle elles ont été

(1) Baiquet d'Armentières, De la valeur comparée des préparations thyroïdiennes. (*Presse médicale*, 13 sept. 1902, p. 882.)

(2) Depuis que ces lignes ont été écrites, des produits thyroïdiens nouveaux innombrables ont vu le jour, tandis que beaucoup des anciens ont disparu.

recueillies. Il importait donc de chercher à isoler les principes actifs de la glande thyroïde, de façon à posséder des produits ayant une action plus homogène.

C'est ce qui a été fait, et c'est ce que nous allons étudier.

CHAPITRE III

PRODUITS THYROIDIENS (*suite*).

SOMMAIRE. — Thyroïodine de Baumann et Roos. — Thyréo-globuline d'Oswald. — Thyradène de Knoll. — Thyroglandine de Maclenann. — Aïodine de Lanz. — Thyro-antitoxine de Frankel. — Thyroprotéide de Notkine. — Humeurs d'animaux éthyroïdés. — Sérums antitoxiques. — Lipoïdes thyroïdiens; Thyrol A.

Le Corps Thyroïde a été l'objet de manipulations de laboratoire plus complexes que celles que nous venons de passer en revue.

Après en avoir tiré des extraits, on a cherché à en isoler les principes actifs, tout comme de l'opium, après les extraits et les teintures, on a obtenu les alcaloïdes.

Toutefois, on comprend qu'avec les tissus animaux les recherches soient plus difficiles qu'avec les végétaux : le milieu est plus complexe, il est surtout plus altérable. La matière première ne se recueille pas en masse, comme il serait nécessaire pour un travail de longue haleine. On peut se procurer une quantité énorme et conserver indéfiniment du quinquina et de l'opium; pour disposer de quantités correspondantes de tissu thyroïdien, on se heurte à des difficultés qui ne peuvent être résolues que par l'effort commun du laboratoire et de l'industrie.

C'est là une collaboration très fréquente dans les pays allemands qui lui doivent l'extraordinaire développement de leur industrie chimique, et cela suffirait à expliquer le grand courant scientifique qui existe de l'autre côté du Rhin et pourquoi, au cours de ces études spéciales de chimie organique, on ne voit figurer presque exclusivement que des noms de savants allemands.

C'est en effet par une collaboration de ce genre qu'Eug. Baumann, professeur de chimie à Fribourg, fut mis à même de mener à bonne fin les analyses chimiques qu'il avait entreprises sur le corps thyroïde. Une société de produits chimiques d'Eberfeld, qui exploite une immense usine de matières colorantes et qui, en même temps, suit avec beaucoup d'intérêt le mouvement thérapeutique dans tous les pays, proposa au savant de mettre d'un seul coup à sa disposition mille thyroïdes de mouton, s'engageant en outre à lui fournir par la suite de nouveaux stocks de matière première aussi importants qu'il les voudrait.

a) **Thyroïodine de Baumann et Roos ou Iodothyrine de Bayer.** — De tous les produits retirés jusqu'à ce jour de la glande thyroïde, celui-ci est incontestablement le plus important.

Ce qui distingue cette substance organique, c'est qu'elle contient en combinaison de l'iode et de l'azote.

La thyroïodine (Baumann) ou iodothyrine (Bayer) est une substance solide, amorphe, jaunâtre, insoluble dans l'eau et l'éther, soluble dans les alcalis dilués, résistant à l'action des acides et des ferments digestifs. Elle est très nettement distincte des matières albuminoïdes, non seulement par ses caractères physiques, mais surtout par cette présence de l'iode. Amenée au maximum de pureté, elle peut contenir jusqu'à 10 p. 100 d'iode; il suffit de chauffer une certaine quantité du produit dans un tube à essais pour le voir se carboniser en dégageant abondamment des vapeurs violettes caractéristiques.

Toutefois, dans le produit inaltéré, l'iode ne se manifeste pas aux réactifs habituels : le métalloïde est latent, ou, pour mieux dire, solidement fixé dans un copule organique. La thyro-iodine est d'ailleurs une substance très stable, résistant à l'action prolongée pendant plusieurs heures de l'acide sulfurique étendu et bouillant (Hugounenq).

L'iodothyrine a été trouvée dans la glande thyroïde du mouton (où elle est le plus abondante), du veau, du porc, etc.; elle ferait défaut chez le bœuf. Chez l'homme, elle existe à la dose moyenne de 2 milligr. par corps thyroïde; la plus grande richesse des glandes serait entre 25 et 55 ans.

C'est une substance azotée, donnant la réaction xantho-protéique, mais ne donnant les réactions ni du biuret, ni de Millon, ni de Molisch.

Elle contient aussi 0,56 o/o de phosphore.

Pour l'obtenir, Baumann et Roos ont employé plusieurs procédés. Le premier, au moyen de l'ébullition de la glande dans une solution d'acide sulfurique au 10e, est décrit dans leur 1er mémoire. On refroidit, on filtre; une substance brune se dépose. On la dessèche, on l'épuise par l'alcool bouillant à 90°. Cet alcool, qui a dissous la substance à obtenir, est évaporé. On lave à l'éther pour se débarrasser des graisses; on dissout dans la soude d'où on précipite par l'acide sulfurique. On obtient ainsi des flocons bruns d'Iodothyrine soluble dans l'alcool.

Mais ce procédé entraînant une perte de 25 à 30 o/o d'iode, Baumann et Roos employèrent les méthodes suivantes :

1° On fait digérer la glande dans du suc gastrique artificiel ; l'iodothyrine reste inattaquée; on la sépare et on la purifie au moyen de l'alcool et d'un mélange d'eau et glycérine, puis d'une solution sodique;

2° Enfin, et ce procédé paraît le meilleur, on fait l'extraction avec une solution salée à 0,75 p. 100. Dans cette solution, on fait passer un courant d'acide carbonique, il se précipite de la globuline; puis on acidifie la solution et on la soumet à l'ébullition; il se précipite une combinaison d'albumine et de thyroïodine. Cette dernière est donc combinée partie à de la globuline, partie à de l'albumine.

Catillon (1) a donné un procédé de préparation plus simple et plus expéditif que ceux de Baumann. Il fait digérer la glande thyroïde, dans l'eau distillée, avec de la pancréatine. Le résidu est lavé à l'éther de pétrole, puis repris par la soude diluée. La solution filtrée est précipitée par l'acide sulfurique. Le précipité recueilli est lavé à nouveau. On obtient ainsi du premier jet un produit contenant 2 p. 100 d'iode.

Baumann et Roos, à la suite de leurs recherches, ont démontré que l'iodothyrine ne préexiste pas isolée dans la glande, mais s'y trouve unie à deux matières albuminoïdes : albumine et globuline. Il existerait donc dans le corps thyroïde deux protéïdes isolés : la *thyroiod-albumine* et la *thyroiod-globuline*. Ces substances ont toutes les propriétés des albuminoïdes, coagulent par la chaleur, précipitent par les solutions concentrées salines et par l'alcool. Dans la préparation de l'Iodothyrine, on sépare par un 1er dédoublement la globuline de l'albumine; la globuline contient presque tout le phosphore de la molécule complexe et l'albumine contient presque tout l'iode plus 0, 5 p. 100 de phosphore. Par un second dédoublement, on arrive à séparer d'un côté l'albumine et de l'autre un corps homogène qui est la thyro-iodine ou l'iodothyrine. En somme le dédoublement s'opère de la même façon qu'on voit ces mêmes réactifs dissocier l'hémoglobine en hématine et en matière albuminoïde (Allyre Chassevant) (2).

L'iodothyrine fait donc partie de toute cette série si intéressante des corps protéiques iodés, sur lesquels l'attention s'est portée depuis que Loew et Jendrassik ont démontré la

(1) Catillon, *Bull. de la Soc. de thérapeutique*, 10 mars 1897, p. 126.
(2) A. Chassevant, *Bull. de la Soc. thérap.*, 10 mars 1897, p. 133. — Médication thyroïdienne (*Presse médicale*, 27 mars 1896).

possibilité de combiner ensemble l'iode et les albumines. *L'albumine iodée* de Renault est une préparation déjà ancienne ; elle est tout au long notée dans le Dorvault de 1886. C'est une combinaison qu'on obtient en chauffant au bain-marie de la teinture d'iode diluée, mélangée à de l'albumine pulvérisée.

Blum (de Francfort) (1), en faisant agir l'iode sur de l'albumine et de la peptone, puis en éliminant l'acide iodhydrique ainsi formé, a obtenu un corps qui a les mêmes propriétés que la thyroïodine de Baumann, mais agissant à des doses plus fortes. L'administration de ce dérivé protéique iodé guérit les chiens éthyroïdés qui ont déjà de la tétanie et augmente la désassimilation de l'azote et de l'acide phosphorique.

Liebrecht, en mettant en présence trois parties de caséine et une d'iode, a obtenu une poudre brune, la *caséine périodée*. Si on traite cette caséine périodée de la façon employée par Baumann pour extraire l'iodothyrine du corps thyroïde, on obtient un produit ressemblant à l'iodothyrine et contenant 8 p. 100 d'iode. Kocher a employé cette substance et en a obtenu de bons résultats dans la cachexie strumiprive.

Lépinois, en faisant agir une solution d'iodure ioduré sur le lait, a obtenu une poudre amorphe, légèrement jaunâtre, l'*iodocaséïne* ou *caséo-iodine*, se rapprochant beaucoup de l'iodothyrine, et paraissant en avoir les propriétés organo-thérapiques.

Il faut savoir que l'iodothyrine, aussi bien en Allemagne qu'en France, n'est livrée au commerce qu'après qu'elle a été incorporée à du sucre de lait dans une proportion telle que le mélange contienne 3 déci-milligr. d'iode par gramme, ce qui correspond à la teneur en iode d'un gramme de glande thyroïde fraîche. Ce mélange est considéré de la sorte comme représentant son poids de glande fraîche.

(1) Blum, XVe *Congrès allemand de médecine interne*, Berlin, 11 juin 1897.

Par conséquent, si on veut se rendre compte à quelle quantité d'iode correspond une pastille ou un cachet de 0,25 d'Iodothyrine, on voit qu'il y a dans chacune de ces pastilles une quantité correspondant à 0 gr. 0008 d'iode.

A côté de l'iodothyrine se placent d'autres produits prétendus similaires, contenant également de l'iode et isolés par d'autres expérimentateurs.

b) **Thyréoglobuline d'Oswald.** — Elle est obtenue en traitant des glandes thyroïdes de porc par la solution physiologique de chlorure de sodium, en filtrant le mélange, puis en saturant à moitié le liquide filtré avec le sulfate d'ammonium. Le précipité, qui est la *thyréoglobuline*, renfermerait de l'iode en plus grande quantité que l'iodothyrine et serait aussi plus active que celle-ci. Le liquide d'où a été précipitée la thyréoglobuline, traité de nouveau par le sulfate d'ammonium, donnerait, d'après Oswald, un second précipité, une *nucléoprotéide*, qui ne renfermerait pas d'iode, mais du phosphore.

La thyroïde humaine contient de 1 à 8 grammes de thyréoglobuline; les goitres colloïdes frais peuvent en contenir une grande quantité.

En injections, cette substance se montre douée de propriétés énergiques, tandis que la nucléoprotéide est inactive.

Chez les jeunes animaux, elle ne contient pas d'iode; mais on peut la transformer en *iodthyréoglobuline* par addition d'un iodure à la nourriture de l'animal. Cette synthèse n'est possible que dans l'organisme; Oswald n'a pu, *in vitro*, ioder la thyréoglobuline dépourvue d'iode. La thyréoglobuline ne s'iodifie qu'au moment de la sécrétion; elle le fait dans un temps très court, un peu avant sa sortie des cellules folliculaires. C'est là un phénomène général de sécrétion; on sait qu'il est de même impossible de déceler la lactose dans les cellules de la mamelle qui ne secrète pas, alors qu'il y en a dans le lait.

La quantité d'iode que contient une thyroïde dépend donc de la quantité de colloïde et plus directement de la quantité de thyréoglobuline qu'elle renferme.

La thyréoglobuline d'Oswald a des liens de parenté mal définis avec la thyréoprotéide de Notkine, dont nous parlerons plus loin, et l'iodothyrine de Baumann, qu'elle peut reproduire par décomposition avec la baryte et par la digestion tryptique.

c) **Thyradène de Knoll.** — Il est très usité en Allemagne et en Suisse ; il contient par gramme 0 gr. 007 d'iode. C'est une poudre blanc grisâtre mélangée à du sucre de lait dans des proportions telles qu'un gramme correspond à deux grammes de thyroïde fraîche.

La *Thyroglandine* de Maclenann et la *Panglandine* appartiennent probablement à la même catégorie de produits iodés.

En opposition à l'iodothyrine et à la thyréoglobuline, qui seraient, d'après Baumann et Oswald, les seules substances actives par l'iode qu'elles contiennent, Lanz (de Berne) a dénommé **Aïodine** un produit thyroïdien qui, ne contenant pas d'iode, renfermerait pourtant tous les principes actifs, surtout albumineux, de la glande. Ce produit est obtenu en faisant un extrait de la thyroïde au moyen d'une macération dans une solution à 7 p. 100 de chlorure de sodium. On précipite ensuite par le tannin les albumines, les globulines, les bases et la pseudo-mucine : ce précipité desséché constitue l'aïodine, dont un gramme correspond à dix grammes de glande fraîche (1). Avec ce produit, Lanz a amélioré l'état de jeunes animaux éthyroïdés et a obtenu plusieurs succès dans le traitement du goître vulgaire et endémique.

(1) Schroges, *Gaz. méd. de Strasbourg*, 1er déc. 1898.

d) **Thyro-antitoxine de Frānkel.** — S. Fränkel (de Vienne) a retiré de l'extrait alcoolique d'une macération de glande une substance azotée, qui cristallise dans le vide et paraît constituée sur le type des guanidines. Cette matière cristallisable et très hygroscopique a pour formule brute $C^6H^{11}Az^3O^5$. Elle ne contient ni phosphore, ni soufre, ni iode. Sa solution aqueuse est neutre ou n'a qu'une faible réaction alcaline. Elle ne précipite pas par l'acétate neutre ou l'acétate basique de plomb, mais par les réactifs des alcaloïdes; le nitrate d'argent détermine un précipité floconneux, qui se redissout par l'acide nitrique ou par la chaleur. La thyro-antitoxine est considérée par Fränkel comme l'alcaloïde du tissu thyroïdien.

D'après Chassavent, il semblerait que les cristaux de Fränkel ne sont que de l'inosite, souillée par un corps sirupeux, et que contiendrait le principe actif.

De son côté, Dreschel (1) a isolé deux bases cristallines qui agissent sur les animaux éthyroïdés; toutes deux ne contiennent pas d'iode. L'une de ces bases paraît identique à celle de Fränkel.

La thyro-antitoxine n'a guère été employée jusque-là qu'en médecine expérimentale.

e) **Thyroprotéide de Notkine** (2). — Cette substance, à laquelle I. A. Notkine (de Kiew) fait jouer, ainsi que nous le dirons dans la suite, le principal rôle dans la pathogénie de la cachexie strumiprive, constituerait la majeure partie de la masse colloïde de la glande; elle se trouverait en quantité relativement considérable chez le bœuf, le mouton et le cochon, et en petite quantité chez le chien.

(1) Dreschel, *Centr. für Physiol.*, t. IX, p. 705.
(2) Notkine, Pathogénie de la cachexie strumiprive; la thyroprotéide (*Semaine médicale*, 1895, n° 37).

D'après Notkine, cette substance appartient au groupe des albuminoïdes ou protéides (albumines composées), attendu que, dans certaines circonstances, elle donne naissance à un dérivé hydrocarboné. Ce n'est pas un composé de corps divers, mais une combinaison chimique bien définie, présentant des réactions susceptibles de la différencier des autres substances protéiques connues. Le perchlorure de fer, ajouté à une solution de thyroprotéide, transforme tout le liquide en un corps gélatineux demi-transparent ; le tannin détermine dans cette solution, lorsqu'elle est acidifiée, un précipité floconneux. L'acide phosphorique précipite la thyroprotéide contenue dans des solutions faiblement salines sous forme de masses gélatineuses transparentes, qui ensuite se redissolvent lentement. — Les solutions étendues d'acide acétique, à 1 ou 2 p. 100, dissolvent la thyroprotéide, mais seulement quand elle contient peu de substances salines; cette réaction la distingue de la mucine. — L'alcool la précipite de ses solutions; le précipité perd rapidement la propriété de se redissoudre.

D'après S. Fränkel (1), la thyroprotéide, matière albuminoïde complexe, serait analogue à la *Thyroprotéine* de Budnow et à la *Thyréonucléo-albumine* de Morkotum.

A côté de la thyroprotéide, et jouant vis-à-vis d'elle, d'après Notkine, le rôle d'enzyme ou ferment, il faut placer la *Thyréoïdine*, sorte de thyroïdine épurée. Cette thyréoïdine, ferment soluble, serait composée d'au moins deux corps albuminoïdes dont l'un possède les propriétés de la globuline, et dont l'autre, plus important au point de vue physiologique, est de la nature des enzymes. Elle est constituée par une poudre hygroscopique, d'un jaune pâle, donnant une solution visqueuse. Elle est encore plus toxique que la thyroprotéide, et, à l'inverse de celle-ci, elle détermine surtout des phénomènes d'excitation.

(1) Fränkel, *Wiener med. Blatter*, 1895.

Par la découverte de ces produits, qui entrent tous dans la médication thyroïdienne et dont la liste est déjà longue, l'analyse chimique du corps thyroïde a-t-elle dit son dernier mot? Il est possible que, dans l'avenir, de nouveaux produits soient isolés encore. Il y a longtemps que Pelletier, Caventou, Serturner, etc., ont commencé leurs recherches sur l'analyse des végétaux, et pourtant on continue à découvrir de nouveaux principes dans les mêmes végétaux qui ont été dès le début l'objet de ces analyses. Il est possible encore que les produits thyroïdiens actuellement connus aient une composition chimique encore mal précisée, qu'ils soient pour ainsi dire des produits d'attente, destinés à être remplacés par d'autres d'une compotion plus définitive et plus complète. Ce qui confirmerait cette hypothèse, c'est que le professeur A. Gautier a constaté dans le corps thyroïde la présence constante de l'arsenic, et que ce métalloïde n'a pas été signalé, comme existant dans la composition des produits dont nous venons de parler, par aucun des auteurs qui s'en sont occupés auparavant.

Chez l'homme, il y a dans le corps thyroïde, pour 127 grammes de tissu, un milligramme d'arsenic. Comme l'iode, cet arsenic s'y trouve combiné avec les matières protéïdes, les nucléines. Nous verrons que cette *arsénucléine* est susceptible de jouer dans les effets de la sécrétion interne du corps thyroïde un rôle important.

Nous dirons simplement pour mémoire que la présence du *brôme* a été signalée aussi dans le tissu thyroïdien (1).

Nous dirons, en terminant cette étude des divers produits thyroïdiens, qu'on a songé à prendre le principe actif thyroïdien ailleurs que dans la glande thyroïde. Les veines thyroï-

(1) Baldi, Présence du brôme dans la glande thyroïde (*Gazetta med. lombarda*, 27 juin 1898).
Roos, Du nombre des substances actives contenues dans la thyroïde (*Münch med. Wochen.*, 24 nov. 1896).

diennes étant considérées comme la voie où est versée la sécrétion interne de la glande, on s'est demandé si le sérum du sang veineux puisé dans ces veines n'aurait pas la même action que le suc thyroïdien lui-même.

Mais Chatin et Guinard (1) ont constaté que ces veines ne contiennent pas le produit de la sécrétion interne de la glande thyroïde ou en contiennent une quantité trop faible pour être appréciable par des résultats physiologiques chez les animaux éthyroïdés. De plus, les éléments globulaires du sang extrait de ces veines ne paraissent pas non plus chargés de ce produit, puisque les injections faites avec le suc obtenu par expression du caillot n'ont pas d'effet plus marqué que le sérum clair obtenu par décantation.

f) **Produits thyroïdiens provenant d'animaux préparés.** — Enfin, il nous reste à parler de certains produits qui, ne provenant pas directement de la thyroïde, ne peuvent être proprement dits thyroïdiens, mais dont la mise en œuvre rentre incontestablement dans le cadre de la thyroïdothérapie et doivent être rangés parmi les médicaments thyroïdiens, comme nous l'avons dit au début de ce livre.

Ces produits spéciaux sont tirés d'animaux préparés à les fournir, soit par une extirpation de leur thyroïde, soit en provoquant dans leur appareil thyroïdien la naissance d'*anticorps* ayant des propriétés inverses de celles de leur sécrétion normale.

D'où deux variétés de ces produits :

1° Humeurs d'animaux éthyroïdés ;

2° Sérums thyrotoxiques.

1° Humeurs d'animaux éthyroïdés. — En 1895, Ballet et

(1) Chatin et Guinard, Essais d'injections de sérum du sang de la veine thyroïdienne chez les animaux éthyroïdés (*Lyon médical*, 30 sept. 1900).

Enriquez, les premiers, pratiquèrent l'éthyroïdation sur des chiens dans le but d'utiliser le sérum sanguin de ces animaux dans le traitement du goître exophtalmique, conformément à la théorie de l'hyperthyroïdation de Möbius dans cette maladie (1).

Le myxœdème ou athyroïdie est l'antithèse du goître exophtalmique; par conséquent, les humeurs d'animaux éthyroïdes ou de myxœdémateux doivent être un remède contre le goître exophtalmique. Voilà le raisonnement qui a guidé la méthode de la chymiothérapie antithyroïdienne.

Pour confirmer la valeur de la méthode, un premier point importait à être établi expérimentalement : Quelles sont les propriétés nouvelles conférées au sang par l'extirpation de l'appareil thyro-parathyroïdien ?

D'après Launois (2), on peut injecter à des chiens normaux de grandes quantités de sérum de chien éthyroïdé sans provoquer aucun des phénomènes d'athyroïdie; sur des chiens éthyroïdés, l'injection de sérum donne également des résultats à peu près négatifs. Chez de jeunes animaux auxquels on a pratiqué l'ablation d'un lobe thyroïdien et des deux parathyroïdes adjointes, l'injection de ce sérum produit un état d'insuffisance parathyroïdienne latente qui peut aboutir, sous une excitation extérieure quelconque, à une véritable crise de tétanie de courte durée.

Comme on le voit, les résultats de ces expériences ne sont pas très démonstratifs.

Malgré cela, l'industrie pharmaceutique de ces produits d'animaux éthyroïdés a pris une grande extension. Les humeurs employées sont le sang, le sérum et le lait.

Hallion et Carrion pratiquent sur le cheval une thyroïdec-

(1) Ballet et Enriquez, Des effets de l'hyperthyroïdisation expérimentale. (*La Médecine moderne*, 1895, n° 101.)

(2) Launois, *Académie des Sciences*, juillet 1908.

tomie bilatérale. L'animal est saigné et sacrifié vers la 4e ou 5e semaine.

D'autres appliquent une méthode analogue sur des animaux divers :

Hertoghe pratique sur un taureau et attend l'arrivée des symptômes du myxœdème pour le sacrifier ; Möbius adopte le mouton adulte et opère des saignées successives ; Christens et Goebel opèrent sur des chèvres.

Le sang, recueilli aseptiquement, est étendu de son volume de glycérine (Hallion et Carrion). Il est mélangé à de l'alcool, puis réduit en poudre (*serum siccum*) et donné à la dose de 1 gr. à 1 gr. 50 (Burghardt et Blumenthal) ; il est desséché, pulvérisé et mélangé à de la gomme sous forme de tablettes (Christens) ; il est desséché dans le vide (Hertoghe).

Le lait de chèvres éthyroïdées (Lanz, Burghardt et Blumenthal) peut être donné frais, à la dose de 1/4 à un 1/2 litre par jour. Le plus souvent, il est desséché, et, sous le nom de *rodagène*, il représente 8 fois l'équivalent d'un litre de lait ; mais cette poudre acquiert vite une odeur repoussante. La quantité de cette poudre à donner varie de 30 à 70 grammes (1).

2° Sérums thyrotoxiques. — Depuis les recherches de Bordet et Metchnikoff, on sait que — de même que l'organisme oppose des réactions défensives aux agents microbiens et à leurs toxines par la production d'anticorps, ce qui constitue la méthode des sérums antitoxiques, — de même l'organisme dans lequel on injecte des extraits organiques, produit des anticorps qui, à leur tour, ont des propriétés inverses de celles de

(1) Hallion, Traitement du Goître exophtalmique. Méthode de Ballet (*Presse médicale*, 1er novembre). — Mœbius, Uber das Antithyreodin. (*Münch. med. Wochen.*, 1903, n° 4). — Christens, *Hospital Stideseide*, 1904, n° 51. — Goebel, *Münch. med. Wochen.*, 20 mai 1902. — Burghardt et Blumenthal, *Therapie de Gagenwart*, août 1903. — Lanz, *Correspond. für Schweitzer Aerzte*, 1899, n° 23.

ces extraits et sont susceptibles d'altérer ou même de détruire l'organisme correspondant.

On peut, de cette façon, par injections répétées d'extraits thyroïdiens, produire du *sérum thyrotoxique* susceptible lui-même d'altérer le corps thyroïde des animaux à qui on l'injecte : d'où, comme avec le sérum des animaux éthyroïdés, la possibilité de certaines applications thérapeutiques dans les cas d'hyperthyroïdie.

Demoor et Van Lint ont ainsi obtenu un sérum thyrotoxique très actif, produisant chez le chien des phénomènes d'hypothyroïdie; en d'autres termes, un *sérum antithyroïdien* devant avoir une action dans les cas d'une hyperplasie thyroïdienne, comme celle, par exemple, qui produit le basedowisme. Ce sérum antithyroïdien agit sur les cellules thyroïdiennes en les anéantissant.

Hallion et Lévy ont répété ces expériences et ont noté, au niveau du corps thyroïde, une diminution de volume très nette, immédiatement après une injection intraveineuse.

Des recherches expérimentales ont été également faites par Sartinara, Goutscharukow, Maukowsky, Portis, et ont donné des résultats dans le même sens ; mais de semblables résultats ne paraissent pas tout à fait avoir été obtenus par Mac Callum, Yates et Ewing (1).

Nous verrons plus loin, à propos du goître exophtalmique, les résultats et les indications thérapeutiques de ces deux méthodes.

(1) Demoor et Lint, le Sérum antithyroïdien (*Académie royale de méd. de Belgique*, 3e et 4e fasc., 1903). — Maukowsky, De la thyréotoxine (*Russ. Arch. für Pathol.*, 1902, p. 561). — Goutscharukow, *Centralblatt f. Allg. Pathol.*, 1902, p. 121. — Portis, The thyrotoxic serum (*The Journ. of infections desease*, 1904, 127). — Mac Cullum, *Assoc. of Amer. Physiol.*, 16 mars 1906. — Yates, *Univers. of Pensylv. med. Bulletin*, juillet-août 1903, 195. — Ewing, *New-York med. Journ.*, 1906, p. 1010. — Voir Sainton, Organothérapie du Goître exophtalmique (*Congrès français de médecine*, 1907).

g) **Lipoïdes thyroïdiens ; Thyrol A.** — Dans ces derniers temps, on a introduit dans la thérapeutique l'usage des lipoïdes. H. Iscovesco, qui s'est particulièrement occupé de ces substances, a résumé leurs propriétés de la manière suivante :

« Il existe dans tous les organes des vertébrés un lipoïde spécifique et unique qui a la propriété, lorsqu'on l'introduit dans l'organisme d'un animal quelconque, de provoquer une excitation de l'organe même duquel il provient.

« Ces lipoïdes, appelés pour cela homostimulants, agissent de la sorte en se fixant électivement, grâce à leurs propriétés physico-chimiques sur le ou les centres médullaires qui régissent l'organe dont ils proviennent. »

Parmi les lipoïdes de la thyroïde il en existerait un qui a le pouvoir de provoquer de l'exophtalmie, de la tachycardie, de la congestion des oreilles et de l'hypertrophie de la thyroïde. Ce lipoïde constitue donc le type des lipoïdes homostimulants ; nous aurons à en reparler ailleurs, à propos du goître exophtalmique.

Ce lipoïde, dénommé par Iscevesco *le Thyrol A*, est indiqué dans tous les cas d'insuffisance du corps thyroïde (myxœdème, infantilisme et tous les syndromes de l'hypothyroïdie bénigne d'Hertoghe).

La méthode de choix pour son emploi est la voie hypodermique.

Le *Thyrol A* est donc tout à fait l'opposé de la *Thyratoxine* de Byla, qui est de la thyroïde privée de ses lipoïdes.

CHAPITRE IV

PHARMACODYNAMIE DES PRODUITS THYROIDIENS

SOMMAIRE. — Pharmacodynamie de la substance thyroïde. — Produits thyroïdiens iodés et produits thyroïdiens non iodés. — Effets physiologiques comparés de l'iodothyrine et de la thyro-antitoxine. — Présence de l'arsenic dans la substance thyroïde; son action. — Présence du phosphore; son action.

Ainsi qu'on a pu le voir par ce qui vient d'être dit, dans l'état actuel de nos connaissances sur la pharmacologie des produits thyroïdiens, ceux-ci peuvent être rangés sous deux titres principaux : ceux qui contiennent de l'iode et dont l'iodothyrine est le type, et ceux qui n'en contiennent pas, comme la thyro-antitoxine de Fränkel.

Quelle est de ces deux séries de produits celle qui comprend les principes actifs de la glande?

Baumann et Hutchinson disent qu'il n'y a dans le tissu thyroïdien de produit actif que celui ou ceux qui contiennent de l'iode, tandis que d'autres, Fränkel, Dreschel, Gottlieb, Singer, Chassavent, soutiennent, au contraire, que les protéides iodés ne sont pas les seuls agents efficaces (1).

Ce point a été le sujet d'un vif débat entre Baumann et Fränkel. Ainsi que nous l'avons vu, la thyroiodine est unie dans la glande à deux substances albuminoïdes ; Baumann soutient que tout le principe actif demeure sur le filtre après la

(1) HUTCHINSON, *Brit. med. Journ.*, 1896. — DRESCHEL, *loc. cit.* — SINGER, *Club méd. de Vienne*, 30 oct. 1895.

coagulation de l'albumine ; Fränkel, au contraire, affirme que la *partie filtrée* d'un extrait aqueux de thyroïde s'est montrée active chez deux obèses et sur divers animaux, tandis que le précipité était dépourvu d'activité. Il ajoute que c'est précisément de cette partie filtrée, évaporée, traitée par l'alcool, précipitée par l'éther ou par l'acétone, qu'il a retiré sa substance cristallisable, la *thyro-antitoxine*.

Cette thyro-antitoxine de Fränkel paraît avoir surtout une action contre les accidents aigus de la thyroïdectomie. Ainsi, d'après Fränkel, l'injection de quelques milligrammes de cette antitoxine dans la jugulaire d'un chien amène la fréquence du pouls ; elle provoque le retour des battements du cœur d'une grenouille intoxiquée par la muscarine ; elle fait cesser chez des jeunes chats les convulsions dues à l'ablation de la thyroïde ; si cette injection est faite aussitôt après l'ablation, les convulsions ne se montrent pas, mais sans que la mort soit évitée.

L'iodothyrine produit au contraire sur la nutrition une action comparable à celle de la glande en nature, action dont paraît dépourvue la *thyro-antitoxine*. C'est cette différence que démontrent les expériences suivantes de Magnus-Lévy (1) :

Chez un myxœdémateux, à *jeun* pour éviter l'influence perturbatrice de l'alimentation, il a dosé l'oxygène absorbé et l'acide carbonique exhalé, chaque jour, pendant une durée d'une heure, et cela pendant plusieurs jours consécutifs où le malade tantôt restait sans traitement, tantôt était soumis à la tyro-antitoxine ou à l'iodothyrine. Voici sommairement les résultats obtenus, en ce qui concerne l'absorption d'oxygène et le dégagement d'acide carbonique en centimètres cubes et par minute :

(1) Magnus-Lévy, *Deut. med. Wochen.*, 30 juillet 1896.

OXYGÈNE		ACIDE CARBONIQUE
	1° Pas de traitement	
De 119 à 125		De 105 à 107
	2° Tablettes thyroïdiennes	
De 131 à 215		De 112 à 153
	3° Thyro-antitoxine	
De 127 à 130		De 106 à 107
	3° Iodothyrine	
De 163 à 198		De 130 à 147

« On voit, dit Magnus-Lévy, que si la thyro-antitoxine, à d'autres égards, produit des effets intéressants, elle est presque sans action sur la nutrition, et que, sur cette dernière, l'iodothyrine agit sensiblement de même que la glande thyroïde en nature. »

Cependant Notkine a contesté l'équivalence qualitative de l'iodothyrine et de la substance thyroïdienne. Sur des chiens qui venaient d'être éthyroïdés, il a vu la glande, administrée en nature, produire la survie, tandis que l'iodothyrine n'empêche pas la mort. Arthur Schiff a fait la même remarque et a établi que le tissu thyroïdien en nature est plus actif, au point de vue de l'excrétion de l'azote et du phosphore.

Quoi qu'il en soit de cette controverse, il est peut-être logique d'admettre, toujours par assimilation avec ce qui se passe pour les médicaments végétaux, qu'à aucun de ces produits n'est dévolue l'activité complète et intégrale, laquelle doit appartenir à la glande tout entière. Cette opinion est précisément d'accord avec ce point que les diverses préparations thyroïdiennes semblent posséder une efficacité variable les unes d'avec les autres.

Il n'est pas douteux, et je l'ai moi-même constaté bien souvent, que la substance thyroïde entière, sous forme de liquide thyroïdien, par exemple, donne des résultats là où l'iodothyrine a échoué. Un seul fait, du reste, suffit pour expliquer cette différence d'action entre les deux matières, c'est que le produit thyroïdien intégral contient aussi les parathyroïdes, qui sont récoltées en même temps que la thyroïde, et on verra que les parathyroïdes ont une action à part très énergique et bien déterminée.

Cependant, à l'heure actuelle, de tous les produits thyroïdiens, l'iodothyrine est le seul qui ait eu un sort, et dont l'emploi s'est vulgarisé. Dès les premiers temps qui ont suivi sa découverte, l'iodothyrine fut employée et avec succès, dans les mêmes circonstances que le corps thyroïde en nature : dans le myxœdème (Lichtenstein, Marie et Jolly), dans l'obésité (Gerhardt, Hennig). Le fait signalé par Baumann, que la quantité d'iodothyrine diminue beaucoup chez l'homme dans le cours du goître, et aussi le rapprochement de l'efficacité, si anciennement connue, de l'iode dans cette maladie, firent qu'on l'employa de préférence dans le traitement des hypertrophies thyroïdiennes pour lesquelles le suc thyroïde naturel avait déjà donné de bons résultats entre les mains de Rheinhold, Eminghaus, Kocher, Bruns. Le succès de ces premiers essais avec l'iodothyrine furent remarquables ; nous aurons à y revenir à propos du traitement thyroïdien des goîtres.

L'iodothyrine est une substance très active. A la dose de 5 à 6 milligr., administrée par la voie stomacale, on observe des effets d'une très grande intensité : angoisse, fréquence du pouls (120 à 150 pulsations), mouvements convulsifs, etc. Des doses plus élevées peuvent entraîner la mort. A la dose de 2 à 3 milligr., on n'observe d'autre trouble fonctionnel qu'un peu de tachycardie, mais à des doses plus élevées des accidents peuvent se produire. La dose maniable du médicament est donc très restreinte. Les doses que nous indiquons correspondent à la partie réellement active, car, pour éviter la confusion, il convient de rappeler encore une fois que l'iodothyrine commerciale contient par gramme o,3 milligr. seulement d'iodothyrine chimique.

Est-ce par l'iode qu'elle contient qu'agit l'iodothyrine? Cela a été contesté et l'est encore. On a dit que le corps thyroïde du bœuf ne contient pas d'iode, que, même en opérant sur de grandes quantités de glandes, on n'en trouve pas la moindre trace (Topfer), et que néanmoins le suc thyroïdien de bœuf possède une action en tous points semblable à celle des sucs thyroïdiens iodés (Gueorgewitch). Barbera (de Bologne) a reconnu que l'iode exerce une action paralysante sur les centres des nerfs dépresseur de Cyon et pneumogastrique, tandis que l'iodothyrine a une action opposée, et il en conclut que cette substance n'agit pas par l'iode qu'elle renferme. Chassevent (*loc. cit.*) émet aussi des doutes sur la valeur de l'iode dans le suc thyroïdien. « Si l'on considère, dit-il, les variations dans la proportion d'iode que contiennent les glandes thyroïdes des différents animaux de même race et de même troupeau, et les quantités d'iode différentes que renferment les principes immédiats obtenus par les méthodes de Baumann, on arrive à se demander si l'iode est bien réellement constitutif de la molécule de l'antitoxine thyroïdienne, de même que le fer est caractéristique de l'hémoglobine. Si l'on remarque, en outre, que, chez le même animal, la teneur en iode de sa glande varie suivant son alimentation et même sous l'influence d'un simple pansement iodoformé, sans qu'il y ait dans l'économie de trouble apparent ; si, de plus, comme l'ont vu Baumann et Roos chez le myxœdémateux, l'administration des combinaisons iodées ne donne pas lieu à la formation de la thyro-iodine, on arrive à presque conclure que l'iode se combine simplement de préférence avec le protéide actif et qu'on ne doit pas attribuer à l'iode l'action antitoxique du suc thyroïdien. »

Malgré ces remarques et ces observations, nous croyons avec le plus grand nombre des auteurs, et nous essaierons plus loin de le démontrer, que l'iode est l'élément actif de l'iodothyrine.

L'iode de l'iodothyrine agit-il comme l'iode ordinaire? Avant que Baumann eût découvert ce produit, Kocher, dont on ne saurait récuser la compétence dans ces questions, prétendait que la médication thyroïdienne ne donne pas dans le goître des résultats différents de ceux fournis par l'iode. Que, dans le goître, l'iode et l'iodothyrine produisent des effets presque similaires au point de vue des résultats obtenus, la chose est possible, mais il n'est pas douteux que les deux substances n'ont pas une similitude complète d'action et que l'iodothyrine doit être envisagée comme un composé iodé spécial ayant une activité spécifique. L'iode qu'elle contient y est en quantité trop faible pour provoquer un effet sensible, si sa combinaison avec la substance organique thyroïdienne ne venait pas modifier sa puissance. Dans une glande d'agneau, la quantité d'iode est de 75 décimillig. pour les deux lobes; l'ingestion de deux glandes, — ce qui est déjà une forte ration quotidienne, — permet donc d'absorber 15 milligr. d'iode, tandis qu'en prescrivant un gramme d'iodure de potassium on fait prendre 76 centigr. d'iode, c'est-à-dire une dose 50 fois plus forte.

En outre, après l'ingestion de l'iodothyrine, on ne parvient pas à déceler des traces d'iode dans les urines (1). Tandis qu'une dose de 7 milligr. d'iode en combinaison inorganique est encore sensible aux réactifs dans l'urine, Ewald a pu donner 4 gr. d'iodothyrine et Van Jacksh jusqu'à 15 gr. (!) par jour, sans qu'on ait pu déceler la présence de l'iode dans l'urine. Augerer, opérant avec de hautes doses du médicament, n'a jamais constaté d'exanthème ou de coryza iodiques.

Cette union de l'iode à une substance organique, qui sem-

(1) Cependant FRÆNKEL (d'Helden) aurait constaté des traces d'iode dans l'urine à la suite de l'administration de l'iodothyrine (*Berlin. klin Wochens.*, 1897).

ble lui conférer des propriétés spéciales, mérite de fixer l'attention et donne lieu à des considérations pleines d'intérêt que Hugounencq (*loc. cit.*) fait ressortir dans les termes suivants :

Et d'abord, pour que la thyroïodine se rencontre chez les animaux, il faut que l'iode fasse partie intégrante de l'alimentation pour toutes les espèces et sous toutes les latitudes. C'est bien ce que l'analyse chimique avait essayé de démontrer autrefois, mais sans aucun succès. Chatin, qui s'y était employé, n'avait produit que des preuves insuffisantes, et la diffusion universelle de l'iode n'était admise par personne. Il est piquant de voir la chimie physiologique, l'expérimentation et la clinique elle-même provoquer sur ce point un retour d'opinion, non pas directement, mais par une conséquence forcée de leurs constatations.

Pour si répandu que soit l'iode, on peut affirmer qu'il n'existe qu'à l'état de traces, chez les végétaux et les animaux terrestres et généralement dans tous les milieux (abstraction faite de l'eau de mer, de quelques sources thermales et d'un petit nombre de gisements (phosphates, nitrates), peut-être d'origine marine). Il semble donc que la thyroïde emmagasine en totalité toutes ces faibles quantités d'iode que l'alimentation fait passer dans le sang, et qu'aussi elle conserve et retient fortement cet iode. Gley et Bourcet, en effet, ont vu qu'après une saignée abondante l'iode du sang disparaît complètement et qu'après 20 jours on n'en retrouve encore aucune trace.

Comment l'organisme s'empare-t-il de ces quantités infinitésimales d'iode pour les fixer dans un parenchyme déterminé, là et point ailleurs ? Cette question est à l'heure actuelle insoluble ; on ne peut l'éclairer qu'à la lumière de la physiologie comparée, invoquer l'exemple de ces plantes qui font des sélections si sévères dans leur terrain de culture ; telle la betterave dont les cendres sont relativement riches en rubidium, alors que l'analyse spectrale n'accuse qu'avec peine la présence de cet élément rare dans le sol où la plante s'est développée.

Quoi qu'il en soit de ce rapprochement et de l'obscurité qui enveloppe l'origine de la thyroïodine, on peut affirmer que ce principe immédiat a un rôle physiologique important.

Après avoir constaté la présence de la thyroïodine dans la thyroïde des animaux supérieurs, Baumann s'est rappelé que, parmi les médicaments les plus employés contre le goître, figurait autrefois la poudre d'éponges. Cette singulière pratique n'avait-elle, à l'exemple de beaucoup d'autres, aucun fondement? Il ne le semble pas; car Baumann a pu extraire des éponges ordinaires une substance organique iodée très voisine de la thyro-iodine, ce qui prouve que la fonction thyro-iodique est commune aux êtres les plus élevés et aux espèces les plus simples, probablement à toute la série animale (1).

Mais ici se présente une objection : comment peut-il se faire qu'une quantité d'iode aussi infinitésimale que celle que nous avons indiquée puisse avoir des effets thérapeutiques aussi actifs ?

Ce n'est pas un fait exceptionnel de voir des quantités infinitésimales d'un métal ou d'un métalloïde avoir dans la constitution d'un corps une importance considérable. Ces corps peuvent exister sous une forme allotropique dans laquelle ils jouent des rôles comparables à ceux des ferments, agissant surtout par leur présence. Toutes les diastases, on le sait, contiennent un corps simple, métal ou métalloïde, qui entre dans leur constitution dans une proportion absolument impondérable, mais cependant indispensable. C'est avec cette conception de la constitution d'un ferment dans lequel l'iode entre au même titre que le calcium dans la présure ou le manganèse dans les

(1) GLEY et BOURCET, *Académie des sciences*, 21 juillet 1902. — A. MONÉRY, Fonctions iodées de la thyroïde, *Thèse de Lyon*, 1903-04.

oxydases que l'on peut le mieux comprendre le rôle thérapeutique joué par l'iodothyrine.

Si l'iode joue un rôle dans l'action thérapeutique des produits thyroïdiens — ce qui, pour nous, n'est pas douteux — il est possible que l'*arsenic*, qui existe aussi dans le corps thyroïde d'une façon constante et en quantité incomparablement plus considérable que dans aucun autre organe de l'économie, ne doit pas être inactif dans la médication thyroïdienne. Il est même permis de dire que les effets de cette médication ne sont complets que si les deux éléments, iode et arsenic, se trouvent accouplés dans la substance thyroïdienne employée, et que tout produit où cette association fait défaut ne remplit pas les conditions du médicament thyroïdien complet.

Ainsi que le fait remarquer A. Gautier (1), si on observe que l'arsenic et l'iode sont, dans la nature, souvent juxtaposés, dans le règne minéral d'abord, telles les eaux sulfureuses et iodées qui sont toujours arsénicales, dans le règne végétal aussi, où, dans les algues, par exemple, ils sont fréquemment alliés ; si on considère, en outre, que ces deux éléments sont l'un et l'autre des médicaments pour ainsi dire spécifiques des maladies de la glande thyroïde, on arrive à concevoir que l'état cachectique, qui accompagne l'insuffisance thyroïdienne, peut bien tenir au défaut simultané de la protéide iodée et de la protéide arsenicale que la sécrétion interne verse simultanément dans l'économie.

De même que pour l'iode, l'appareil thyroïdien remplirait donc l'office d'un merveilleux accumulateur à l'égard de l'arsenic, qui, d'après les recherches de A. Gautier, existerait aussi en quantité très sensible dans le thymus et le cerveau,

(1) A. Gautier, Présence de l'arsenic dans le corps thyroïde (*Académie de médecine*, 5 déc. 1899, et *Bull. méd.*, 1899, p. 1089, et *Bull. méd.*, 1900, p. 117).

à l'état de trace dans la peau, probablement encore dans la glande pituitaire, mais *nulle part ailleurs*. Thymus, cerveau, peau, glande pituitaire ne sont-ils pas précisément les organes qu'atteignent spécialement les troubles de la cachexie strumiprive ?

Kocher fait jouer un rôle important à la nucléine *phosphorée* dont nous avons parlé à propos de la préparation de l'iodothyrine. (Nous rappelons que l'iodothyrine contient 1/10 d'iode et en outre 0,5 p. 100 de phosphore libre). — Kocher signale un antagonisme entre l'action de l'iode et celle du phosphore et on peut se demander, avec L. Dor (1), si cet antagonisme ne correspondrait pas à l'existence de deux ferments, dont l'un serait iodé et l'autre phosphoré, dont l'un serait absent dans les cas dits d'hypothyroïdation et l'autre dans les cas dits d'hyperthyroïdation. Mais ce n'est là qu'une hypothèse et il faut retenir ce fait que de tous les produits sécrétés par le corps thyroïde, il n'y a jusqu'à ce jour que l'iodothyrine dont l'efficacité ne soit pas contestée.

La *thyroprotéide* de Notkine doit avoir une place à part parmi les produits thyroïdiens, au point de vue de sa pharmacodynamie. Loin de combattre la cachexie strumiprive, son administration la fait naître. C'est, d'après Notkine, le poison fabriqué par l'organisme que la sécrétion thyroïdienne est chargée de neutraliser et qui vient sans cesse s'accumuler au sein de la glande thyroïde pour y subir cette neutralisation. Cette même substance a été trouvée par Bajenoff dans le sang et les urines des animaux éthyroïdés.

Comme on le voit, la fonction pharmaco-dynamique de la thyroïde n'est pas une. Dans ces derniers temps, on a été amené, en se basant sur des examens histo-chimiques aussi

(1) Louis Dor, Des goitres et des cancers thyroïdiens (*Gazette des hôpitaux*, 30 août et 2 mai 1903).

bien que sur une analyse clinique soigneuse, à distinguer une fonction iodée, contrôlant le métabolisme général ; une fonction phosphorée présidant à la thermogenèse, à la vaso-motricité et à la régulation du rythme cardiaque ; une fonction soufrée d'où dépendrait plus particulièrement la nutrition de la peau et du système pileux ; une fonction arsenicale à l'insuffisance de laquelle il faudrait attribuer, d'après Hertoghe, les accès de migraine. Chacune de ces fonctions s'exerce par une hormone spéciale sécrétée par un appareil sécrétoire distinct. La glande thyroïde se composerait donc, en réalité, de plusieurs glandes associées et étroitement enchevêtrées. On conçoit que l'exaltation de l'une des fonctions entraîne celle d'une ou de plusieurs autres, ne fût-ce que par simple irritation de voisinage.

Nous aurons à revenir, dans le cours de cet ouvrage, sur ces diverses notions.

CHAPITRE V

EFFETS DE L'OPOTHÉRAPIE

SOMMAIRE. — Efficacité de la médication thyroïdienne, son action spécifique dans l'athyroïdie. — Modifications qu'elle apporte : 1° aux oxydations ; 2° à la dyscrasie sanguine ; 3° à la composition des urines et aux échanges organiques. — Glycosurie et albuminurie thyroïdiennes.

Pour démontrer d'une façon convaincante l'efficacité de l'opothérapie thyroïdienne, deux conditions sont nécessaires :

1° Se servir de la substance thyroïdienne fraîche en nature et remplissant les conditions que nous avons indiquées (glande thyroïde fraîche d'un jeune mouton, mâle de préférence) ;

2° L'administrer à un sujet atteint de myxœdème (spontané ou chirurgical).

On assiste alors à la manifestation la plus évidente et la plus merveilleuse des effets curateurs d'un médicament. L'être difforme et d'aspect bizarre qu'est le myxœdémateux, chez lequel toutes les fonctions de l'économie sont déviées, reprend rapidement l'aspect d'un homme ordinaire, simplement, comme dit Kocher, parce que, pendant quelques jours, il a fait usage de quelques sandwich à la glande thyroïde.

Il importe donc de faire la nosographie symptomatique du myxœdème ; car ici décrire les symptômes de la maladie, c'est exactement indiquer, en sens inverse, les effets de la médication thyroïdienne, qui est la *restitutio ad integrum* de cet état cachectique.

Le myxœdème (1) paraît affecter particulièrement : 1° l'appareil tégumentaire (peau et muqueuse); 2° le système nerveux; 3° la nutrition générale.

1° **Appareil tégumentaire**. — a) *Peau*. — La peau et le tissu cellulaire sous-cutané sont le siège d'un œdème blanc généralisé à tout le corps, faisant à première vue penser à celui du brightisme, mais en différant déjà essentiellement, par ce fait qu'il ne se laisse pas déprimer par le doigt, tant il est dur et résistant. La figure gonflée, sans aucune expression, immobile, est comme recouverte d'un masque (figure en pleine lune); le malade a un air hébété; les paupières infiltrées, bouffies, couvrent les yeux, qui paraissent ainsi rapetissés; le nez est fortement élargi; le front, les oreilles et les joues sont plissés. L'œdème ici a exagéré les rides, contrairement à ce qu'on voit dans les cas de néphrite ou d'affection cardiaque, où elles ont au contraire une tendance à s'effacer. La peau est d'une pâleur blanc jaunâtre et cireuse, sauf une plaquette rosée au niveau de chaque pommette et une teinte légèrement cyanotique des lèvres.

Aux extrémités, l'œdème est caractéristique. Les mains sont épaisses, violacées, larges, déformées; les doigts sont volumineux et raidis, ce qui enlève toute adresse au malade (main en bêche). Les pieds sont élargis, fortement œdémateux; les orteils gonflés et les jambes cylindriques rappellent les membres informes des pachydermes (Charcot). La démarche est, par suite, lente et hésitante; le malade trébuche au moindre obstacle. Les sécrétions sudorale et sébacée étant très diminuées ou nulles, la peau est partout sèche, rugueuse,

(1) Nous empruntons la plupart des éléments de cette description à un travail de B. Combe (de Lausanne), le Myxœdème (*Revue médicale de la Suisse romande*, février-juin 1897, nos 2, 3, 4, 5 et 6) et à une étude de Batguet (d'Armentières).

et desquame souvent aux pieds et aux mains en grosses écailles. Les cheveux sont rares, secs et cassants ; les poils de l'aisselle et du pubis, les cils et les sourcils sont tombés en grande partie ou même tout à fait disparus. Les ongles sont secs, ont perdu leur éclat et sont striés.

b) *Muqueuses.* — Nous avons vu que la peau était œdématiée sur tout le corps ; les muqueuses sont également envahies par l'œdème. On n'a peut-être pas assez insisté sur certaines conséquences de ce fait ; elles sont des plus importantes. La muqueuse buccale est gonflée en tous ces points, d'où augmentation du volume de la langue, rendant la parole embarrassée, boursouflure des gencives et ébranlement consécutif des dents, épaississement des lèvres, qui apparaissent plus ou moins renversées.

Le gonflement de la muqueuse nasale explique la fréquence de l'écoulement de liquide muqueux par les narines ; et, par suite de l'œdème de la muqueuse oculaire, il y a souvent du larmoiement. Le gonflement de la muqueuse auriculaire peut amener un peu de surdité.

Le pharynx, l'œsophage, l'estomac, l'intestin présentent un état analogue de la muqueuse, d'où l'explication de la dysphagie, des troubles digestifs, de la faiblesse de l'appétit, de la constipation fréquente.

Le gonflement de la muqueuse des voies aériennes explique la raucité et le timbre spécial de la voix, et peut-être en partie l'oppression facile.

Les pertes blanches, le gonflement de la vulve ont leur cause dans l'œdème de la muqueuse vaginale, et le même état des muqueuses des trompes et de l'utérus entre sans doute pour une part dans les troubles de la fonction menstruelle (métrorragies fréquentes et parfois très sérieuses d'après Souques, menstruation ordinairement abolie d'après Combes).

2° **Système nerveux.** — La torpeur cérébrale domine; l'intelligence est conservée, mais comme engourdie, la mémoire est affaiblie. En même temps, la torpeur physique est extrême: les malades ont le mouvement en horreur; ils restent le plus souvent immobiles, et, s'ils se meuvent, ils ne le font qu'avec hésitation et lenteur. La parole, déjà gênée, comme nous l'avons vu, par l'état de la muqueuse buccale, l'est aussi par la paresse de la pensée; elle est monotone et lente. La sensibilité est diminuée, mais l'anesthésie complète est rare. Les malades se plaignent souvent de douleurs de tête, surtout au sommet du crâne, de bourdonnements d'oreilles, quelquefois de fourmillements dans les membres.

3° **Nutrition générale.** — Le malade est dans un état de langueur, de lassitude extrêmes; paresseux, apathique, il est continuellement somnolent. Un des traits importants de la symptomatologie est la sensation du froid, sensation correspondant à un abaissement très réel et très remarquable de la température centrale : on constate souvent au thermomètre 36°, on aurait même observé 30°.

Au point de vue cardio-artériel, on trouve la faiblesse des battements cardiaques et l'irrégularité du pouls. La circulation est lente, le pouls petit et dépressible. Les hémorragies sont fréquentes. Le sang est aqueux et le nombre des hématies est diminué; l'hémoglobine est au-dessous de la normale.

L'urine diminue; le malade n'a jamais soif et déteste la viande (Fel).

Chez les jeunes sujets, la croissance est arrêtée, et le squelette subit des déformations.

Eh bien! nous le répétons, cette dystrophie générale dite myxœdémateuse, qui procède de la suppression de la fonction thyroïdienne, disparaît totalement sous l'influence de l'administration de la substance thyroïde. C'est l'indication que le traitement thyroïdien agit identiquement comme la glande thyroïde elle-même en fonction. Il supplée à cette glande quand elle fait défaut, il lui vient en aide quand elle est insuffisante.

Théoriquement et pratiquement, la médication thyroïdienne consiste donc à rendre à l'organisme le produit naturel de la sécrétion de la glande, quand cette sécrétion est absente, insuffisante ou adultérée. Par conséquent, pour que cette médication soit efficace, il est nécessaire que le produit thyroïdien administré soit en rapport par sa quantité et sa qualité avec la quantité et la qualité d'un produit naturel sécrété par une glande thyroïde normale. Cela revient à dire que si ces conditions n'existent pas, la médication peut donner lieu à des accidents.

Ces accidents, qu'on réunit sous le terme de *thyroïdisme*, sont fréquents et font que la médication exige une surveillance attentive. Ils sont le plus souvent marqués par de la tachycardie, des céphalées, des vertiges, de l'excitation mentale, des syncopes, des tremblements, de la névrite optique (Coppez), de l'asthénopie accommodative (Venneman), de la dyspnée, des parésies, des nausées, des vomissements (Marie, Beclère), de la fièvre, de la polyurie, de la glucosurie, de l'albuminurie. Nous aurons à revenir sur ces accidents de la médication, quand nous nous occuperons en détail des diverses maladies justiciables du traitement thyroïdien. Mais nous dirons ici qu'on a indiqué comme correctif des accidents de la médication thyroïdienne l'emploi simultané de l'arsenic. Cette indication a été fournie par Mabille (1), avant que le professeur A. Gautier ait fait connaître l'association de l'arsenic à l'iode dans le

(1) Mabille, De l'efficacité de l'arsenic contre les accidents de la médication thyroïdienne (*Thèse de Lille*, 1898).

tissu thyroïdien. Ewald (1) a pu administrer, dans certains cas, 10 grammes d'iodothyrine, en y ajoutant de petites quantités d'arsenic,sans avoir à noter aucun signe de thyroïdisme, ce qui n'aurait pas manqué avec une médication thyroïdienne exclusive à dose aussi élevée.

Cette notion schématique des effets de la médication thyroïdienne que nous venons d'exposer doit être complétée par une étude détaillée des modifications que cette médication apporte dans les différents tissus et liquides de l'économie.

Action du Corps thyroïde sur les oxydations. — On sait que les réactions vitales les plus importantes qui se passent au sein des tissus consistent principalement en phénomènes d'oxydations, et que ces phénomènes sont commandés par des ferments ou oxydases sous l'influence desquels s'oxydent plus ou moins facilement des corps qui ne montrent en d'autres conditions aucune affinité pour l'oxygène.

Ces ferments oxydants peuvent être rangés en trois catégories. Dans la première rentrent les oxydases proprement dites, dont l'action est d'activer l'oxygène inactif et de le fixer sur les substances à oxyder; dans la seconde rentrent les peroxydases, qui ne manifestent de pouvoir oxydant qu'en présence d'un peroxyde ; enfin, dans la troisième se trouve la superoxydase ou catalase, qui a la propriété de dédoubler les peroxydes.

D'après de très récentes recherches, la catalase et la peroxydase du sang sont contenues exclusivement dans les globules rouges.

D'un autre côté, d'après ces mêmes travaux, le suc thyroï-

(1) Ewald, Préparations thyroïdiennes et arsenicales (*Thérap. d. Gegenw.*, 9, 1899).

dien est riche en catalase et, sous ce rapport, le corps thyroïde des herbivores est plus actif que celui des carnivores. L'ébullition détruit complètement la catalase, tandis que la dessiccation de la glande à basse température n'annihile pas son activité. La thyroïde est riche aussi en peroxydase ; mais ce ferment, contrairement à la catalase, est plus actif chez les carnivores que chez les herbivores.

La thyroïdectomie abaisse la teneur du sang en catalase dans des proportions d'ailleurs modérées. L'ingestion de corps thyroïde amène chez les animaux éthyroïdés une élévation considérable de la quantité de catalase contenue dans le sérum, mais bientôt celle-ci s'abaisse jusqu'au taux inférieur à celui du début.

Modifications du sang. — Du jour où ils ont été mis en présence des accidents strumiprives, tous les observateurs ont pu noter les altérations profondes du sang chez les animaux thyroïdectomisés et myxœdémateux.

Les *globules rouges* ont été trouvés souvent moins nombreux, chez les enfants surtout, quelquefois pourtant à leur chiffre normal. Presque toujours, sous l'influence du traitement thyroïdien, leur nombre augmente.

Dans les mêmes circonstances, le chiffre de l'*hémoglobine* s'abaisse et se relève (Mendel, Lichtenstein, Schotten, Vaquez, Masoin). Vaquez (1) a vu l'hémoglobine augmenter après le traitement.

L'augmentation du nombre des globules rouges, à la suite du traitement, est toujours postérieure à l'augmentation de la valeur hémoglobinique.

(1) Vaquez, Examen du sang des myxœdémateux (*Progrès médical*, 20 mars 1896, p. 180). — Vaquez et Lebreton, *Soc. méd. des hôpitaux*, 11 janv. 1893. — Pollaci, Recherches hématologiques avant et après le traitement thyroïdien (*Riforma medica*, 26 octobre 1897).

Krœplin et, après lui, Vaquez ont signalé l'*augmentation du diamètre globulaire* chez les myxœdémateux.

Vaquez et Lebreton ont attiré l'attention sur la présence de *globules rouges à noyaux* dans le sang des athyroïdes. La présence de ces globules nucléés est peut-être capable de fournir une explication plausible de l'état du sang des athyroïdes: on peut se demander s'il n'y a pas chez eux une sorte de persistance du processus fœtal de l'hématopoièse. On sait en effet que les érythrocytes nucléés se rencontrent habituellement dans le sang fœtal et que les globules rouges présentent aussi un diamètre plus grand chez le fœtus que chez l'adulte. Ces hématies à noyaux étant très rares après la naissance, il semblerait donc que le myxœdémateux soit un infantile ayant une aptitude particulière à former ces sortes de globules (Hayem). Il n'y a, du reste, rien d'étonnant à ce que le sang présente lui aussi, chez les athyroïdes, une sorte d'arrêt de développement. A rapprocher de la présence de ces érythrocytes fœtaux dans le sang myxœdémateux le fait suivant constaté par Kohlrausch : cet auteur a vu, dans les acini de la glande thyroïde, des corpuscules qui ressemblent à des *hématies en voie de formation*, et qui, venus d'ailleurs, subiraient leur dernière transformation dans cette glande.

Les *leucocytes*, augmentés immédiatement après la thyroïdectomie, diminuent rapidement un peu plus tard (Horsley, Mendel, Schotten). D'après Vaquez, les variations sont peu accentuées et sensiblement égales à la normale. Le rapport des variétés de globules blancs entre elles ne présente pas non plus de grande différence. Il est un fait à noter pourtant, c'est, au début du traitement thyroïdien, une formation de grands leucocytes mononucléaires beaucoup plus active que celle des leucocytes polynucléaires. L'augmentation du nombre de ces grands leucocytes qui, d'après certains auteurs, prennent naissance dans la moelle des os et les autres organes formateurs du sang, résulte-t-elle du fonctionnement nouveau de ces centres hématopoiétiques rappelés à la vie par le traitement thyroïdien ? C'est un aperçu intéressant.

Dans le goître exophtalmique, les globules rouges ne subissent pas de modifications. D'après les recherches de Kocher, Zappert, Caro, Ciuffini, Röth, il existe une diminution considérable du nombre des leucocytes polynucléaires, en même temps qu'il existe une augmentation parallèle du taux des mononucléaires parmi lesquels prédominent les petits lymphocytes proprement dits.

D'après Th. Kocher, la constatation de cette lymphocytose est d'une importance capitale pour le diagnostic du goître exophtalmique. Cependant Max Kappis fait remarquer que cette lymphocytose se retrouve dans les goîtres simples sans la moindre trace de basedowisme (1).

En plus de ces modifications de ses organites, d'autres particularités dans la composition du sang ont été encore signalées.

Schmidt (de Dorpat-Youriew) a noté une *augmentation du poids spécifique du sang*, et Youchtchenko, une *diminution de la coagulabilité*, après la thyroïdectomie.

J. Donath prétend que de petites doses d'extrait glycériné de thyroïde augmentent *l'alcalinité du sang*, et, rappelant que, d'après Fodor, le sang des lapins auxquels on injecte un alcali devient plus bactéricide, en ce sens qu'il augmente les

(1) Kocher (Th.), le Sang dans la maladie de Basedow (37e *Congrès de chirurgie allemand*, Berlin, avril 1908 ; *Semaine médicale*, 1908, 211). — Caro, Maladie de Basedow associée à des symptômes de pseudo-leucémie (*Semaine médicale*, 1907, p. 391). — Caro, *Berlin. klin. Wochens.*, 28 sept. 1909 ; *Semaine médicale*, 1909, p. 30. — Roth, *Deut. med. Wochens.*, 10 fév. 1910 ; *Semaine médicale*, 1910, p. 316. — Max Kappis, *Mitteil. aus grenzgebieten der. Med. u. Chir.*, 1910, XXI, 5 ; *Semaine médicale*, 1910, p. 377. — Th. Kocher, la Formule sanguine dans le Myxœdème (*41e Congrès de la Société allemande de chirurgie*, 1912). — J. Lépine, Hypoglobulie thyroïdienne (*Semaine médicale*, 1902, 101).

oxydations, il en conclut que c'est en accroissant l'alcalinité du sang que la substance thyroïde ingérée active la vitalité et l'énergie des échanges nutritifs. Du reste, d'après Nencky (de Berne), à l'état normal, la composition du sang qui sort de la glande thyroïde diffère au point de vue de son alcalinité et de son contenu en fibrine et en hémoglobine du sang artériel qui y pénètre.

Après la thyroïdectomie, la *veinosité du sang est augmentée* (Horsley). Albertoni et Tizzoni ont confirmé ce fait en constatant une « diminution énorme du contenu du sang en oxygène ». Le sang artériel des animaux éthyroïdés contiendrait, en moyenne, moins d'oxygène que le sang veineux des animaux sains. La différence est frappante et c'est à cet énorme déficit de l'oxygène (anoxyhémie) que ces auteurs attribuaient tous les symptômes de la cachexie strumiprive aiguë du chien. Ils en concluaient que la fonction principale de la thyroïde consiste à communiquer à l'hémoglobine la faculté de fixer l'oxygène. Masoin (de Louvain) a constaté également que la quantité d'*oxyhémoglobine* s'abaisse beaucoup dans le myxœdème et que, chez les sujets guéris, elle se relève en demeurant cependant inférieure au chiffre normal (1).

Des principes nouveaux, qu'on n'est pas habitué à y voir, ont été constatés dans le sang, après la thyroïdectomie.

Halliburton a trouvé de la *mucine* dans le sang des singes d'Horsley. Il en dosa 0,85 p. 1000 dans le sang d'un singe qui survécut 45 jours à l'éthyroïdation, et 0,08 p. 1000 chez un autre. Horsley et, après lui, Mendel (2) font remarquer que la quantité de mucine fournie par la parotide augmente beaucoup.

(1) J. Donath, Zur Wirkung des Schild (*Virchow's Arch.*, 1896). — Albertoni et Tizzoni, *Archiv p. la Science médic.*, vol. X, n° 2. — Masion, *Soc. de Biol.*, 16 mars 1895.
(2) Mendel, *Soc. de méd. berlinoise*, 23 nov. 1892.

Le sérum du sang des animaux éthyroïdés possède des propriétés toxiques, dues assurément à des principes que les réactions chimiques sont impuissantes à déterminer, mais que les réactions vitales mettent en évidence.

D'après Bianchi Mariotti (1), le pouvoir bactéricide du sérum sanguin diminue; Blumreich, Jacoby (2), Wassermann et Takaki (3) ont confirmé ce fait; ce qui concorde, comme l'a signalé Charrin, avec la propension aux infections que présentent les sujets privés de thyroïde.

Gley, avec du sérum de chien éthyroïdé, Sgobbo et Lamari (*loc. cit.*), Vassale et Rossi (4) avec du suc musculaire, injectés dans les veines, ont déterminé des phénomènes d'intoxication (secousses et contractions fibrillaires, convulsions, abattement, etc.).

Bajenoff (5) a isolé du sérum de chiens éthyroïdés une substance qui provoque sur le lapin, en injections intraveineuses, les mêmes symptômes que ceux qu'on observe chez le chien après l'extirpation glandulaire. Pour Bajenoff, cette substance serait le poison qui, n'ayant pu être détruit par le corps thyroïde absent, circule dans l'organisme, et y provoque la production du complexus nerveux qu'on observe chez les animaux thyroïdectomisés. En un mot, cette leucomaïne ne serait autre chose que la thyroprotéide, que Notkine découvrit postérieurement dans la substance colloïde et dont nous avons déjà parlé.

Il est généralement admis en effet qu'après l'ablation de la glande thyroïde des substances toxiques s'accumulent dans le

(1) MARIOTTI, *Riforma med.*, 16 déc. 1893.

(2) JACOBY, *Berlin. klin. Wochens.*, 13 avril 1896.

(3) WASSERMANN et TAKAKI, *ibidem*.

(4) VASSALE et ROSSI, Toxicité du suc musculaire des animaux thyroïdectomisés (*Rev. sperim. di Fren. e di med. leg.*, 1894).

(5) BAJENOFF, broch. in-8, Karkow, 1894; et *Presse médicale*, 20 oct. 1894.

sang. La preuve de ce fait semble résulter d'expérience récentes. Reid Hunt a démontré que les animaux nourris avec du corps thyroïde détruisent moins vite que normalement les poisons qu'on leur fait ingérer. C'est ainsi que la souris blanche soumise à l'alimentation thyroïdienne succombe à de plus faibles doses de morphine que les animaux témoins. Si au contraire on fait ingérer du sang provenant de chats thyroïdectomisés à des souris blanches, on constate que ces souris supportent des quantités doubles de morphine que les témoins (Trendelenburg) (1).

Il va sans dire que toutes ces toxines existant dans le sérum sanguin doivent se retrouver dans les divers tissus et liquides de l'organisme et en particulier dans les urines.

Modifications dans les urines et les échanges organiques. — Chez les thyroïdectomisés, la quantité des urines est en général diminuée. L'antidiurèse, d'après Ver Ecke (2), est proportionnelle à la quantité du tissu excisé; l'excision totale peut réduire de moitié la quantité urinaire.

Par contre, un des effets les plus immédiats du traitement thyroïdien, c'est la diurèse, qui coïncide souvent avec l'apparition de sueurs. Cette diurèse est éphémère et cesse avec la suspension du traitement. Chez l'homme, le traitement peut provoquer la soif (Ver Ecke).

Slosse et Godart (3), voulant expliquer l'apparition de cette diurèse, firent une fistule du canal thoracique sur de grands chiens, recueillirent la quantité de lymphe qui s'écoulait en un temps donné, puis firent une injection de liquide thyroï-

(1) Trendelenburg, *Biochem. Zeitsch.*, 1910, XXIX, 4-5, et *Semaine médicale*, 1911, p. 207.
(2) Ver Ecke, *Arch. internat. de pharmacodynamie*, vol. 18, fas. 1, p. 2.
(3) Slosse et Godart, *Journ. de la Soc. roy. des Sc. méd. et nat. de Bruxelles*, 13 février 1892.

dien et recueillirent de nouveau la lymphe produite pendant le même temps. Ils constatèrent que la quantité et la qualité de la lymphe changeaient dès les premières minutes après l'injection. La lymphe était devenue moins coagulable, moins visqueuse, plus aqueuse, et la valeur de l'écoulement s'élevait à près de quatre fois ce qu'elle était avant l'injection du suc thyroïdien.

D'après les recherches de Bartelt (1), en effet, la thyroïdine n'est pas, à proprement parler, un diurétique, en ce sens qu'elle n'agit pas en excitant les reins, mais augmente, en déshydratant les graisses, la teneur du sang en eau et en sels.

Après la thyroïdectomie, les urines *deviennent plus toxiques*. D'après Laulanié, cette toxicité urinaire augmente dans des proportions considérables. Seulement, Gley fait remarquer que, dans ces sortes de recherches, il ne faut pas calculer, comme l'a fait Laulanié, par le nombre de centimètres cubes d'urine nécessaires pour tuer un kilogramme d'animal, mais déterminer, conformément aux règles établies par Bouchard, le *coefficient uro-toxique*, c'est-à-dire « la quantité de matière toxique que l'unité de poids produit dans l'unité de temps », ou encore « le nombre d'uro-toxines, fabriquées en 24 heures par un kilogramme d'individu ». De cette façon on arrive à des chiffres plus faibles que ceux fournis par Laulanié. Gley, étudiant donc sur quatre chiens, avant et après la thyroïdectomie, la toxicité des urines, a vu le coefficient uro-toxique passer de 0,270 en moyenne à 0,390, et quelquefois à 0,495.

La toxité urinaire ne se produit pas sensiblement tout de suite après la thyroïdectomie ; elle n'augmente beaucoup que lorsque les accidents se sont développés et que, pendant un ou deux jours, les attaques convulsives se sont succédé. Cette

(1) Bartelt, *Sitzingsb. d. Naturforsch.*, 1897.

urotoxicité, bien marquée les premiers jours, s'atténue pour disparaître complètement.

Ces recherches de Gley et de Laulanié ayant été contestées par Slosse et Godard (1), P. Masoin (de Louvain) reprit la question, et, en suivant le procédé de Bouchard et de Gley, est arrivé à des conclusions identiques, qu'il résume ainsi : 1° la toxicité urinaire s'élève après la thyroïdectomie ; 2° la courbe de toxicité suit sensiblement celle des accidents post-opératoires ; 3° la toxicité s'élève considérablement au moment des accès épileptiformes et de polypnée ; 4° l'inanition constitue une cause d'erreur, qui tend à diminuer le coefficient urotoxique.

Il est intéressant d'ajouter que la toxicité urinaire diminue par l'addition à l'urine de quelques cent. cubes d'extrait thyroïdien (Charrin).

Bajenoff a retrouvé dans l'urine la leucomaïne, qu'il avait découverte dans le sang d'animaux thyroïdectomisés.

Chez les Basedowiens, qui sont considérés comme des hyperthyroïdiens, Boinet et Silbert (2) ont retiré de l'urine trois variétés de ptomaïnes, après alcalinisation. La première, soluble dans l'alcool amylique, détermine de l'arythmie et des convulsions ; la deuxième, que dissout la benzine, produit des troubles cardiaques plus atténués ; la troisième, qu'entraîne l'éther, est convulsivante et engendre le ralentissement du cœur, puis son accélération et son arrêt en systole. En opérant sur l'urine acidifiée, on décèle une base génératrice de paralysies musculaires, une seconde capable d'accroître les contractions du ventricule.

C'est principalement par l'analyse des urines qu'on se rend compte des modifications que subissent les **Echanges orga-**

(1) Slosse et Godard, *Congrès de Physiologie de Liège*, 1892.

(2) Boinet et Silbert, *Assoc. franç. p. l'avanc. des sciences*, session de Marseille, 1891. — *Revue de médecine*, 1892, p. 33.

niques. Ceux-ci sont très remarquables à la suite de la thyroïdectomie et de l'opothérapie thyroïdienne.

L'étude de la désassimilation des *albuminoïdes*, en particulier, offre un grand intérêt. Après la thyroïdectomie et chez les myxœdémateux, l'excrétion de l'azote subit une notable diminution; l'urée et l'acide urique sont au-dessous de la moyenne. D'après Vermehren, il y aurait 6 à 7 gr. d'azote excrétés en moins par jour.

A la suite de l'opothérapie thyroïdienne, la suractivité de la désassimilation des matériaux albuminoïdes se manifeste par une augmentation de l'excrétion de l'azote qui, d'après Vermehren, peut atteindre le triple de la quantité normale; — par l'accroissement du taux de l'urée éliminée (W. Ord et E. White, Canter, Scholz, Mordagne); — par une augmentation notable de l'excrétion de l'acide urique (Israi, Vas et Gara) (1).

Cette question de l'exagération de la désassimilation des albuminoïdes sous l'influence du régime thyroïdien a soulevé et soulève encore de nombreuses controverses. Admise d'abord sans contestations, elle fut niée catégoriquement par Weber (2), qui ne constata aucune modification dans la quantité de l'azote excrété ni après la thyroïdectomie, ni pendant la médication thyroïdienne; elle fut même indiquée en sens inverse par Tchirkoff (3), qui prétendit que les transformations azotées sont plus élevées dans le myxœdème et diminuées par l'ingestion de la glande.

Cependant Bleibtren et Wendelstadt (4) semblaient avoir solli-

(1) Ord et White, *Brit. med. Journ.*, 23 juillet 1893. — Mordagne, Médication thy. et modif. de l'excrétion urinaire (*Thèse de Toulouse*, 1895). — Israi, Vas et Gara, *Deut. med. Wochens.*, 9 juill. 1896, p. 439. — Israi, *ibidem.*, 22 déc. 1896.

(2) Weber, *Soc. de méd. interne de Berlin*, 20 avril 1896.

(3) Tchirkoff, *Congrès de natur. et méd. russes.* Moscou, janv. 1894.

(4) Bleibtren et Wendelstadt, *Deut. med. Wochens.*, 30 mai 1896.

dement établi la réalité de cette désassimilation exagérée, en montrant que l'augmentation considérable de l'azote excrété, qu'ils constataient sur un sujet en expérience, n'était pas diminuée par l'adjonction à l'alimentation d'une forte proportion d'hydrate de carbone (1).

Mais Richter (2) fit remarquer que le sujet de Wendelstadt recevait une ration insuffisante de deux cinquièmes environ, et que cette circonstance expliquait la dénutrition azotée. Reprenant la même expérience, en se plaçant dans de meilleures conditions, il a soumis son sujet à une ration abondante pendant six jours. Celui-ci a, durant ce temps, reçu 120 gr. d'azote et en a éliminé 90 gr., soit un gain quotidien de 5 gr. Puis, pendant quatre jours, tout en continuant la même alimentation, il a pris de la substance thyroïde : il a reçu 80 gr. d'azote et en a rendu 67 gr., soit un gain quotidien de 3 gr. 20. En même temps, le poids du corps subissait des variations intéressantes : durant la période préparatoire de six jours, il a gagné environ 400 gr., pendant les quatre jours de médication thyroïdienne, il a perdu *trois livres*. En résumé, ce sujet, bien qu'il fût largement nourri, a *maigri* pendant la médication, mais a *maigri sans perdre de son azote ;* bien au contraire, il a continué à en emmagasiner, moins cependant que pendant la période préparatoire (3 gr. 20 au lieu de 5 gr.).

Schondorf (3) est arrivé à des conclusions à peu près semblables. D'après lui, il ne se produit pas *primitivement* de désassimilation exagérée de l'albumine. Ce n'est que lorsque la réserve de la graisse est tombée à un certain taux que le mouvement de dénutrition entame les albuminoïdes.

(1) Voir sur ce sujet : professeur LÉPINE (de Lyon), De la médication thyroïdienne (*Semaine médicale*, 1896, p. 57). — La Thyro-iodine (*ibidem*, 1896, p. 333). — Sur le mode d'action de l'opothérapie thyroïdienne (*ibidem*, 1897, p. 460).

(2) RICHTER, *Centralblatt für inn. Med.*, 18 janv. 1896.

(3) SCHONDORF, *Arch. f. d. gesammte Physiol.*, LXVII, p. 319.

Toutefois il est un fait qui paraît certain, — et les expériences de Gluzinski et Lemberger, de Magnus-Lévy, de David (1) sont confirmatives sur ce point, — c'est que, même avec une alimentation excessive, au bout de quelque temps de la médication thyroïdienne, le sujet tend à perdre plus d'azote qu'il n'en absorbe. Il se peut que, chez certains individus, cette tendance soit très prononcée, et on conçoit dès lors que la médication soit mal supportée par ces sujets-là ; en tous cas, il convient de surveiller attentivement le bilan de l'azote chez les personnes soumises à l'opothérapie thyroïdienne.

L'excrétion urinaire du *phosphore* diminue après la thyroïdectomie (Ver Ecke); Jeandelize a cependant vu l'acide phosphorique augmenter beaucoup dans l'urine d'un agneau éthyroïdé ; il augmente sous l'action du suc thyroïdien (Roos, Canter) (2) : d'où l'utilité, d'après Kocher, du phosphate de soude dans le traitement de la maladie de Basedow. W. Scholz (3) n'a pas trouvé d'augmentation de phosphates dans l'urine, mais beaucoup dans les fèces, au point d'y constituer une sorte de diabète phosphatique intestinal.

Les échanges des *chlorures* paraissent influencés dans le même sens que la diurèse et il semble que les rapports de l'élimination du chlore avec l'activité de la glande thyroïde ne soient qu'indirects.

Le corps thyroïde détermine la rétention du *calcium* dans l'organisme. Moraczewski, Parhon et Papinian ont insisté sur ce rôle important de la rétention du calcium. Après l'atrophie ou l'ablation de la glande, il y a défectuosité dans l'assimila-

(1) GLUZINSKI et LEMBERGER, *Centralblatt. f. inn. Med.*, 30 janv. 1897. — MAGNUS-LÉVY, *Zeitsch. f. klin. Med.*, XXXIII, 3-4. — DAVID, *Zeitsch. f. Heilk.*, XVII, p. 430.

(2) ROOS, *Zeitsch. f. physiol. Chemie*, XXI, 1. — CANTER, *Annales de la Soc. méd. chirurg. de Liège*, janv. 1893.

(3) W. SCHOLZ, *Centralblatt f. inn. Med.*, 20 oct. et 2 nov. 1895.

tion des sels de calcium, et, chez les jeunes sujets, retard dans le développement du squelette. La thyroïdine produit l'accroissement de la taille en même temps qu'elle diminue l'élimination du calcium. Il faut cependant savoir que, quand la dose du corps thyroïde administrée expérimentalement ou thérapeutiquement est trop forte, il est possible que l'acide phosphorique s'éliminant en trop grande quantité entraîne avec lui le calcium sous forme de phosphate de chaux et exagère ainsi la sortie du calcium. Nous dirons plus loin les dangers qu'il y a, si on emploie le corps thyroïde pour hâter la consolidation d'une fracture chez un individu qui ne serait pas en état d'hypothyroïdie.

Nous reviendrons, dans la suite, sur le rôle important que joue le corps thyroïde sur le métabolisme du calcium, et plus particulièrement encore les glandes parathyroïdes (1).

Chez les sujets soumis au traitement thyroïdien, en même temps que l'exagération de la dénutrition, on observe parfois de la **glucosurie**. Dale James, Dennig, Senator ont constaté la présence passagère du sucre pendant le traitement. Ewald a vu un cas de glycosurie durable qui paraît même avoir passé à l'état de diabète. Par contre, Stabel n'a jamais constaté de glycosurie dans 83 cas où le traitement thyroïdien était institué même avec intensité (2).

Cette propriété du suc thyroïdien de faire apparaître la glycosurie chez des *prédisposés* doit être rapprochée de ce fait qu'on peut provoquer aisément chez les basedowiens

(1) Moroczewski, *Wirchow's Arch.*, t. CXLVI, 1896. — Parhon et Papinian, *Romania medica*, nos 11 et 12, 1901. — Nouvelles recherches sur la teneur en calcium du sang et des centres nerveux dans la tétanie expérimentale à la suite de la thyroïdectomie (*XIXe Congrès des aliénistes et neurologistes*, août 1909).

(2) Dale James, *Brit. Journ. of dermat.*, juin 1894. — Dennig, *Münch. med. Wochen.*, 23 avril 1885. — Ewald, *Berl. klin. Wochen.*, 11 janv. 1893. — Stabel, *Soc. de méd. de Berlin*, 22 janv. 1890.

une glycosurie alimentaire en leur faisant ingérer une petite quantité de sucre. Ces sujets, étant dans un état d'intoxication chronique par les produits de sécrétion du corps thyroïde, se trouvent dans le même cas que les individus sains qu'on soumet au régime thyroïdien. Cette tendance à l'apparition de la glycosurie alimentaire se retrouve chez les obèses, pour lesquels le ralentissement des combustions crée une imminence permanente à la glycosurie.

Il n'est pas rare encore de constater du sucre dans l'urine des basedowiens. Cette glycosurie basedowienne, transitoire ou permanente, est susceptible d'une explication qui peut satisfaire à la fois les partisans de la théorie thyroïdienne et ceux de la théorie bulbaire du goître exophtalmique. En effet, chez les basedowiens, le produit adultéré de la sécrétion thyroïdienne agit principalement sur la région bulbaire et actionne par conséquent les points mêmes dont l'irritation détermine le plus souvent le diabète nerveux.

Assurément, il faut une prédisposition pour faire naître la *glycosurie thyroïdienne*, car il est exceptionnel qu'un individu soumis au régime thyroïdien devienne glycosurique; mais ce qui prouve que le suc thyroïdien *par lui-même* est bien une cause provocatrice de la glycosurie, c'est la fréquence remarquable de la glycosurie alimentaire provoquée chez les sujets qui sont soumis à l'ingestion des préparations thyroïdiennes. C'est aussi l'existence de la glycosurie alimentaire chez les basedowiens. Krause et Ludwig ont vu une jeune basedowienne, soumise à l'ingestion de 100 à 200 gr. de glycose pur, rendre jusqu'à 17 gr. p. 100 du sucre ingéré, ce qui est une proportion colossale. Chvosteck, sur six basedowiennes à qui on donna 150 gr. de glycose, constata de la glycosurie alimentaire très prononcée (1).

(1) Souques et Marinesco, Goître exophtalmique compliqué de diabète (*Bulletin médical*, 1897, p. 561). — Pitres (de Bordeaux), *Bulletin médi-*

Dans le myxœdème, au contraire, divers auteurs ont vu la capacité des sujets pour les matières sucrées être très augmentée (Hirschl, Knappelmacher); mais plus récemment, Parisot a vérifié que, dans des cas d'insuffisance thyroïdienne, l'épreuve de la glycosurie alimentaire devient positive après l'absorption de doses très minimes de sucre (1).

Dans le but d'étudier cette influence exercée par le suc thyroïdien sur la production de la glycosurie alimentaire, Strauss (2) a fait des expériences pleines d'intérêt. A des sujets qui, consécutivement à l'ingestion de 100 grammes de glucose, n'avaient pas présenté de glycosurie, il a administré des tablettes de thyroïde et la même quantité de sucre. Chez un certain nombre d'entre eux, il a observé de la glycosurie. Il a soumis alors ceux-ci à une contre-épreuve consistant en une nouvelle administration du 100 grammes de glucose *sans thyroïde;* le sujet, dans ce cas, ne présentait pas de glycosurie. Ce n'est d'ailleurs que chez des alcooliques que ces résultats ont été positifs.

En employant des doses plus élevées de substances thyroïde, Bettmann (3) est arrivé à des conclusions plus affirmatives encore. Les expériences ont porté sur des personnes atteintes de dermatoses, qui recevaient pendant huit jours des préparations thyroïdiennes à dose croissante. Après avoir pris ces préparations, les sujets ingéraient 100 grammes de glucose pur, quantité insuffisante pour provoquer à l'état nor-

cal, 1897, p. 773. — Lannois, *Lyon médical*, 14 novembre 1897, p. 327. — Bettmann, Morbus Basedowi mit diabetes mellitus (*Münch. med. Wochensch.*, 8 et 15 décembre 1896). — Grawitz, *Fortsch. der. Med.*, 15 nov. 1897. — Diénot, De la glycosurie dans la maladie de Basedow. *Thèse de Lyon*, 1898. — Krause et Ludwig, *Wien. klin. Wochen.*, 1891, p. 855. — Chvosteck, *ibidem*, 1892, p. 251. — Lépine, *Revue de médecine*, 1901, p. 710.

(1) Parisot, *Soc. de méd. de Nancy* et *Médecine Moderne*, 1910, p. 91.
(2) Strauss, *Deutsch. med. Wochens.*, 29 avril et 13 mai 1897.
(3) Bettmann, *Berlin. klin. Wochensch.*, 14 juin 1897.

mal de la glycosurie. Or, 12 fois sur 25 expériences, Beltmann a pu constater la présence du sucre dans l'urine.

S. Mawin (1) a obtenu des résultats moins probants. Vingt-cinq personnes ne paraissant présenter aucune disposition à la glycosurie ont fait usage d'un régime thyroïdien intensif pendant huit jours. Chez d'eux d'entre elles seulement, la suralimentation a donné une glycosurie alimentaire passagère.

D'autres faits intéressants ont été rapportés encore sur la glycosurie thyroïdienne. Blackstein (*loc. cit.*) a trouvé assez souvent des altérations du corps thyroïde chez les glycosuriques. Sur six diabétiques obèses, il a constaté cinq fois non pas un goître proprement dit, mais une tuméfaction notable de la glande. Dans une autopsie, il a trouvé une altération caractérisée par une transformation fibreuse et kystique. Minkowski a vu la glycosurie se produire après la thyroïdectomie.

Le processus pathogénique de cette glycosurie n'est pas bien connu. On sait seulement par les expériences de Georgiewsky (2), faites sur le chien, qu'elle ne se produit pas si l'animal est soumis à la diète carnée, et qu'elle se montre au contraire s'il est au régime de la soupe. Le même expérimentateur a fait l'intéressante remarque que, les jours où l'urine est sucrée, elle renferme moins de matières incomplètement oxydées que les jours où elle ne contient pas de sucre. Ceci permet de conclure que ce n'est pas au défaut d'énergie oxydante qu'il faut attribuer la glycosurie.

Falta (de Vienne) fait jouer un rôle dans la production de la glycosurie thyroïdienne aux connexions existant entre la thyroïde, le pancréas et le système a chromaffine (capsules surrénales). Il a vu que, chez les chiens éthyroïdés, des injections d'adrénaline n'occasionnent pas de glycosurie, tandis

(1) S. Mawin, *Berlin. klin. Wochen.*, n° 52, 27 déc. 1897.
(2) Georgiewsky, *Zeitsch. f. klin. Med.*, XIII, 1, 2, p. 177.

que, chez des chiens auxquels on a préalablement extirpé le pancréas, elles déterminent une augmentation notable de la glycosurie ; quand on extirpe à la fois la thyroïde et le pancréas, on constate encore une forte glycosurie.

Il en conclut qu'il y une inhibition réciproque de la fonction entre le pancréas et le corps thyroïde d'une part et le système chromaffine d'autre part, tandis que le corps thyroïde et le système chromaffine sont susceptibles d'exagérer mutuellement leurs fonctions. De sorte que lorsqu'il y a hyperfonctionnement du corps thyroïde, comme dans le goître exophtalmique, où la glycosurie est si fréquente, il y a aussi en même temps hypersécrétion d'adrénaline et insuffisance pancréatique. Thyroïde, pancréas, surrénales sont alors par suite de leur état fonctionnel, générateurs de la glycosurie. Dans le myxœdème, au contraire, l'adrénaline ne produit pas de glycosurie grâce à l'hyperfonction secondaire du pancréas.

Ces expériences de Falta en collaboration avec Eppinger et Rudinger ont été confirmées par Licini (1).

Est-ce bien du glucose qui donne à l'urine la réaction du sucre ? Von Jaksch (2) prétend que les urines des sujets soumis à la thyroïdothérapie contiennent certains hydrates de carbone qui donnent des réactions analogues à ceux du sucre de raisin, sans être véritablement du sucre ; des recherches entreprises à l'aide de la phloridzine l'ont mis sur la voie de déterminer la nature de ces substances encore mal connues. La remarque de Von Jaksch est peut-être juste pour certains cas; mais Bettmann, dans ses expériences, ayant vérifié la présence

(1) Falta, Eppinger et Rudinger. Rapports entre la sécrétion de la thyroïde, du pancréas et du système achromaffine (*XXVe Congrès allemand de la médecine interne* de Vienne, 6 avril 1904, et *Semaine médicale*, 1908, p. 198). — Licini, *Deutsch. Zeitsch. f. Klin.*, 1909, CI, 5-6, et *Semaine médicale*, 1910, p. 90.

(2) Von Jaksch, *XIVe Congr. all. de méd. interne*, Wiesbaden, avril 1896.

du sucre par l'épreuve de la fermentation, le doute n'est plus permis sur la présence du sucre véritable.

Porgès a constaté nettement une fois de la levulosurie à la suite de la cure thyroïdienne (1).

En résumé, il ressort de ce qui précède que certains diabètes et plus souvent certaines glucosuries peuvent relever non pas seulement des lésions hépatiques, pancréatiques, mais encore des troubles dans le fonctionnement normal des glandes endocrines et en particulier de la thyroïde, dans le tissu de laquelle du reste on a signalé la présence du glycogène (glycosurie thyroïdienne à rapprocher de la glycosurie hypophysaire dans l'acromégalie et de la glycosurie surrénalienne signalée par Lepine).

Quel rôle les glandules parathyroïdes ont-elles dans l'apparition de cette glucosurie? Nous venons de dire, d'après les expériences de Falta, que l'injection d'adrénaline ne provoque pas de glycosurie chez des chiens éthyroïdés, même après l'absorption de grandes quantités d'hydrates de carbone. Mais si, à ces animaux privés de leur thyroïde, on enlève encore les parathyroïdes, il survient de la glycosurie après l'injection d'adrénaline et l'assimilation du glucose est diminuée. Chez un animal rendu diabétique par l'ablation du pancréas, l'ablation des parathyroïdes fait augmenter la glucosurie (Eppinger, Falta, Rudinger).

D'après Königstein, le glycogène paraît être un produit des parathyroïdes (2).

L'*albumine* se trouve souvent, même en quantité considérable, dans l'urine des animaux éthyroïdés (Gley, Massaglia,

(1) Porgès, *Berlin. klin. Woch.*, 2 avril 1900, et *Méd. mod.*, 1900, p. 238.

(2) Eppinger, la Fonction des parathyroïdes (*Soc. de méd. de Vienne*, fév. 1910). — Kœnigstein, *ibidem*, 3 juin 1910.

etc.). Pour les uns (Albertoni, Tizzoni, Gley), cette albuminurie serait transitoire ; pour d'autres (Cadéac et Guinard, Usania, Coronedi), elle serait persistante. Lorand dit même que l'extirpation ou la dégénérescence de la thyroïde peuvent entraîner une véritable néphrite interstitielle, comme l'avait déjà noté Laulanié.

Des recherches faites par Castaigne et Parisot (1) sur le fonctionnement des reins au cours de l'insuffisance thyroïdienne, il résulterait que, même en l'absence d'albuminurie, le rein n'est pas normal; l'épreuve du bleu de méthylène montre une élimination lente, retardée ; l'épreuve de la glucosurie phlorydzique est souvent négative ou peu marquée. Si, chez ces sujets, on applique le traitement thyroïdien, on voit la quantité des urines augmenter, le chiffre de l'urée se relever, le bleu s'éliminer normalement etc., en un mot le rein, d'abord insuffisant, reprendre son activité.

Coronedi a remarqué que cette albuminurie des animaux éthyroïdés diminue considérablement et disparaît même, lorsque, au lieu des manifestations neuro-musculaires de la tétanie, on voit survenir les phénomènes de la cachexie strumiprive. Il semblerait donc que ce soit surtout les parathyroïdes qui sont en rapport fonctionnel avec les reins et que c'est leur suppression qui amène l'albuminurie. Ce point sera examiné plus loin au chapitre consacré aux parathyroïdes.

La médication thyroïdienne amène parfois une albuminurie passagère. G. Diéballa et G. Illyès (2), étudiant les effets de cette médication sur les échanges intra-organiques chez les brightiques, ont constaté que la quantité d'azote éliminée et la diurèse se sont accrues en même temps que l'albuminurie disparaissait ; quatre ou cinq jours après la cessation du traitement, les choses sont revenues à leur état primitif. Ces au-

(1) Parisot, *Revue de Thérapeutique*, mai 1910.
(2) Dieballa et Illyes, *Ungar Press.*, 6 et 13 juin 1897.

teurs admettent que cette disparition de l'albumine dépend de ce que l'albumine circulante se combine avec la thyroïdine et apparaît dans l'urine sous un autre aspect de substance azotée ou devient apte à se fixer dans les protoplasmes cellulaires.

L'*albumosurie*, qui est en général un phénomène peu fréquent, a été signalée une fois par Von Jaksch dans un cas de maladie de Basedow avec tuméfaction des jambes de nature myxœdémateuse et par Fitz dans un cas de myxœdème. L'existence de l'albumosurie a constitué, dans ces deux circonstances, comme du reste dans les autres affections où on l'a notée jusqu'ici, une complication grave et qui assombrit singulièrement le pronostic (1).

(1) R. Fitz, *Amer. Journ. of the med. scienc.*, juillet 1898, et *Semaine médicale*, 1898, p. 320.

CHAPITRE VI

EFFETS DE L'OPOTHÉRAPIE (*suite*).

SOMMAIRE. — Modifications du système nerveux. — Modifications de la nutrition (mucine, graisse, échanges gazeux). — Modifications des téguments. — Modifications du système osseux.

MODIFICATIONS DU SYSTÈME NERVEUX. — Sur les animaux qui succombent à l'administration intensive de la substance thyroïdienne, on n'a pas jusqu'à ce jour trouvé de lésions bien marquées du système nerveux. Dans leurs expériences, Ballet et Enriquez n'ont constaté aucune lésion appréciable à l'œil nu. Mais ce qui est bien certain, c'est l'action réparatrice que l'opothérapie thyroïdienne exerce sur les troubles cérébraux présentés par les myxœdémateux et, comme nous le verrons plus tard, l'action bienfaisante sur les fonctions cérébrales en général.

Les effets de la thyroïdectomie se manifestent toujours et surtout sur les centres nerveux. Avant que les accidents strumiprives fussent rattachés à leur véritable cause, la suppression de la fonction de la glande, nous avons vu qu'on les attribuait à un contre-coup cérébral produit par le tiraillement opératoire des nerfs cervicaux (Baumgartner, Munck, Drobnick, etc., etc.). Les troubles nerveux dominent en effet toute la physionomie des maladies se rattachant à une adultération de la fonction thyroïdienne (myxœdème post-opératoire ou spontané, idiotie myxœdémateuse, crétinisme, maladie de Basedow). Ils comprennent des phénomènes d'activité nerveuse (tremblements fibrillaires des muscles, convulsions, tétanie, contracture, agitation psychique) et des phénomènes d'affaiblissement nerveux (paralysie, anesthésie, torpeur, somnolence, etc.).

Les lésions cérébro-spinales qui ont été constatées chez les animaux, après l'extirpation du corps thyroïde, sont multiples et variées.

Schiff a démontré que les désordres de motricité ne sont pas d'origine périphérique, puisque la section des nerfs moteurs les fait disparaître. Albertoni et Tizzoni ont cependant décrit des névrites périphériques.

Les recherches d'Horsley ont confirmé celles de Schiff; de plus, cet expérimentateur a prouvé qu'en détruisant le centre moteur cortical on n'arrête pas les tremblements; il pense en conséquence que la lésion doit siéger dans les centres inférieurs.

Cependant, quand la cachexie strumiprive dure depuis longtemps, on trouve des altérations dans tout le système nerveux. Ces altérations sont tantôt de l'anémie, de l'œdème des éléments nerveux, tantôt une encéphalite parenchymateuse (Weiss, Rogowitch), Schultze et Schwartz ont décrit une exsudation de leucocytes dans les méninges de la partie supérieure de la moelle; Horsley a rencontré cette lésion quelquefois seulement chez quelques carnivores. — Herzen et Lowenthal ont observé un état vacuolaire et de l'atrophie des cellules pyramidales, de la corticalite dans la région du gyrus sigmoïde, centre moteur ' s membres inférieurs.

Langhaus et Knopp ont surtout insisté sur les lésions nerveuses. Ils ont découvert, dans le cerveau du singe et de l'homme, des cellules vésiculeuses qu'ils ont trouvées dans les nerfs périphériques, à la surface du périnèvre, au milieu de zones claires limitées par des lames fibrillaires.

Chez le chien, Capobianco a également observé des dégénérescences vacuolaires dans les hémisphères, le cervelet, le bulbe, la substance grise médullaire; Pisenti a rapporté deux cas où il s'était produit, au niveau de cette substance, des cavités probablement consécutives à des extravasations hématiques; Luppo a vu des hémorragies bulbaires.

Schiff a trouvé que l'excitabilité des centres moteurs corticaux est notablement diminuée; Horsley a fait la même constatation et de plus a reconnu le même fait pour la colonne rayonnante de la moelle.

Récemment, Rosario Traina (de Palerme) a constaté des lésions remarquables sur les prolongements des cylindraxiles de l'écorce cérébrale. Il signale, point intéressant à noter, que l'hypophyse est altérée au plus haut degré.

Walter a démontré que l'ablation totale de la glande thyroïde entrave les processus de régénération des nerfs périphériques à myéline, à tel point que, même au bout de deux mois, on ne voit pas de nouvelles fibres au niveau du point traumatisé. Mais si on soumet les animaux en expérience aux préparations thyroïdiennes, on voit aussitôt se rétablir le processus de régénération (1).

Pendant le traitement thyroïdien, on observe souvent des troubles nerveux caractérisés par de l'agitation et de l'irritabilité, des vertiges, de l'insomnie, de la céphalée, du tremblement, des hallucinations, de la confusion mentale (Ferranini), du délire des persécutions (Boinet), des crises épileptiformes, de l'aphasie avec monoplégie et anesthésie de nature manifestement psychique (Beclère), des rires explosifs, de l'excitation gaie, des crises de larmes, de la mélancolie (Levi et de Rothschild). Mais tout cela sera étudié plus loin.

On a signalé aussi des *lésions des muscles*, lésions qui sont

(1) F.-K. WALTER, *Deutsch. Zeitsch. f. Nervenheil.*, 1909, XXXVIII, et *Semaine méd.*, 1910, p. 91.

le plus souvent sous la dépendance du système nerveux, mais qui peuvent exister en dehors de lui.

Langhaus, chez des crétins athyroïdes, a vu la dégénérescence des muscles.

Dans la maladie de Basedow, on a constaté souvent, alors que le système nerveux paraissait intact, de la dégénérescence de la fibre musculaire, de la lipomatose interstitielle, de l'atrophie musculaire. Lemke a même soutenu que la thyroïde produisait un poison musculaire. Dans cette maladie, la dégénérescence des muscles expliquerait l'amaigrissement, la faiblesse musculaire généralisée, la paraparésie, peut-être le tremblement, l'augmentation de la graisse intra-orbitaire. Il existe un symptôme qu'en Amérique on appelle signe de Bryson, qui consiste dans un défaut de dilatation de la cage thoracique, et à un tel degré que la différence du périmètre thoracique dans l'inspiration et l'expiration n'est souvent que d'un centimètre. Ce symptôme serait dû aux lésions du diaphragme et des autres muscles respiratoires.

On a maintes fois signalé les rapports existant entre la maladie de Basedow et la paralysie agitante, que nous considérons pour notre part comme une maladie propre des muscles (1). On a cité aussi des cas de paralysie agitante associée au myxœdème (Luzzato, Frenkel et Lundborg) (2).

Modification de la nutrition. — Dans l'athyroïdie, les troubles de la nutrition sont des plus prononcés.

L'émaciation est souvent excessive chez les animaux éthyroïdés. Chez l'homme et chez le singe, il se forme, au

(1) G. Gauthier (de Charolles), Quelques considérations sur la maladie de Parkinson (*Lyon médical*, 29 août et 2 septembre 1888). — Nouvelles considérations sur la paralysie agitante (*Lyon médical*, 20 et 26 octobre 1895).

(2) Luzzato, *Riv. Veneta di sc. med.*, 15 janv. 1899. — Frenkel, *Zeitsch. f. klin. Med.*, 1899, Bd. 19. — Lundborg, *Zeit. f. Nervhk.*, mars 1902.

début du myxœdème, une grande quantité de *mucine* dans le tissu cellulaire. Plus tard, à la période ultime, celle du crétinisme, la mucine ne se rencontre plus, mais on note une transformation fibreuse du tissu cellulaire qui se manifeste en même temps que l'amaigrissement.

D'où vient cette mucine? Comment se forme-t-elle?

Le tissu adipeux pouvant très souvent se changer en une masse gélatiniforme dans laquelle on constate de la mucine, et, ce phénomène s'observant chez l'homme, surtout dans les parties où, le tissu adipeux s'atrophiant, la graisse ne peut disparaître pour une cause quelconque, Virchow (1) avait admis d'abord qu'il s'agissait, dans le myxœdème, d'un pareil processus, c'est-à-dire d'une métaplasie de la graisse sous-cutanée qui se transforme en tissu mucinoïde; mais, après un sérieux examen des préparations d'Horsley, Virchow a dû reconnaître que son hypothèse était erronée. Il existe en effet dans la peau et le tissu sous-cutané myxœdémateux une prolifération très nette du tissu lamineux.

La conséquence de ce fait, c'est que le processus du myxœdème n'a pas un caractère passif, mais irritatif; il se rattache aux néoplasies actives. De plus, cette altération manque presque entièrement à la surface et n'intéresse que les couches profondes de la peau et du tissu sous-cutané. Dans ces régions, les travées de tissu lamineux interstitiel, qui traversent les lobes de graisse, prolifèrent, mais les cellules adipeuses ne prennent pas part à cette prolifération. Ce processus ressemble donc à la leucophlegmasie des auteurs anciens et il se rapproche de la pachydermie dans le sens que lui donne Charcot. Les observations ont démontré que la mucine apparaît en même temps que la prolifération du tissu conjonctif.

Horsley, chez ses singes éthyroïdés, a constaté que la

(1) Virchow, *Soc. méd. Berlin*, 2 février 1887.

mucine se développait non seulement dans le tissu cellulaire sous-cutané, mais dans le sang, la parotide, les muscles, les tendons, etc., comme s'il s'agissait d'une sorte de dyscrasie mucinoïde. Il en conclut que la glande thyroïde sert normalement de régulateur de l'assimilation et de la désassimilation et qu'elle est surtout destinée à contrôler la décomposition de certaines matières, de telle sorte que, si cette glande vient à être extirpée, cette régulation cesse, les albuminates restent à l'état de mucine et ne se dédoublent pas.

En un mot, la présence de la mucine dans le myxœdème est due, d'après Horsley, à la rétention de substances ayant subi une décomposition incomplète dans le mouvement des transformations organiques, tandis que, pour Virchow, elle serait le fait d'un processus actif aboutissant à une néoformation spéciale, aux dépens du tissu lamineux.

La bouffissure de la face, l'empâtement du tégument, dans le myxœdème, tiennent à la présence de cette substance mucoïde dans le tissu cellulaire sous-cutané et la peau.

En outre, chez les individus athyroïdes, la peau devient dure, épaisse, sèche, écailleuse. Les poils et les cheveux tombent; ceux qui restent se décolorent et s'amincissent.

Gley a signalé chez les animaux en expérience toute une série d'*altérations oculaires*, conjonctivites, kératites, blépharites. La conjonctivite est un accident des plus fréquents (Schiff, Herzen). La kératite parenchymateuse coexiste avec le myxœdème (1) (Grandclément).

L'administration du suc thyroïdien modifie rapidement tous ces troubles cutanés et sous-cutanés du myxœdème. Ce suc agit en activant les oxydations, et c'est à ce titre qu'il exerce une action sur la désintégration des *graisses*. L'adipose, quand elle est liée à un ralentissement des processus de com-

(1) Grandclément, Myxœdème et kératite (*Lyon médical*, 14 mai 1899).

bustion, est heureusement modifiée par le suc thyroïdien; mais elle ne paraît nullement influencée quand elle est le résultat de la suralimentation chez des sujets dont les échanges organiques se font normalement (Von Noorden).

Il est acquis depuis longtemps que l'accumulation et la répartition de la graisse est réglée par les fonctions du corps thyroïde. Dans l'hypothyroïdie, la prolifération des cellules adipeuses est augmentée, tandis que les graisses se dédoublent énergiquement dans les cas d'hyperfonctionnement thyroïdien.

Des expériences ont démontré que, si l'on provoque une hyperthyroïdie par l'injection de thyroïdine, ou si l'on supprime la fonction thyroïdienne par la thyroïdectomie, on constate que, dans le dernier cas, le pouvoir lipasique du sérum sanguin est fortement abaissé, tandis que, dans le premier cas, l'activité lipolytique du sérum est très augmentée.

D'ailleurs, si l'on expérimente non plus en injections *in vivo*, mais avec le corps thyroïde lui-même *in vitro*, on constate que le parenchyme glandulaire est capable de dédoubler les graisses, et particulièrement la monobutyrine (Youchtchenko) (1).

La médication thyroïdienne est actuellement la seule grâce à laquelle on peut agir contre l'*obésité*, sans l'adjonction d'un régime diététique particulier : la suractivité imprimée à la désassimilation des albuminoïdes et à l'oxydation des graisses fait seule la force du traitement.

Sous l'influence du traitement thyroïdien, on constate une augmentation parfois excessive des **échanges gazeux**. Des renseignements importants sont fournis sur ce sujet par les travaux de Michaelsen, de Stüve, de Thiele et Nehring et surtout de Magnus-Lévy. D'après Michaëlsen, l'acide carbonique est excrété en plus grande quantité; l'élimination de la vapeur

(1) Youchtchenko, *Arch. des sciences biol. de Saint-Pétersbourg*, 1910, XV, 3, 4, et *Semaine médicale*, 1911, p. 123.

d'eau s'opère comme dans l'inanition. En général, le quotient respiratoire $\frac{CO^2}{O}$ est augmenté. C'est aussi le résultat constaté par Tarchenoff. — D'après Magnus-Lévy, l'échange gazeux se comporte d'une manière très variable pendant le traitement thyroïdien. Il est augmenté au plus haut degré chez certains myxœdémateux; dans un cas il a été trouvé en augmentation de 76 o/o. Il est encore manifestement accru, mais beaucoup moins, chez certains obèses où l'augmentation ne dépasse guère 8 o/o. Il n'est pas modifié chez beaucoup d'autres sujets; cela explique certains échecs de l'opothérapie thyroïdienne (1).

Modifications des téguments. — Après la thyroïdectomie, chez les animaux, la peau est le siège de modifications importantes. Tantôt, elle est comme boursouflée, tantôt, au contraire, elle est comme atrophiée. La fourrure se ternit ou tombe, le poil devient rude et cassant.

Chez l'homme, l'état si particulier de l'appareil tégumentaire donne au myxœdémateux son cachet spécial. Il existe un œdème cutané dur, ne gardant pas l'empreinte du doigt, de coloration jaunâtre ou grisâtre. D'autres fois, cet œdème fait défaut et la peau est dure, ridée, comme flétrie, d'aspect gris et terreux.

Les sécrétions glandulaires de la peau sont plus ou moins taries. Plus d'excrétion sudorale, plus d'exsudat sébacé : la peau prend un aspect de sécheresse qui se traduit par une desquamation de l'épithélium ou par un état ichtyosique.

Les *annexes de la peau* sont aussi intéressées. Les cheveux, les cils, les sourcils, les poils en général sont rares, rudes et

(1) Michaelsen, *Arch. f. gesammste Physiol.*, XCV, p. 622. — Stöve, *Arbeiten aus. d. stadtkrankemans zu Francfort a. M.*, 1896. — Theile et Nehring, *Zeitsch. f. klin. med.*, XXX, 1, 2, 1896. — Magnus-Lévy, *ibidem*, XXXIII, 3-2, 1897, p. 269.

cassants. Les ongles perdent leur brillant, et deviennent friables; s'il s'agit d'un enfant, ils se développent mal. Les dents, autre production épidermique, manquent souvent dans le myxœdème congénital, et, lorsqu'elles apparaissent, elles se développent incomplètement et sont atteintes de carie. Dans le myxœdème infantile, elles sont irrégulièrement implantées, souvent cariées; la seconde dentition est incomplète ou très tardive.

Les *muqueuses* participent aux mêmes atteintes que le tégument externe. D'une façon générale, elles sont tuméfiées et pâles. Les plus fréquemment atteintes sont les muqueuses des gencives, du nez, du voile du palais, du pharynx, du larynx : de là, les gengivites, les végétations adénoïdes, l'hypertrophie des amygdales, la rhinite hypertrophique, la raucité de la voie, etc.

Nous verrons plus loin que toutes ces altérations des téguments, interne et externe, disparaissent ou s'améliorent considérablement sous l'action du traitement thyroïdien.

Modifications du tissu osseux. — Sur le tissu osseux, les troubles trophiques d'origine thyroïdienne sont très remarquables.

C'est surtout chez les jeunes sujets dont la croissance n'est pas terminée que l'ablation totale de la thyroïde produit les effets les plus désastreux, et, en même temps qu'apparaît le myxœdème, on voit la croissance s'arrêter, tant que dure la maladie.

Dans le crétinisme — qu'il soit endémique ou sporadique, qu'il ait pour substratum anatomo-pathologique un corps thyroïde hypertrophié macroscopiquement, mais atrophié fonctionnellement, ou bien un corps thyroïde faisant défaut en totalité ou en partie — on constate toujours des arrêts de développement du squelette, lorsque les symptômes de la maladie ont fait leur apparition dans l'enfance. Les os ne subissent pas seulement une diminution en longueur, mais encore des déformations dans leur continuité. Le nanisme et les déformations osseuses sont d'autant plus marqués que l'altération thyroïdienne a été plus précoce. Un signe pathognomonique, différenciant l'idiotie myxœdémateuse des autres variétés d'idiotie, est, en outre des déformations osseuses plus prononcées, la persistance des fontanelles, de l'antérieure notamment (Bourneville).

Par contre, les individus atteints de goître exophtalmique, depuis leur jeune âge, sont plutôt de haute taille. Holmgren, à la suite de recherches patientes et prolongées, a constaté qu'un sujet atteint de cette maladie, pendant la période de croissance, voit sa taille dépasser la moyenne (1).

Quelques basedowiens présentent aussi des altérations osseuses. Revillod (2) a insisté sur ces troubles trophiques, consistant surtout en déformations d'ostéo ou arthromalacie. Ces sujets ont une flexibilité exagérée des phalanges et des articulations phalangiennes. Le pouce se disloque sur son métacarpien ; les doigts flexibles se renversent sans effort en arrière, formant un demi-cercle avec le dos de la main ; « la phalange, effilée, amincie, affecte cette forme arquée que le Pérugin et Raphaël représentent chez leurs saintes Vierges ». Ils ont encore très souvent des nodosités du côté des doigts et le rachis scoliosé et sinueux. La maladie de Basedow prolongée peut même amener une ostéomalacie complète [Kœppen (3), Hœnicke (4), Tolot et Sarvonat (5)].

(1) Holmgren, Influence du goître et notamment du goître exophtalmique sur la croissance et la taille (*Semaine médicale*, 1908, p. 270 ; *Nord méd. Arkiv. fr. medical*, 1909, XLIII, 2, 3, 4, et 1910, XLIII, 1, 2 ; *Semaine médicale*, 1911, p. 172).

(2) Revillod (de Genève), le Thyroïdisme et ses équivalents pathologiques (*Semaine médicale*, 1895, p. 205).

(3) Koeppen, *Soc. de psychiâtrie de Berlin*, mars 1892.

(4) Hoenicke, Zur theorie der osteomalacie (*Berliner klin. Wochens.*, n° 4, 1904).

(5) Tolot et Sarvonat, Ostéomalacie et goître exophtalmique (*Revue de médecine*, 10 mai 1906).

Les expériences sur les animaux confirment ces données de la clinique.

Suivant Terchewski, on peut provoquer des phénomènes de rachitisme chez les fœtus d'animaux auxquels on a fait subir l'ablation de la thyroïde, dans le cours de la gestation. — Von Eiselsberg (de Vienne), chez des agneaux éthyroïdés, a constaté un arrêt d'accroissement très notable : la tête a subi une modification de forme ; elle est comme aplatie d'avant en arrière, les cornes sont atrophiées (1).

Hoffmeister, sur des jeunes lapins privés de la thyroïde, a vu des altérations du système osseux d'un grand intérêt. Les os subissent un arrêt d'accroissement notable dans leur longueur, non pas qu'il s'agisse d'une ossification prématurée des cartilages de conjugaison, mais parce qu'il se produit au contraire un arrêt dans l'ossification de ces cartilages. Ces cartilages présentent, en outre, des altérations offrant une grande analogie avec celles que l'on observe dans l'affection décrite sous le nom de *rachitisme fœtal* (2).

Hanau et Steinlen (3) ont montré que, chez les animaux thyroïdectomisés auxquels ils faisaient des fractures, il y avait un ralentissement notable de la réparation et un plus petit volume du cal. Toutes les périodes de la formation du cal étaient retardées et la période cartilagineuse était prolongée. Mais, dans la seconde période de guérison, le cal était plus volumineux, probablement parce qu'il est logique de penser que la résorption du cal est aussi retardée que sa formation. Ces expériences montrent la lenteur du passage de la cellule cartilagineuse à la cellule osseuse, lorsque la glande est enlevée ; mais la propriété évolutrice de la cellule cartilagineuse n'est pas abolie ; dès que

(1) VON EISELSBERG, *XIIe Congrès de la Soc. allem. de chir.* Berlin, 14 avril 1893.

(2) HOFFMEISTER, *Beitrage zur klin. Chir.*, XI, 2, 1894.

(3) HANAU et STEINLEN, *Congrès de Francfort*, 1893.

celle-ci recevra les principes nutritifs qui lui manquent, elle pourra arriver à son tissu normal, le tissu osseux.

C'est en m'appuyant sur ces dernières expériences, que j'ai pensé que le retard que mettent les fractures à se consolider chez certains sujets pouvait être rattaché à l'hypothyroïdie et que j'ai été le *prémier* à appliquer avec succès la médication thyroïdienne aux fractures avec retard de consolidation (1).

D'ailleurs, le corps thyroïde fait partie d'un appareil conjugué de glandes closes (thymus, corps pituitaire, glande pinéale, peut-être aussi amygdales), dont la fonction commune est certainement préposée à l'évolution de la croissance.

Organe de la vie fœtale, le thymus semble n'avoir qu'une seule fonction, celle de régulateur de la croissance dans les premiers temps de la vie.

Les amygdales sont assurément des organes infantiles dont le rôle physiologique, encore problématique, semble lié à la phase de croissance et paraît s'éteindre avec la puberté.

La glande pituitaire, dont un lobe, le lobe antérieur, de composition épithéliale, est identique, par sa structure (Lothringer, Viola, Pisenti) et son embryogénie (Valenti, Kupfer, Pisenti) à un lobe thyroïdien, au point d'être considéré à juste titre comme une glande thyroïde aberrante, joue un rôle bien connu dans les phénomènes de la croissance, puisque les lésions de ce petit organe se manifestent par l'acromégalie : l'acromégalie qui, d'après Brissaud (2), est le gigantisme de l'adulte, de même que le gigantisme est l'acromégalie de l'adolescent.

Il y a déjà longtemps, en 1890, dans un travail sur l'Acromégalie, j'établissais un rapprochement intime entre cette maladie, le myxœdème et le goître exophtalmique (3).

(1) G. Gauthier (de Charolles), Médication thyroïdienne dans les fractures avec retard de consolidation (*Lyon médical*, 27 juin et 11 juillet 1897).

(2) Brissaud et Meige, Acromégalie et gigantisme (*Journal de méd. et de chirurgie pratiques*, 1895, p. 49).

(3) G. Gauthier (de Charolles), Un cas d'acromégalie (*Progrès médical*,

Des travaux anatomo-cliniques ont établi que les lésions de la glande pinéale ou épiphyse sont caractérisées chez l'enfant surtout par une croissance en longueur exagérée, un développement inusité du système pileux, de l'adiposité, une précocité génitale, sexuelle et intellectuelle (1).

Lancereaux a résumé cette action sur la croissance des glandes vasculaires sanguines, et en particulier de la glande thyroïde (2).

Il faut donc retenir ce fait curieux et intéressant : la série des organes préposés à la croissance se succédant presque sans interruption comme les anneaux d'une chaîne et formant un système placé au sommet de la charpente osseuse (thymus, thyroïde, amygdales, hypophyse et épiphyse).

Ces développements à propos de l'influence du corps thyroïde sur le système osseux étaient nécessaires pour faire comprendre l'action remarquable que la médication thyroïdienne exerce sur les troubles de la nutrition de ce tissu.

Bourneville, chez des enfants atteints d'idiotie myxœdémateuse, a constaté que, sous l'action de cette médication, la taille augmentait dans une proportion double de celle de la croissance naturelle. La tête a profité également du développement général du système osseux : tous les diamètres crâniens se sont accrus et la dentition s'est avantageusement modifiée (3). Cet auteur a noté en outre une tendance de la colonne vertébrale

1890, 24 mai, p. 409). — Un cas d'acromégalie avec autopsie (*ibidem*, 1892, 2 janvier, p. 4).

(1) Marburg, Von Frankl-Howart, Exner et Boese, Extirpation expérimentale de la glande pinéale (*Neurol. Centr. Bl.*, 16 juillet 1910). — Raymond, *Académie de médecine*, 15 mars 1910. — Tumeur de l'épiphyse dans un cas de gigantisme (*Semaine médicale*, 1900, p. 50).

(2) Lancereaux, les Glandes vasculaires sanguines et la croissance (*Semaine médicale*, 1893, p. 25).

(3) Bourneville, *Soc. méd. des hôp.*, 22 janv. 1897, et *Progrès médical*, 1897, pp. 145-163.

à s'incurver, accident qui avait déjà été mentionné par Telford Smith (1). Ce dernier phénomène tient-il à l'emploi trop prolongé de la médication ou à l'ingestion d'une dose qui agirait plus activement que la thyroïde à l'état normal (phénomène d'arthromalacie que nous venons de signaler chez certains basedowiens)? C'est un point à éclaircir. — Moussu a administré régulièrement de la glande thyroïde à de jeunes chiens en voie de croissance, et a constaté que ces animaux, comparés à des témoins de même portée, grandissaient plus vite et prenaient l'aspect levrette (2). — Hertoghe déclare que les arrêts et les retards de croissance d'origine hypothyroïdique peuvent être corrigés, même à un âge relativement avancé (20 à 27 ans). — Heubner (de Berlin) a vérifié l'efficacité du suc thyroïdien dans le rachitisme (3). — Schmidt (de Francfort-sur-le-Mein), Springer et Serbanesco, Gasne et Londe, J. et R. Voisin ont vu, au moyen des rayons X, que, dans le myxœdème, les cartilages de conjugaison persistent longtemps sans s'ossifier et que le traitement thyroïdien provoque leur transformation en tissu osseux (4).

(1) Telford Smith, De l'incurvation des os chez les sujets soumis à la médication thyroïdienne (*Brit. med. Journ.*, 12 sept. 1890).

(2) Moussu, *Soc. de biol.*, 12 sept. 1890.

(4) Heubner, *XIVe Congr. allem. de méd. interne.* Wiesbaden, avril 1893.

(3) Schmidt, *ibidem.* — Springer et Serbanesco, *Académie des Sciences*, 17 mai 1897. — Gasne et Londe, *Société de biologie*, 21 mars 1898. Voir encore sur la thyroïde et la croissance : Lancereaux, les Glandes vasculaires sanguines et la croissance (*Semaine médicale*, 1893, p. 25). — Danis, *Thèse de Lyon*, décembre 1896. — Veillon, *Thèse de Toulouse*, 1897. — Léonardt, *Arch. f. Pathol. u. Physiol.*, CXLIX, 2. — Calabresi, *Semaine médicale*, 1899, p. 367. — J. et R. Voisin, *Soc. méd. des hôp.*, 25 janv. 1907.

CHAPITRE VII

EFFETS DE L'OPOTHÉRAPIE (*suite*)

SOMMAIRE. — Modifications des organes génitaux. — Modifications de la calorification, de la respiration et de la circulation.

MODIFICATIONS DES ORGANES GÉNITAUX. — De temps immémorial, on connaît la relation qui rattache, chez la femme, le corps thyroïde aux fonctions des **organes génitaux** et en fait un organe congestif, lié aux phénomènes de la menstruation, de la défloration, de la grossesse et de la lactation.

Meckel, en disant que la glande thyroïde est « la répétition de la matrice au cou », ne faisait qu'exprimer en termes excessifs la sympathie existant entre le corps thyroïde et les organes génitaux de la femme.

Il est d'observation vulgaire que les dimensions du cou augmentent chez la « femme faite ». Les anciens pensaient que le cou grossit chez elle immédiatement après les premières approches de l'homme, et les matrones romaines mesuraient la circonférence du cou d'une jeune mariée le jour et le lendemain des noces :

> Vix illam nutrix, orienti luce, revisens
> Oesterno poterit collum circumdare filo.
>
> (CATULLE.)

Serait-ce Catulle qui a suggéré à Malgaigne d'indiquer un procédé de mensuration du cou pour reconnaître la défloration ?

Cette relation entre le corps thyroïde et les organes génitaux de la femme ne reposait que sur des faits incontestables d'observation, et ce n'est qu'avec la connaissance des véritables fonctions de la glande du cou qu'on en a approfondi la véritable nature. Aux faits anciennement connus sont venues s'ajouter des notions nouvelles qu'il est utile de connaître.

A la suite de la thyroïdectomie, on voit assez souvent survenir une atrophie des organes génitaux analogue à celle qu'on observe chez les myxœdémateux et les crétins. Cette atrophie et la stérilité s'observent aussi chez des sujets atteints d'obésité, et on connaît l'action du suc thyroïdien sur l'obésité.

Le myxœdème est plus fréquent chez les multipares et l'on peut rattacher ce fait à l'atrophie que subit la glande thyroïde après l'hypertrophie qui accompagne chaque grossesse (Fischer).

Au moment de la *ménopause*, la fonction ovarienne, qui disparaît, semble remplacée par la fonction thyroïdienne ; souvent alors apparaît une hyperthrophie de la thyroïde plus ou moins accusée. En même temps, surviennent les symptômes nerveux et psychiques du retour d'âge qui sont en tous points comparables à des poussées de basedowisme, et il n'est pas rare de voir, chez des femmes goîtreuses depuis longtemps, le goître se basedowiser.

Après la ménopause, on observe souvent une atrophie de la glande et c'est précisément à cette période de la vie génitale de la femme qu'on voit le plus souvent le myxœdème se développer.

Chez toutes les femmes atteintes de myxœdème, la menstruation est profuse, et arrive, dans bien des cas, à n'être qu'une hémorragie continue.

L'ostéomalacie relèverait d'un trouble trophique dont le point de départ serait l'ovaire (Fehling, Hofmeiër, Hoffa, Vinckel, Müller, Truzzi, Schauta) et nous avons dit que des dystrophies osseuses sont souvent amenées par les troubles de la fonction thyroïdienne. Tandis que la glande thyroïde présiderait à l'accroissement osseux, le suc des glandes génitales, testicules et ovaires, posséderait sur le squelette une action directement contraire. Les sujets à instincts sexuels précoces restent petits; les géants sont souvent des impuissants; les eunuques, châtrés dans l'enfance, présentent un développement exagéré et presque ridicule des bras et des jambes.

On prétend même que, dans le traitement thyroïdien, il faut employer la glande de moutons jeunes non émasculés ou celle de brebis; autrement, elle n'agit pas (Destot).

Pendant l'*ovulation*, la thyroïde serait en hyperémie et ainsi s'expliqueraient certains phénomènes de basedowisme qu'on remarque chez quelques jeunes femmes pendant la période menstruelle. D'après Hertoghe, cette hyperémie thyroïdienne exercerait une action inhibitoire, anémiante, vaso-constrictive sur les organes génitaux pelviens et cette influence se traduirait par la diminution progressive du sang épanché à chaque menstruation. On voit souvent en effet l'intoxication thyroïdienne amener la suppression des règles.

D'après Léopold Lévi, c'est par l'intermédiaire du corps thyroïde que les peurs et les émotions diverses agissent pour provoquer l'arrêt de la menstruation.

Bandler donne cette formule : Toute hyperthyroïdie est accompagnée d'hypovarie, et par conséquent de diminution des règles, et, au contraire, toute hypothyroïdie amène des menstrues profuses.

Dalché fait remarquer que, dans le cortège des phénomènes qui accompagnent la dystrophie ovarienne, on rencontre deux états isolés, parfois combinés, l'un qui tend à simuler le syndrome de Basedow atténué ou fruste, l'autre qui prend quelques apparences d'un pseudo-myxœdème (1).

(1) Hertoghe, Influence des produits thyroïdiens sur les organes géni-

Les rapports entre les fonctions de la thyroïde et la *gestation* sont des plus intéressants à connaître.

Cristiani a noté que, chez le rat, la femelle supporte moins bien la thyroïdectomie, quand elle est pleine.

Traczewski a constaté que des femelles pleines, partiellement thyroïdectomisées, se cachectisent jusqu'au moment du part et qu'immédiatement après les troubles disparaissent.

Verstraeten et Vanderlinden rapportent une curieuse observation. Une chatte subit l'ablation des deux glandes thyroïdes ; elle ne se ressent que faiblement de l'opération. Mais, remise en liberté, elle devient pleine, et, alors, quand apparaissent les premiers signes du part, elle tombe dans un état voisin du coma et présente des accidents, des convulsions générales qu'on peut comparer à des crises éclamptiques. Le travail de la mise bas était manifeste, mais les contractions utérines étaient insuffisantes. Des injections de liquide thyroïdien furent pratiquées, les contractions devinrent effectives, et l'animal expulsa à terme un fœtus bien conformé, mais mort. Depuis, la chatte n'a plus rien présenté d'anormal qu'une légère apathie (1).

Le gonflement de la thyroïde, chez les femmes *enceintes*, tient-il à une simple hyperémie de la glande ou à une véritable hypertrophie ? Lange, se basant sur les résultats heureux de la thyroïdothérapie, croit qu'il s'agit d'une véritable hypertrophie provoquée par l'existence dans le sang d'une substance susceptible d'agir sur le corps thyroïde, substance particulière

taux pelviens et les glandes mammaires (*Belgique médicale*, 1896, p. 97, et *Semaine médicale*, 1896, p. 222). — Bandler, *Amer. Journ. of obstretric.*, 1906, p. 305. — Dalché, *Soc méd. des hôpitaux*, 15 novembre 1901. — Jayle, Insuffisance ovarienne (*Presse médicale*, 1900, p. 133). — Caro, Glande thyroïde et organes génitaux (*Berlin. klin. Wochens.*, 1903, p. 310).

(1) Cristiani, *Arch. de physiol.*, 1893, p. 40. — Traczewski, *Neurol. Centralbl.*, 1897, XVI. — Verstraeten et Vanderbenden, *Annales de la Soc. de méd. de Gand*, 1897.

à la grossesse, ou tout au moins augmentée d'une manière notable pendant la gestation.

Cet auteur, ayant observé, en outre, que, sur 25 femmes arrivées au 7e mois de leur grossesse sans présenter de goître, 17 étaient atteintes d'albuminurie graviditique, s'est demandé si la présence de cette albumine (sans mal de Bright) ne tiendrait pas à une insuffisance de la sécrétion thyroïdienne. Il a institué, dans ce but, une série d'expériences sur des chattes afin de savoir si une destruction partielle du corps thyroïde a pour résultat des phénomènes susceptibles d'engendrer une affection rénale, et si cette intervention est supportée de la même façon par les femelles pleines et par les non pleines. Il a trouvé que les chattes pleines ont besoin pour conserver leur santé d'une plus grande masse de glande thyroïde que celles qui ne le sont pas ; que si on leur extirpe la totalité ou plus des quatre cinquièmes de la glande, elles sont prises d'une tétanie qui disparaît sous l'influence de préparations thyroïdiennes, et, enfin, qu'avec un reste de glande suffisant pour le maintien en bonne santé d'une femelle qui n'est pas en état de gestation, une chatte pleine ne tarde pas à être atteinte d'une affection rénale plus ou moins grave.

Il résulterait donc de ces expériences qu'il existe une certaine relation entre l'insuffisance de la fonction thyroïdienne et la fonction des reins. Nous verrons plus loin que ces expériences de Lange, confirmées par une série d'observations sur des femmes enceintes jettent un jour nouveau sur l'origine thyroïdienne de certaines éclampsies de la gestation.

Tous les faits que nous venons de passer en revue indiquent les rapports étroits existant entre la Thyroïde et l'Ovaire. Ces rapports, comme l'ont bien démontré, après moi, Parhon et Goldstein, sont nettement antagonistes. *Les fonctions thy-*

roïdiennes sont d'autant plus actives que les fonctions utéro-ovariennes sont plus diminuées.

Comme, pendant la grossesse, la fonction ovarienne est suspendue, la fonction thyroïdienne doit normalement être accrue et réaliser de la sorte, comme le dit Léopold-Levi, une véritable *autothérapie thyroïdienne*, par suite de laquelle on voit s'améliorer des états hypo-thyroïdiens (myxœdème, migraine, asthme, rhumatisme chronique, etc.). Par contre, un état pathologique thyroïdien de la grossesse peut être constitué si la glande reste au-dessous de sa fonction, en hypothyroïdie, ou, ce qui est plus fréquent, si, l'hyperthyroïdie devenant excessive, il se crée un état de basedowisme. Bandler a dit que le basedowisme est souvent le résultat de l'hypo-ovaire. On a constaté en effet des cas de maladie de Basedow consécutive à l'ablation des ovaires (Perrin et Blum, Jayle), et à l'aplasie des organes génitaux, qui a été trouvée à l'autopsie de femmes basedowiennes, et encore la même maladie coïncidant avec des lésions utéro-ovariennes (Mathieu, Bouilly, Cheadle, etc.). De là aussi, chez certaines femmes enceintes, amaigrissement, aspect tiré de la face, altération et bizarrerie du caractère, vomissements survenant dès les premiers jours de la gestation, autant de symptômes de basedowisme. Cependant, cette notion de la diminution ou de la suppression de la fonction ovarienne coïncidant souvent avec le goître exophtalmique paraît être en opposition avec ce fait d'observation que la conception est fréquente chez les basedowiennes et qu'il n'est pas rare d'en voir devenir enceintes plusieurs fois dans le cours de leur maladie.

En outre, d'après Hertoghe, le suc thyroïdien exalte les *fonctions mammaires.* Des expériences sur les animaux ont prouvé que, sous l'influence du suc thyroïdien, la sécrétion lactée augmente dans la proportion de 11 à 15, sans préjudice de la richesse globulaire du lait.

La poussée brusque du lait, qui s'effectue vers le 3e jour

après l'accouchement et s'accompagne d'une élévation de température et de malaises divers (fièvre de lait), serait due à l'augmentation subite de la thyroïdine dans le sang de la mère, augmentation résultant de l'expulsion presque instantanée du fœtus qui utilisait pour son propre compte le surcroît de suc thyroïdien qui est sécrété pendant la grossesse.

Des expériences d'hyperthyroïdation, instituées par Hertoghe sur des animaux provenant de laiterie, ont prouvé que l'action galactophore du suc thyroïdien ne s'exerce qu'au bout de trois ou quatre jours.

L'*hypertrophie des mamelles* affecte des rapports avec le corps thyroïde et avec l'ovaire : avec le premier par une action synergique, avec le second par une action antagoniste. Chez les femmes, l'hypertrophie des mamelles est accompagnée de manifestations de déficit ovarien. Dans une observation publiée par Djemil Pacha, à la suite de l'extirpation chez un homme de mamelles hypertrophiées, apparurent des symptômes de myxœdème. Appert rapporte un cas curieux où l'hypertrophie mammaire, véritable gynécomastie, chez un homme, nécessita l'opération. Après l'ablation, l'insuffisance thyroïdienne, restée jusque-là latente grâce à la vicariance des glandes mammaires, se manifesta par un myxœdème opératoire qui aboutit à la mort.

A noter encore que la castration des femelles fait augmenter la sécrétion lactée, tandis que l'apparition des menstrues la diminue. On sait que, chez les nourrices, la sécrétion lactée se tarit dès que les menstrues réapparaissent. — On a signalé aussi ce fait : en provoquant artificiellement ou accidentellement la sécrétion lactée, comme cela se voit quelquefois par exemple dans de larges brûlures superficielles des mamelles, on peut constater la cessation des règles tant que dure cette sécrétion lactée accidentelle.

L'involution *post-puerpérale* de l'utérus est plus rapide chez la femme qui allaite que chez celle qui ne nourrit pas.

Ne sait-on pas que la thyroïdine possède sur les graisses de néo-formation une action oxydante des plus énergiques? Dès lors il ne faut pas s'étonner de voir les fibres musculaires de l'utérus atteintes de dégénérescence graisseuse subir une résorption plus rapide que lorsque le sang est pauvre en thyroïdine?

En résumé, d'après Hertoghe, plus le sang est riche en thyroïdine, plus l'activité utéro-ovarienne est réduite et plus la puissance mammaire est exaltée.

Les applications du suc thyroïdien à la thérapeutique gynécologique sont faciles à déduire de ces diverses considérations. Hertoghe déclare avoir obtenu, par le traitement thyroïdien, des succès brillants dans diverses affections utérines contre lesquelles on a l'habitude de recourir à l'intervention chirurgicale.

La connaissance de ces rapports entre la thyroïde et l'ovaire met bien en relief l'action réciproque que les glandes à sécrétion interne exercent les unes sur les autres, soit comme synergiques soit comme antagonistes. Hallion a constaté que l'extrait ovarien, injecté dans les veines, produit une vaso-dilatation intense, passagère, exclusive, de la glande thyroïde. Ce fait démontre que l'ovaire élabore des produits doués vis-à-vis du corps thyroïde d'une action véritablement élective. Ainsi peut se propager de l'un à l'autre de ces organes une réaction spéciale, sorte de *réflexe chimique*, pour employer l'expression de Starling.

Nous faisons remarquer que, chez les mâles, les rapports entre la fonction génitale et l'appareil thyro-parathyroïdien sont beaucoup moins évidents. Alquier et Theuveny, étudiant l'état des testicules de chiens ayant subi diverses extirpations de cet appareil thyro-parathyroïdien, n'y ont rien trouvé à noter (1).

(1) Hertoghe, Influence des produits thyroïdiens sur les organes géni-

Le professeur A. Gautier a resserré encore les liens qui unissent les fonctions thyroïdienne et utéro-ovarienne par des recherches sur la présence de l'iode et de l'arsenic dans l'organisme.

Après avoir constaté, ainsi que nous l'avons déjà dit, que la protéide arsénicale n'existe nulle part ailleurs que dans le corps thyroïde et les organes atteints par la cachexie strumiprive (thymus, cerveau, peau, glande pituitaire), lesquels sont aussi les plus riches en iode, le savant professeur fut amené à rechercher la présence de ces deux substances dans le sang menstruel.

Il découvrit que ce liquide contient en effet de l'iode et de l'arsenic. Il en conclut que les protéides thyroïdiennes, iodée et arsenicale, qui activent la vie générale et la reproduction des tissus, se détournent périodiquement vers les organes génitaux femelles qui les utilisent pour le développement du fœtus, s'il y a eu fécondation, ou qui les rejettent au dehors

taux et les glandes mammaires (*Semaine médicale*, 1896, p. 222, et *Belgique médicale*, 1896, p. 97). — Léopold Levi et H. Rotschild, Physiopathologie du corps thyroïde, p. 35. — Bandler, *The american Journ. of Obstetrics*, 1906, p. 307. — Dalché, *Soc. méd. des hopitaux*, 15 nov. 1901. — Vinay, la Ménopause chez les thyroïdiennes (*Bulletin médical*, 1907, p. 757). — Cristiani, *Archives de Physiologie*, 1893, p. 46. — Traczewski, *Neurol. Centralbl.*, 1897, XVI. — Verstraeten et Vanderlenden, *Annales de la Soc. de méd. de Gand*, 1897. — Lange, *Zeitsch. f. Geburt. und gynækol.*, X, 2, 1, 1899. — Burr, Ménopause et Thyroïde (*Médecine moderne*, 1900, p. 39). — Parhon et Goldstein, Rapports entre le thyroïde et l'ovaire (*Archives générales de médecine*, 1904, p. 142). — Djemil Pacha, *Semaine médicale*, 1903, p. 421, et *Archives internat. de chirurgie*, 1903. — Apert, *Société médicale des hôpitaux*, 11 mai 1906. — Hallion, *Revue mensuelle de médecine et de thérapeutique*, 15 juillet 1909). — Alquier et Theuveny, *Société de Biologie*, 11 avril 1908. — W. Freund, Corps thyroïde et organes génitaux (*Deuts. Zeits. f. Chirur.*, 1883, t. XVIII, p. 211). — Antagonisme entre l'ovaire et la thyroïde (*Semaine médicale*, 1903, p. 72). — Effets de la thyroïdectomie sur la procréation (*Semaine médicale*, 1904, p. 165). — A. Charu, la Descendance des basedowiennes (*Thèse de Paris*, 1910). — E. Vogt, Antagonisme entre la fonction mammaire et l'ovulation (*Zentralbl. f. Gynaekol.*, 18 novembre 1911, et *Semaine médicale*, 1909, p. 510, et 1912, p. 148). — Bahuau, les Tachycardies de la ménopause (*Thèse de Paris*, 1901).

dans le cas contraire. Chez le mâle, ces protéides seraient plus particulièrement attirés à la peau qui les utilise à la pousse des cheveux, des poils et des autres produits épidermiques, qui sont surtout brillants et abondants au moment du rut.

Ainsi, conclut A. Gautier, s'éclairent l'origine, le mécanisme et le but de la fonction menstruelle qui n'avaient pas reçu jusqu'ici d'explication suffisante, aussi bien que les relations existant entre le fonctionnement génital, celui de la thyroïde et celui de la peau et de ses phanères, dont nous aurons à parler plus loin (1).

Modifications de la calorification et de la respiration. — Les modifications de la **température** méritent d'être étudiées. Dans le myxœdème post-opératoire et le myxœdème spontané, il existe toujours un abaissement de température allant quelquefois jusqu'à 3 degrés au-dessous de la normale, abaissement thermique en rapport avec le ralentissement des oxydations. Les myxœdémateux sont du reste frileux, très sensibles au froid, et Horsley a remarqué que le froid augmente en effet beaucoup les symptômes du myxœdème, tandis que la chaleur les diminue. Même, le myxœdème n'apparaît pas, ou sa venue serait notablement retardée, si l'on place les animaux thyroïdectomisés dans un milieu à température élevée et constante.

D'après Sgobbo et Lancori, la toxhémie succédant à la thyroïdectomie diminue d'intensité et évolue plus lentement en été qu'en hiver.

V. Robin (2) rapporte l'observation d'un enfant myxœdémateux chez lequel la température centrale, oscillant entre 36° et 36°5, ne s'est jamais élevée au-dessus, si ce n'est dans deux

(1) A. Gautier, les Fonctions menstruelles et le rut des animaux (*Académie de médecine*, 7 août 1900).
(2) V. Robin, *Lyon médical*, 7 août 1892.

circonstances spéciales. Vers l'âge de 5 ans, l'enfant eut la rougeole et 18 mois plus tard la coqueluche compliquée de bronchite capillaire. Or, dans l'un et l'autre cas, sous l'influence d'une élévation de température à 38°, on vit l'infiltration diminuer, les symptômes du myxœdème disparaître et l'enfant revenir à son aspect normal. La fièvre passée, le myxœdème reprit son allure ordinaire, en s'accentuant même. Le rôle intime du suc thyroïdien ne serait-il pas pyrogène? se demande l'auteur en terminant.

Cette observation intéressante peut s'expliquer par le rapprochement suivant :

On a noté que, chez des chiens éthyroïdés, toute infection, accompagnée d'hyperthermie, détermine une augmentation très nette de l'activité catalytique du sérum et on ne peut s'empêcher de rapprocher ce fait de l'observation clinique qui montre que les symptômes liés à l'abaissement de la fonction thyroïdienne sont améliorés ou même suspendus dès que survient une pyrexie.

D'autre part, il ressort des expériences de A. Rouquès (1) que le liquide thyroïdien est doué d'un pouvoir thermogénique appréciable. Bouchard et Charrin avaient déjà noté, sur deux myxœdémateux, que les injections thyroïdiennes élèvent nettement la température, quand elles sont faites d'une manière suivie. Le même fait a été noté par Lépine, White, Murray, etc.

L'administration des préparations thyroïdiennes en effet produit souvent de la fièvre (tachycardie, hyperthermie) ; non pas seulement quand, donné en injections, le suc thyroïdien peut être accusé d'être mal stérilisé (Ewald, Mendel), mais encore quand il est aseptique (Guttmann, Napier) ou qu'il est donné par la voie stomacale.

L'élévation de la température dans le Goître exophtalmique est une notion devenue classique (Trousseau, Renaut, Ber-

(1) Rouquès, *Soc. de Biologie*, 17 juin 1893.

toye). Dans certains cas, la température a pu s'élever jusqu'à 43°.

Le corps thyroïde contribue donc à conditionner la chaleur animale. Pour cela, il met en œuvre les procédés habituels de la thermogenèse et de la régulation thermique.

1° Il agit, comme nous l'avons dit, sur les échanges interstitiels ; son hypofonctionnement détermine une diminution, son hyperfonctionnement, une exagération de ces mutations nutritives ;

2° Il agit encore sur la contraction musculaire. La contraction tonique des muscles produit 75 p. 100 de chaleur animale, les mouvements volontaires déterminent 15 p. 100 en plus. Or, dans le myxœdème, on note la lenteur des mouvements et dans la maladie de Basedow se rencontrent des troubles d'excitation motrice ;

3° Il agit sur les centres thermiques bulbo-protubérantiels et nous avons démontré, il y a longtemps, que, dans le goitre exophtalmique, la sensation de chaleur subjective et l'élévation thermométrique tiennent à une excitation des centres thermiques bulbaires (1).

Gley (2) a signalé chez les animaux thyroïdectomisés la fréquence des **mouvements respiratoires**. Ughetti et P. Marchesi (3) ont aussi constaté cette particularité. Marchesi a de plus noté une modification du rythme consistant en une respiration intermittente, forme Cheyne-Stokes, *atypique*, suivant son expression. On comprend que la respiration des individus éthyroïdés ressemble à celle qu'on retrouve dans les toxhémies, l'urémie, par exemple. Nous avons dit en effet que, chez eux,

(1) G. Gauthier (de Charolles), Du Goitre exophtalmique, sa nature et ses causes (*Revue de médecine*, 1900, p. 409.)

(2) Gley, *Archives de Physiologie*, janvier 1892.

(3) Marchesi, la Respiration des chiens éthyroïdés (*Arch. per le scienze mediche*, t. XVII, fas. 1, 1893).

sang est plus veineux, que l'hémoglobine a perdu la propriété de fixer l'oxygène (anoxyhémie de Tizzoni et Albertoni). Le bulbe doit être fâcheusement impressionné par cette toxhémie et amener, par conséquent, des troubles respiratoires et cardiaques. Parhon et Urechie ont noté le ralentissement de la respiration chez les lapins éthyroïdés (1).

Billroth, au début de ses grandes opérations sur les goitres, avait observé chez ses opérés l'apparition fréquente d'une pneumonie atypique, et en avait rattaché la cause à un traumatisme des premières voies respiratoires. Von Eiselsberg, dans ses expériences sur les animaux, ayant constaté également la production d'un catarrhe pulmonaire à sécrétion très visqueuse, ne serait pas éloigné d'attribuer au poumon une fonction vicariante par rapport au corps thyroïde.

Modifications de la circulation. — Certains **troubles cardio-vasculaires** tiennent au thyroïdisme. La tachycardie et l'ectasie vasculaire sont des phénomènes constants de la maladie de Basedow et de l'hyperthyroïdie. L'action du suc thyroïdien sur le cœur est manifeste ; l'accélération, la faiblesse et surtout l'instabilité du pouls sont les premiers symptômes qui signalent l'imprégnation thyroïdienne. Cette instabilité du pouls, caractérisée par la rapide augmentation des pulsations sous l'influence du moindre effort, précède la tachycardie qui s'établit et s'accentue quand le thyroïdisme devient plus prononcé (Mossé). La plupart des cas de mort qui se sont produits à la suite de l'emploi du suc thyroïdien sont dus à une syncope. La thyroïdine serait donc un poison du cœur, et, au dire de Béclère, aurait, comme la digitale, le pouvoir accumulatif.

La fréquence des troubles cardiaques chez les goitreux simples est connue depuis longtemps.

(1) Parhon et Urechie, *VIe Congrès belge de neurologie et de psychiatrie*, Bruges, 1911.

Le *cœur des goitreux* (*Kropfherz*) avait été étudié d'abord par Rose (1878), qui avait pensé que ces accidents cardiaques étaient secondaires aux manifestations broncho-pulmonaires résultant de la compression exercée par les vieux goitres. Kraus (1), reprenant la question, reconnut que ces cardiopathies goitreuses sont dues à une toxémie thyroïdienne et décrivit le *cœur goitreux* ou *thyrotoxique*.

Minnich croit que la pathogénie de ces accidents est complexe, résultant à la fois de la gêne mécanique de la circulation pulmonaire et de l'intoxication thyroïdienne.

La connaissance de ces accidents cardio-vasculaires accompagnant le goitre simple est une des meilleures preuves de l'existence des relations étroites qui unissent le goitre simple au goitre exophtalmique, et par cela même du rôle essentiel du corps thyroïde dans la maladie de Basedow.

Sur les animaux soumis à des injections thyroïdiennes, Heinatz, Haskovec, Georgewieski ont constaté d'une façon certaine une accélération des pulsations cardiaques aussitôt après l'injection. Inversement, chez les animaux thyroïdectomisés et chez les myxœdémateux, on observe un ralentissement notable des pulsations.

L'action de la thyroïde sur la **pression sanguine** est intéressante à connaître.

Schaefer (1895) a observé le premier qu'une injection de liquide thyroïdien fait baisser la pression sanguine et dilate les artères périphériques. La thyroïde serait donc une glande hypotensive. Livon (de Marseille), qui a étudié la plupart des glandes endocrines à ce point de vue et les a divisées en deux séries, les hypertensives et les hypotensives, classe la thyroïde dans la première série, celle des hypertensives; mais Guinard et Martin, pratiquant les mêmes expériences, ont constaté

(1) Kraus, *XXIIIe Congrès allemand de Médecine interne*, 1906.

l'hypotension, faisant remarquer que celle-ci est précédée souvent d'une période d'hypertension, ce qui peut être une cause d'erreur. Les dernières expériences ont bien définitivement établi l'opinion de Schaefer, à savoir : que la thyroïde est une glande hypotensive.

Mais par quel mécanisme se produit cet abaissement de la pression sanguine ?

E. de Cyon, reprenant dans de nouvelles expériences ses études sur le nerf qui porte son nom (nerf dépresseur de Cyon), a constaté qu'au nombre des racines de ce nerf il en existe une qui, provenant du laryngé supérieur, sert à mettre le cœur en communication directe avec la glande thyroïde et établit de la sorte une influence réciproque de ces deux organes l'un sur l'autre. L'iodothyrine, introduite dans la circulation, exerce une action prononcée sur les nerfs du cœur et des vaisseaux et particulièrement sur le fonctionnement des nerfs dépresseurs. Dans certaines phases de cette action, l'excitation du nerf dépresseur provoque parfois une si forte baisse de la pression sanguine que l'animal succombe par l'impossibilité pour le cœur de faire remonter cette pression. De son côté, le cœur tiendrait sous sa dépendance la sécrétion thyroïdienne, et, par l'intermédiaire des filets nerveux qu'il envoie aux nerfs thyroïdiens, dirigerait lui-même la production de l'iodothyrine, qui est indispensable à son propre fonctionnement normal (1).

Haskovec (2) a montré que cette action dépressive sur le cœur du liquide thyroïdien se produit encore si on coupe les vagues ou si on paralyse leurs extrémités par l'atropine, de même si on sectionne le bulbe et la moelle; ce qui prouve qu'il ne s'agit

(1) Béclère, *Soc. méd. des hôpitaux*, 18 janv. 1898. — Livon, *Soc. de Biologie*, 15 janv. 1898. — Guinard et Martin, *Soc. des sciences méd. de Lyon*, 1er mars 1898. — E. de Cyon, les Nerfs du cœur et la thyroïde (*Acad. des sciences*, 1897, 13 septembre 1897).

(2) Haskovec, *Congrès de Moscou*, 1897.

pas d'une paralysie des centres vaso-constricteurs, bulbaires ou spinaux. De fait, cette action ne se produit plus si on excise les premiers ganglions dorsaux (où se trouve le plus grand nombre des fibres accélératrices), ou si on sectionne la moëlle au-dessus de la première vertèbre dorsale. Le peu d'amplitude des ondes pulsatiles pendant les périodes de chute de la pression fait penser que l'iodothyrine agit directement sur le cœur dont elle diminue la puissance. Ces faits ont été confirmés par Georgiewski et Oswald.

Dans les cas de déficit thyroïdien, la pression sanguine est au contraire augmentée,ainsi qu'on peut le constater à la suite de la tyhroïdectomie et même chez certains goitreux. L'artério-sclérose existe souvent chez les myxœdémateux; Haushalter et Jeandelize ont trouvé de l'athérome très étendu sur la crosse de l'aorte chez un jeune myxœdémateux de 13 ans. Marfan, Guinon, Bourneville, von Eiselsberg ont cité des cas analogues. En somme, le myxœdème a pour les artères les mêmes conséquences que l'arthritisme (1).

Quelle est donc, dans la thyroïde, la substance, iodée ou non, qui met en action cette diminution de la pression sanguine? C'est là une question très obscure encore.

En ce qui concerne les produits iodés, l'iodothyrine de Baumann et l'iodthyréoglobuline d'Oswald produisent la dépression (de Cyon, Oswald, Haskovec), tandis que la thyréo-globuline (sans iode), celle des goitres par exemple, est sans action.

Entre l'iodothyrine et l'iodthyréoglobuline, il existerait cependant une différence. Pour Oswald et de Cyon, les produits dérivés de la thyroïde, quand ils contiennent de l'iode, ne possèdent pas les mêmes propriétés physiologiques que

(1) Hausalter et Jeandelize, *Société de Biologie*, 1897, p. 751. — Jeandelize et Parisot, Pression artérielle chez les myxœdémateux (*Société de Biologie*, 1907, p. 752).

l'iodothyrine. L'iodothyrine serait un antagoniste de l'iode : l'effet d'un gramme d'iode sur la circulation est neutralisé par celui de 2 centigrammes d'iodothyrine contenant seulement un milligramme d'iode combiné. L'iode est l'antidote de la muscarine ; l'iodothyrine est l'antidote de l'atropine.

D'autre part, et plus récemment, certains auteurs, Furth, Schwarth, Lohmann, Gautrelet, ont pensé que la substance hypotensive de la thyroïde n'est autre que la choline, corps répandu d'ailleurs dans la plupart des glandes. Lohmann a trouvé, en effet, que les bases libres obtenues du suc thyroïdien contiennent une portion *arginine* sans action sur la pression, une portion *histidine* hypertensive et une portion précipitée de la choline par l'acide phospho-molybdique et qui est hypotensive. Il y aurait donc lieu de distinguer les glandes à choline hypotensives, comme la thyroïde, des glandes chromaffines, hypertensives.

De la mise en jeu de ces deux systèmes de glandes, les unes hypotensives, les autres hypertensives, dépendrait la régulation de la pression artérielle. Une telle manière de voir plaît par sa simplicité. Seulement la réalité n'est pas aussi simple et on n'est pas encore définitivement fixé sur l'action de la choline. Il résulte des travaux de Busquet et Pachon, de Desgrez et Chevalier que la choline à faible dose (2 milligr. par kilog.) produit un effet hypotenseur, tandis qu'à des doses élevées elle entraîne une élévation de pression de durée beaucoup plus longue que l'effet hypotenseur.

CHAPITRE VIII

THÉORIE DE L'OPOTHÉRAPIE

SOMMAIRE. — Action physiologique de la substance thyroïde sur l'organisme. — Théorie antitoxique de la médication thyroïdienne; côtés faibles de cette théorie. — La substance thyroïde doit plutôt être considérée comme un véritable médicament ayant pour effet d'activer les échanges intra-organiques.

De tous les faits, de toutes les expériences que nous venons de passer en revue, il importe de tirer un tableau synthétique représentant dans son ensemble le mode d'action de la médication thyroïdienne.

Il est évident que la façon dont on envisage l'action thérapeutique de la substance thyroïde doit être en concordance parfaite avec le rôle physiologique du corps thyroïde. L'introduction artificielle, dans l'économie, des produits de la sécrétion thyroïdienne est destinée, avant tout, à remplir le même but que la sécrétion naturelle elle-même. Physiologie du corps thyroïde et pharmacodynamie du médicament thyroïdien sont donc intimement liées.

A l'heure actuelle, l'importance physiologique du corps thyroïde n'est pas contestée, mais il nous semble que jusqu'à présent les physiologistes ont paru la limiter plutôt et la confiner dans une zone trop restreinte.

Horsley, en considérant le corps thyroïde comme une glande hématopoïétique, ne fait que rajeunir le rôle sanguificateur attribué depuis longtemps à cet organe. Mais, pour certaine et importante que soit la fonction hématopoïétique du corps thyroïde, ce n'est pas celle qui le caractérise réellement. Les seules altérations du sang (anémie, leucocythémie avec diminution de l'oxyhémoglobine, etc.) ne peuvent donner l'explication de la symptomatologie si spéciale et si complexe des accidents strumiprives. Du reste, on sait que le corps thyroïde ne doit pas être placé au rang des glandes à vésicules closes, formées de tissu lymphoïde et réticulé, lesquelles, comme la rate et les ganglions lymphatiques, sont surtout hématopoïétiques. Il est vrai qu'Horsley, en vue de donner une base histologique à ses idées, a réussi à constater, dans le tissu strumeux de la glande, certaines agglomérations d'organes lymphoïdes comparables aux corpuscules de Malpighi de la rate. C'est à ces organes que le physiologiste anglais attribue une influence particulière sur la constitution du sang. Pour le prouver, il a compté les leucocytes et en aurait trouvé un plus grand nombre dans les veines que dans les artères thyroïdiennes. Mais, ainsi que le fait remarquer Virchow, la quantité de ce tissu lymphoïde thyroïdien, — dans les préparations mêmes d'Horsley —, est tellement minime qu'on pourrait citer un grand nombre d'autres territoires de l'économie qui en contiendraient davantage. En admettant même que des leucocytes passent de la glande thyroïde dans le courant sanguin, ceux-ci seraient toujours bien peu nombreux en comparaison de ceux qui tirent leur origine d'autres organes.

La théorie anoxyhémique d'Albertoni et Tizzoni, d'après laquelle la fonction de la thyroïde consisterait à communiquer à l'hémoglobine la faculté de fixer l'oxygène, est à retenir ; elle pourra servir à expliquer la modification dans les processus des oxydations et des échanges nutritifs qu'on constate après la thyroïdectomie et à la suite du traitement thyroïdien.

En un mot, le corps thyroïde remplit bien un rôle dans l'hématopoïèse ; mais ce n'est là qu'une de ses fonctions, ou plutôt que l'élément d'une de ses fonctions.

Schiff, après ses dernières expériences, conclut que la glande thyroïde élabore une substance utile — ou qu'elle détruit une substance nuisible — au bon fonctionnement des centres nerveux. Ou bien la glande secrète une substance utile dont la privation amène les perturbations que l'on connaît, ou bien la sécrétion a pour but d'éviter l'accumulation nocive d'un produit toxique dans les tissus, en le détruisant au fur et à mesure qu'il se forme. Cette dernière manière de concevoir la fonction thyroïdienne constitue la **théorie antitoxique**. Mais, dès que Schiff veut préciser en parlant d'une action spéciale sur les centres nerveux, il rencontre des contradicteurs. John Simon, Weil, Sanguiroco, Canalis admettent bien les deux hypothèses de Schiff. Mais, d'après eux, de ce que le système nerveux est très atteint dans la cachexie strumiprive, il ne s'en suit pas que ses modifications proviennent directement de l'ablation du corps thyroïde ; il est plus logique de penser qu'elles sont la conséquence de troubles apportés dans le fonctionnement de l'organisme tout entier, par suite de la disparition de la glande.

Actuellement, la plupart des auteurs s'accordent donc à attribuer à la thyroïde des fonctions antitoxiques. La glande aurait pour rôle d'élaborer une substance bienfaisante et protectrice, neutralisant d'autres substances nuisibles, fabriquées quelque part dans l'économie.

Ce fut l'opinion de Schiff à partir de ses expériences de transplantation thyroïdienne.

Colzi (1) avait observé que, chez les animaux thyroïdectomisés, les accidents strumiprives disparaissent temporaire-

(1) Colzi, *lo Sperimentale*, août 1884.

ment lorsqu'on met le système circulatoire de l'animal opéré en communication avec celui d'un animal sain. C'était, sous une autre forme, la même démonstration que pour la greffe thyroïdienne. Le même auteur, ayant vu également que les accidents de la thyroïdectomie totale peuvent être évités par une saignée abondante de l'animal, — expérience qui fut répétée plus tard avec succès par Fano (de Gênes) et de Tarchanoff (de Saint-Pétersbourg) (1) — en a tiré la même conclusion, à savoir : que cette saignée est efficace en soustrayant au sang une certaine quantité de principes nuisibles qui s'y seraient accumulés à la suite de la thyroïdectomie. D'après Fano et Landi, le résultat est le même quand, au lieu de pratiquer une saignée, on étend le sang de l'animal au moyen d'une injection sodique.

Les recherches sur le coefficient urotoxique chez les myxœdémateux et les thyroïdectomisés, faites par Laulanié, Gley, Massoin, etc., sont venues corroborer la théorie des fonctions antitoxiques de la glande thyroïde. Il s'agirait bien d'une véritable auto-intoxication, attendu qu'on l'observe indépendamment du genre d'alimentation auquel l'animal est soumis. Les accidents sont plus rapides à la vérité quand celui-ci est nourri avec de la viande, mais ils sont simplement retardés quand le jeûne est absolu ou qu'on met en usage le régime lacté exclusif (Breisacher).

Si, en principe, l'action antitoxique des produits thyroïdiens semble établie sur des bases sérieuses, il est vrai aussi de dire qu'on n'est nullement fixé sur la façon dont s'opère cette action antitoxique.

Faut-il supposer, avec Horsley et Eiselsberg, que la thyroïde neutralise la matière mucinoïde, qui est toxique pour l'organisme ? On observe en effet de la tétanie quand on injecte

(1) Fano, *Congrès de Physiol.*, Bâle, sept. 1889. — De Tarchanoff, *ibidem*.

de la mucine à des animaux (Wagner); Sclésinger fait rentrer dans le groupe des tétanies par empoisonnement exogène celle qui est déterminée par la pellagre et l'ergotisme; or, parmi les produits vénéneux de l'ergot, se trouve une substance analogue à cette mucine.

A. Michaëlsen pense, comme Grüntzer, que le corps thyroïde a pour fonction de neutraliser des déchets de la nutrition capables de provoquer des effets toxiques tétaniformes, analogues à ceux de la strychnine. Mais Abelous, expérimentant l'action antitoxique de sucs de divers organes par rapport à la strychnine, a constaté que le corps thyroïde venait au dernier rang dans cette liste (1).

A la suite d'expériences intéressantes, Dourdoufi (de Moscou) (2) a émis l'hypothèse suivant laquelle la pathogénie de certains symptômes de la maladie de Basedow pourrait être attribuée à l'auto-intoxication par une substance dont les effets physiologiques présenteraient beaucoup d'analogies avec ceux de la cocaïne, tandis qu'au contraire certains phénomènes du myxœdème seraient dus à l'absence d'une substance cocaïniforme. J'ai dit moi-même, dès 1888, que des injections de cocaïne, souvent répétées, sont susceptibles d'engendrer les complexus basedowiens (3).

Rogowitch, ayant constaté des lésions histologiques des cellules nerveuses semblables à celles qu'on rencontre dans l'intoxication phosphorée, admet aussi que les troubles nerveux consécutifs à la thyroïdectomie sont de nature toxique. R. Guerrieri (4), dans le même ordre d'idées, a voulu vérifier l'action du phosphore sur la thyroïde. Il a constaté, sur des

(1) Abelous, Sur l'action antitoxique des organes (*Arch. de Physiol.*, octobre 1895).

(2) Dourdoufi, *la Médecine moderne*, 10 mars 1894.

(3) G. Gauthier (de Charolles), Anesthésie par la cocaïne (*Journal des Praticiens*, 1888).

(4) Guerrieri, *Riv. sperim. di frenatr. e di med. leg.*, XXII, 3, 1896,

chiens empoisonnés par cette substance, la diminution manifeste, souvent même la disparition complète, de la substance colloïde, ainsi que l'effacement des parois folliculaires. On ne voit pas bien comment ces expériences pourraient être utiles à la théorie de Rogowitch.

De Quervain croit aussi que les accidents tétaniques sont d'ordre toxique, car les lésions du système nerveux sont accessoires et inconstantes.

On peut encore citer les intéressantes recherches de Lindemann. Cet auteur, supposant que le corps thyroïde détruit des substances excrémentitielles, comme la xanthine, étudia son action sur un composé voisin, la caféine ; il reconnut que cette caféine, injectée dans l'artère carotide, est toxique à dose de o gr. 17 par kilog. ; introduite dans la veine jugulaire d'un chien thyroïdectomisé, elle le tue à o gr. 075 ; si l'on fait ingérer ces o gr. 075 à un autre chien également opéré, on produit de violents accès convulsifs ; la même dose, donnée à un animal sain, n'amène que de légers vomissements.

La solution du problème, c'est-à-dire la démonstration de la théorie antitoxique, consisterait à déterminer et à isoler à la fois les principes toxiques, cause de la cachexie strumiprive, et la substance élaborée par le corps thyroïde, qui exerce sur ces toxines une action destructive ou neutralisante.

Notkine (de Kiew) crut avoir résolu ce problème.

Il prétend que la substance dite par lui *thyroprotéïde*, dont il a donné la composition et que Bajenoff aurait retrouvée dans le sang et les urines des athyroïdes, est la véritable toxine, cause de la cachexie strumiprive. Voici, du reste, résumées les conclusions de l'intéressant travail de Notkine :

La thyroprotéide, qui représente la plus grande partie de

la substance colloïde, est toxique pour les animaux et provoque chez eux des troubles analogues à ceux de la cachexie strumiprive. Elle se décompose très lentement dans l'organisme, en est éliminée aussi lentement et partant exerce une action cumulative.

Pour un animal privé de la portion principale du corps thyroïde, la thyroprotéide est toxique, même à une dose que les animaux sains supportent inpunément ; mais si, après une thyroïdectomie partielle,on attend, pour pratiquer l'injection, que la glande réséquée ait eu le temps de s'hypertrophier, l'animal opéré supporte la thyroprotéide tout aussi bien qu'un animal sain.

L'action de la thyroprotéide est d'abord excitante, puis paralysante, et elle affecte vraisemblablement le système nerveux central. Sous son influence, les contractions cardiaques paraissent s'affaiblir et se ralentir ; en tous cas, elles ne sont pas accélérées. La nutrition générale de l'organisme souffre aussi, ce qui se traduit par un amaigrissement manifeste dans les cas où l'action de la thyroprotéide se produit lentement. A l'autopsie d'animaux intoxiqués par de la thyroprotéide, on trouve le foie congestionné, le corps thyroïde presque toujours pâle, anémié, et fortement œdématié.

Partant de ce fait que, sous l'influence de l'ingestion du corps thyroïde, il se fait une involution des goîtres colloïdes diffus, et cela de telle sorte que la masse colloïde contenue dans les alvéoles de la glande disparaît comme si elle était décomposée, puis résorbée dans ces alvéoles mêmes, l'auteur estime que cette substance colloïde représente, pour ainsi dire, l'équivalent anatomique de la thyroprotéide et que cette dernière n'est pas un produit de sécrétion de la glande thyroïde, mais un déchet des échanges intra-organiques.

La thyroprotéide constitue très vraisemblablement le poison qui, en s'accumulant dans l'organisme à la suite de l'opération de la thyroïdectomie, provoque les phénomènes de la cachexie strumiprive. Ce poison est détruit ou neutralisé par le véritable produit de sécrétion de la glande thyroïde, lequel contient un ferment spécial (enzyme).

Le rôle physiologique du corps thyroïde consisterait donc à épurer l'organisme de la thyroprotéide contenue dans le sang, à emmagasiner cette substance toxique dans les alvéoles de la glande, à l'y neutraliser, puis, après l'avoir ainsi rendue inoffensive, à la déverser de nouveau dans le courant circulatoire, afin de lui faire subir des métamorphoses ultérieures.

Notkine fait remarquer que la maladie de Basedow, qui probablement est le résultat d'une intoxication par l'enzyme thyroïdien en excès, paraît être influencée d'une façon très favorable par la thyroprotéide à petites doses.

Quant à la substance neutralisante qui, dans cette théorie antitoxique, serait le produit proprement dit de la sécrétion thyroïdienne, Notkine la considère comme étant un corps enzymaire qu'il appelle *thyréoïdine*.

S. Frankel prétend que ce dernier rôle revient à l'alcaloïde qu'il nomme *thyro-antitoxine* et Baumann à la substance iodée qu'il a découverte, la *thyro-iodine* ou *iodothyrine*.

A notre avis, c'est ce dernier produit qu'on pourrait le plus justement considérer comme jouant le rôle d'antitoxine. En effet, de tous les corps qu'on a extraits de la thyroïde, l'iodothyrine est celui qui réunit le mieux l'action totale du suc thyroïdien ; en tous cas, comme l'a montré Magnus-Lévy, c'est celui qui a l'effet le plus manifeste sur les échanges nutritifs.

La présence de l'iode dans cette substance permet, du reste, de donner à bien des phénomènes se rattachant à la thyroïde et restés jusque-là sans solution une explication d'autant plus plausible qu'elle est conforme aux connaissances qu'on avait depuis longtemps de l'action presque spécifique de l'iode sur la thyroïde.

Ainsi donc, cette théorie antitoxique, telle qu'elle a été présentée par Notkine, puis complétée par la découverte de Baumann, peut être résumée de la façon suivante : la thyroprotéide, substance nuisible qui prend naissance dans l'organisme, subit, au sein même de la glande thyroïde, une neutralisation ou une destruction par l'action de la thyro-iodine, substance bienfaisante et de sécrétion thyroïdienne.

C'est sous cette forme synthétique que, dans l'état actuel de nos connaissances sur ce sujet, l'action antitoxique des produits thyroïdiens doit, croyons-nous, être présentée.

Eh bien! quand on y regarde de près, cette théorie antitoxique de la médication thyroïdienne est loin de satisfaire l'esprit et donne lieu à de nombreuses objections. Ce qu'on ne saisit pas très bien dans cette théorie, c'est comment il se fait que la substance thyroïde en nature, qui contient par conséquent à la fois le produit toxique, thyroprotéide de Notkine, et le produit antitoxique, thyro-iodine de Baumann, reproduise, dans la médication thyroïdienne, les seuls effets du produit antitoxique. Que deviennent donc alors les effets de la thyroprotéide qui représente presque toute la matière colloïde, laquelle constitue presque en entier le suc thyroïdien naturel ? Est-ce parce qu'il doit toujours y avoir dans une glande thyroïde saine — comme sont naturellement celles qui servent à la préparation du suc — une prédominance du produit antitoxique, produit neutralisant, sur le produit toxique qui doit être neutralisé, et que le premier, étant de nature enzymaire, ne compte pas par sa quantité, mais par sa simple présence, celle-ci fût-elle représentée par une dose infinitésimale ? L'explication pourrait être acceptée avec la théorie telle que l'a formulée Notkine, c'est-à-dire en admettant l'existence de la substance enzymaire comme antitoxique. Mais alors la théorie avec l'enzyme de Notkine est beaucoup moins compréhensive, beaucoup moins explicative des phénomènes qu'avec l'iodothyrine de Baumann, tandis que, d'autre part, si on admet l'iodothyrine de Baumann, l'objection précédente persiste, puisque l'iodothyrine est un corps bien défini, agissant à des doses précises et d'autant plus énergiquement que ces doses sont plus élevées.

En outre, comment expliquer que le suc naturel (avec la thyroprotéide par conséquent) est encore de toutes les préparations thyroïdiennes la plus efficace? Et encore que, dans le corps thyroïde des basedowiens, lequel, au dire de la plupart des auteurs, se distingue par l'absence presque complète de matière colloïde, et, en tous cas, d'après la théorie, par une notable prédominance de la matière antitoxique, on ne trouve pas un suc jouissant de propriétés plus actives que celui d'un goître ordinaire (expériences de Hutchinson, de Soupault) (1)?

De tous les organes auxquels on attribue des fonctions antitoxiques — et ils sont nombreux, capsules surrénales, reins, pancréas, foie, rate, etc., pour ne citer que les plus connus (2) — la thyroïde est l'organe qui les posséderait de la façon la plus démonstrative, dit-on. Il est bien vrai que, pour aucun autre tissu, les essais d'opothérapie n'ont donné des résultats comparables; il est bien vrai que le suc orchitique lui-même, dont le succès avait au début consacré expérimentalement l'exactitude de la théorie séquardienne sur les sécrétions internes, n'a jamais produit des effets aussi positifs et aussi probants que le suc thyroïdien.

Mais il est un point qu'il faut bien faire remarquer, c'est que l'application organothérapique du corps thyroïde com-

(1) Hutchinson, *Ass. brit. med.*, 61e session, juillet 1896. — Soupault, *Revue de neurologie*, 30 novembre 1897, p. 630.

(2) D'après les nouvelles idées sur les auto-intoxications et les sécrétions internes, il n'est pas un organe, pas un tissu, pas une cellule dont l'excès d'activité ou le défaut de fonctionnement ne soient capables de faire naître quelques composés offensifs (Charrin).

porte de notables différences avec ce qui se voit pour ces autres organes.

Prenons les capsules surrénales, dont les fonctions antitoxiques paraissent également bien démontrées. Brown-Séquard a cru remarquer que la greffe et l'extrait des capsules surrénales retarde la mort des animaux décapsulés; mais ce fait, malgré sa confirmation par Abelous, Langlois et Thiroloix, n'est pas généralement admis.

En tous cas, on peut constater que, dans leur application sur l'homme, l'opothérapie surrénale et l'opothérapie thyroïdienne présentent de notables différences.

Jaboulay, ayant inséré chez deux malades une capsule surrénale de chien sous la peau de l'abdomen, vit ces deux malades succomber, 24 heures après, avec des phénomènes identiques, de la prostration, de l'hyperthermie, etc. Dans un autre cas, chez un enfant addisonien et tuberculeux, V. Augagneur pratique, dans le tissu sous-cutané de l'abdomen, une greffe de capsule de chien; l'enfant meurt trois jours après, avec fièvre, convulsions, coma. Courmont cite un cas tout à fait analogue (1).

Voilà donc deux glandes, la thyroïde et la capsule surrénale, passant toutes deux pour jouir de fonctions antitoxiques, l'une et l'autre indispensables à l'homme, dont la première peut être remplacée par son homologue empruntée à un animal et dont la seconde, lorsqu'elle est altérée, non seulement ne peut pas être suppléée par un corps surrénal étranger, mais est incapable de lutter contre les effets de cette greffe, laquelle, loin de le guérir, empoisonne au contraire le malade plus sûrement que s'il avait eu des capsules surrénales saines.

(1) JABOULAY, la Greffe du corps thyroïde et des capsules surrénales dans les maladies de ces glandes (*Lyon médical*, 1892, 21 mars). — V. AUGAGNEUR, *ibidem*, 1893, 29 janvier, p. 169. — COURMONT, *4e Congrès de médecine interne*, à Montpellier, 13 avril 1898.

Béclère (1) établit un parallèle entre l'opothérapie surrénale chez les addisoniens et l'opothérapie thyroïdienne chez les myxœdémateux.

Chez les myxœdémateux, l'action de la médication thyroïdienne est toujours efficace et se manifeste dès les premiers jours du traitement; chez l'addisonien, au contraire, le traitement surrénal échoue le plus souvent, et, quand il réussit, il s'écoule entre le début du traitement et les premières apparences d'amélioration plusieurs mois.

Chez le myxœdémateux, le bénéfice de la médication thyroïdienne est essentiellement temporaire, il survit quelques jours seulement à la suppression du traitement; le malade est obligé de se traiter jusqu'à la fin de son existence. Chez l'addisonien, au contraire, le traitement a une durée limitée et, après qu'il a été suspendu, l'amélioration ne fait que s'accroître pour aboutir à une guérison durable.

Ces différences fondamentales entre les effets de l'opothérapie surrénale et ceux de l'opothérapie thyroïdienne montrent manifestement que ces deux médications ne présentent aucune analogie dans leur mode d'action sur l'organisme.

L'une, la médication thyroïdienne, agit en apportant à l'organisme certaines substances que le myxœdémateux ne fabrique plus, ou du moins qu'il fabrique en quantité insuffisante; ces substances sont du reste aussitôt utilisées, puis détruites ou éliminées; il est donc nécessaire d'en renouveler presque incessamment l'apport, comme on fait d'un médicament.

L'autre, la médication surrénale, quand par hasard son action est efficace, — et elle l'est rarement, — n'agit certainement pas de la même façon.

Il est encore un autre fait plus important.

Contrairement à ce qui se passe dans l'emploi opothérapique des autres extraits de tissu, le principe thyroïdien est aussi

(1) Béclère, *Soc. méd. des hôpitaux*, 25 février 1898.

énergique, — et même plus, — par la voie stomacale que par les injections sous-cutanées.

On est bien forcé d'admettre que, pour résister à l'action des sucs gastrique et intestinal, il est nécessaire que ce principe actif soit autre chose qu'une simple matière albuminoïde, contenant ou non un ferment.

Avec l'iodothyrine, substance nettement distincte des albuminoïdes non seulement par ses caractères physiques, mais encore par la présence de l'iode, cette résistance aux liquides digestifs s'explique d'elle-même. Le fait, si anormal en apparence, que le suc thyroïdien est plus énergique administré *ab ore* que *sub cute* s'expliquerait ainsi : la matière colloïde, qui forme la grande partie de la thyroprotéide, serait anéantie par les sucs digestifs et ne contrebalancerait pas l'effet de l'iodothyrine qui, au contraire, reste intacte.

La théorie antitoxique de la médication thyroïdienne ne nous satisfait donc pas : elle ne semble pas donner à cette médication sa véritable physionomie.

En effet, avec l'opothérapie thyroïdienne, on se trouve en présence d'un processus organochimique qui se précise. On n'a pas seulement affaire à un vague ferment dont les effets antitoxiques n'ont qu'une existence factice et hypothétique. Mais on a en mains un véritable médicament, l'iodothyrine, composé iodé auquel s'associe l'arsenic, sous forme d'arsénucléine, et l'iode et l'arsenic sont des corps dont une longue pratique thérapeutique a consacré et admirablement défini les propriétés et les indications.

L'iodothyrine et l'arsénucléine ne doivent donc pas être considérées comme une antitoxine, mais comme un médicament dans la réelle acception du mot, c'est-à-dire comme un agent destiné à ramener au type normal les organes et les fonctions déviés par l'état de maladie, en déterminant des modifications dans leur dynamisme et leurs fonctions.

Au lieu de supposer que la sécrétion de la thyroïde agit en détruisant ou en neutralisant des déchets toxiques qui, sans elle, s'accumuleraient dans l'économie, il nous paraît plus conforme aux faits d'admettre que le produit de cette sécrétion a pour effet d'empêcher la formation de ces déchets.

Le produit actif de cette sécrétion serait le **régulateur des échanges nutritifs** qu'il maintient dans la normale, au lieu d'être un agent de défense contre les produits malfaisants résultant de la déviation de ces échanges.

Et, en réalité, le liquide thyroïdien introduit dans l'économie ne semble s'y comporter ni comme une toxine, ni comme une antitoxine, mais comme un médicament ordinaire. Sous l'influence de la médication thyroïdienne, il se produit bien, il est vrai, des modifications dans la désassimilation des substances organiques, ainsi que des réactions objectives et subjectives; mais cela n'est pas spécial au traitement thyroïdien. Ces mêmes phénomènes et ces mêmes symptômes se rencontrent, plus ou moins accentués, dans les divers cas de modification brusque des échanges, par exemple avec la suractivité des désassimilations azotées et avec l'accroissement de l'oxydation des graisses. Ainsi, on les note lorsqu'on force certaines cures contre l'obésité, la cure de Banting entre autres, ou bien à la suite d'exercices musculaires exagérés. Ces phénomènes sont, en tous points, comparables aux troubles que produit indirectement l'emploi abusif ou trop précipité d'une médication quelconque, laquelle peut donner lieu alors à des symptômes analogues de métabolisme exagéré, sans devoir pour cela être rangée parmi les médications toxiques ou antitoxiques.

Du reste, ces phénomènes de réaction trop intense du traitement thyroïdien peuvent être évités, comme dans toute autre médication, en tâtant la susceptibilité individuelle des sujets.

Pareillement, quand, par la suppression de la sécrétion thyroïdienne, comme cela existe dans le myxœdème, il se produit un ralentissement dans les désassimilations azotées, on se trouve en présence moins d'une intoxication proprement dite que d'un trouble organique véritable, d'un métabolisme insuffisant.

Donc, à la diminution de la fonction thyroïdienne correspond le ralentissement du mouvement nutritif, de même que l'opothérapie thyroïdienne provoque une accélération de ce mouvement.

A l'appui de cette façon de penser, on peut envisager ce qui se passe, par exemple, dans les cas d'hypoazoturie. On sait qu'en dehors des cas d'hypoazoturie acquise, signe d'une dénutrition générale dont la cause provocatrice est le plus souvent un cancer avancé ou toute autre affection chronique et progressive, il existe une hypoazoturie primitive, en quelque sorte constitutionnelle et congénitale. Or, ces hypoazoturiques ont une physionomie spéciale, se rapprochant presque, à un certain point, de celle des myxœdémateux et que le professeur Tedenat (de Montpellier) a bien mise en relief (1).

« Fréquemment, dit-il, les hypoazoturiques ont l'aspect infantile, les membres grêles, les chairs molles, le teint peu coloré, leurs artères petites, minces; ils ont les extrémités habituellement refroidies, même en été, et la paume de leurs mains est souvent en transpiration; ils ont les tissus musculo-aponévrotiques insuffisants, atones, et par là sont plus exposés aux ptoses, aux prolapsus et aux hernies. Chez les femmes l'utérus est petit; les règles sont pâles, peu régulières. D'autres fois, l'hypoazoturie revêt un autre type : les sujets sont alors obèses et gras; mais ce masque adipeux cache une nutrition tout aussi retardée. Les hypoazoturiques ont d'ailleurs un tempérament mou et sont souvent apathiques. »

Comme on le voit, ce tableau symptomatique de l'hypoazo-

(1) H. Reynès, De l'hypoazoturie : sa véritable signification clinique (*Semaine médicale*, 1857, p. 205).

turie constitutionnelle ressemble beaucoup à celui du myxœdème.

La glande thyroïde verse donc dans la circulation une substance de sécrétion qui a les propriétés d'un véritable médicament.

L'utilisation de cette substance dans l'économie est indispensable, puisque sa disparition est toujours accompagnée des troubles les plus profonds de la nutrition.

Le suc thyroïdien, introduit artificiellement dans l'organisme, s'y comporte comme un véritable médicament. On peut dire même que la thérapeutique ne possède pas de moyen plus puissant et qu'il n'y a pas dans toute la matière médicale une autre substance dont l'action curative soit plus évidente, plus prompte et plus sûre. Non seulement il fait disparaître complètement les accidents consécutifs à l'absence de la glande, mais encore il agit favorablement sur chacun des symptômes de la cachexie strumiprive, pris isolément et envisagé en dehors de cette cachexie.

Or, à bien considérer, tous ces symptômes relèvent moins d'un empoisonnement intra-organique que d'un ralentissement des échanges nutritifs, d'un abaissement des oxydations.

Les matériaux jeunes et embryogéniques que fabrique sans cesse l'organisme subissent un arrêt dans leur évolution quand la fonction thyroïdienne est supprimée. Sans elle, il semble que ces matériaux en préparation ne puissent pas arriver à leur organisation complète. Les cartilages épiphysaires, destinés à devenir tissu osseux, s'arrêtent dans leur processus. Les érythrocytes nucléés, indice d'un état fœtal du sang, ne deviennent pas globules adultes. La mucine, substance en marche vers un état plus parfait, cesse de subir les transformations nécessaires et s'accumule dans les tissus.

Ces matériaux embryonnaires, inutilisables dans un organisme complet, peuvent devenir, quand ils s'y forment, de véritables agents nuisibles et toxiques, et c'est dans ce sens qu'on pourrait à la rigueur admettre une fonction antitoxique de la thyroïde ; mais, plus justement et avant tout, la fonction de cette glande est d'empêcher la formation de ces matières.

C'est à la protéide iodée et à la protéide arsenicale, — sans doute par l'iode et l'arsenic qu'elles contiennent, — qu'est due l'action du corps thyroïde, préventive quand la glande fonctionne normalement, modificatrice et restrictive quand, la glande ne fonctionnant plus, on y supplée par le suc thyroïdien.

Ne voit-on pas l'iode et l'arsenic associés ensemble se comporter comme agents thérapeutiques d'une façon analogue à celle du liquide thyroïdien ? Et c'est à ce mode d'action qu'est due leur réputation de **dépuratifs** par excellence. Pour ne parler que de ce qui se passe dans la syphilis tertiaire, où la plupart des néoformations sont de nature embryoplastique, le traitement iodique, qui a une action si spécifique, prévient la genèse de ces éléments embryoplastiques et aussi bien les fait disparaître quand ils sont formés. On a même traité avec succès par le suc thyroïdien la syphilis maligne, rebelle au traitement spécifique ioduré (Menziès) (1).

Nous croyons donc que l'iodothyrine a une influence directe sur le métabolisme, sans même qu'il soit besoin de l'intermédiaire du système nerveux pour expliquer son influence sur la régulation des échanges intra-organiques. Quand la glande thyroïde, atrophiée ou dégénérée, ne secrète plus cette substance, les troubles nutritifs qui en résultent sont immédiats et tiennent uniquement à l'absence dans l'organisme d'un principe qui augmente normalement l'intensité des échanges. En un mot, la régulation des échanges nous apparaît comme pouvant être d'ordre chimique direct. L'organisme fabrique une série de produits humoraux qui règlent les échanges, diri-

(1) Menziès, Syphilis maligne traitée par le suc thyroïdien (*Semaine médicale*, 1894, annexe, p. CLXX).

gent les processus chimiques, agissent sur la nutrition, qui sont complémentaires ou antagonistes, qui exagèrent ou diminuent le métabolisme et qui, par leurs actions combinées et ménagées, impriment aux processus organiques l'impulsion nécessaire par lequel doit être réalisé l'équilibre nutritif. L'iodothyrine est une de ces substances, bien déterminée chimiquement, quoiqu'elle contienne encore beaucoup d'inconnues.

D'après des recherches récentes, celles de Vanossy et de Vas entre autres (1), l'action du suc thyroïdien sur le métabolisme serait la seule et unique, et les phénomènes de thyroïdisme (phénomènes toxiques), souvent constatés, résulteraient, comme nous l'avons déjà dit, de ce que les préparations thyroïdiennes employées ne sont pas suffisamment stérilisées et contiennent des ptomaïnes.

D'après ce qui précède, il est à peine besoin d'ajouter que nous nous refusons à considérer la sécrétion thyroïdienne comme ayant son centre d'action limité au sein même du corps thyroïde. Du moment que nous l'envisageons comme étant en quelque sorte inhibitrice des déviations des actes nutritifs, cette action doit se porter sur toutes les parties de l'économie.

La conception de Notkine, faisant de la glande thyroïde une sorte de récipient de laboratoire où la toxine, sous forme de matière colloïde (thyroprotéide), viendrait se soumettre à l'action neutralisante de l'antitoxine, paraît bien invraisemblable. Sans qu'il le dise, bien entendu, l'auteur semble avoir été impressionné par la similitude d'aspect de la matière colloïde et de la mucine, ainsi que par l'action régressive et involutive que le suc thyroïdien exerce sur les goitres colloïdes. Mais ce sont là plutôt des rapprochements qui provoquent des théories ingénieuses et qui font qu'on laisse trop de côté l'ensemble des phénomènes.

A envisager, telle que nous venons de le faire, l'action de

(1) Vanossy et Vas, *Munch. med. Wochen.*, sept. 1897.

la sécrétion thyroïdienne, on explique d'une façon peu complexe et très compréhensive tous les phénomènes de la cachexie strumiprive et leur disparition par l'emploi des préparations thyroïdiennes. Mais ce n'est pas de ce côté que se trouvent les véritables difficultés d'interprétation.

Il n'est contesté par personne en effet que, dans la cachexie strumiprive et le myxœdème, la disparition du corps thyroïde soit dans un rapport causal direct avec les phénomènes morbides, par suite de l'absence d'une substance sécrétée ayant une importance spécifique sur toutes les fonctions, soit qu'elle détruise ou transforme, soit qu'elle neutralise ou inhibe des produits issus des échanges nutritifs de l'organisme. Pour notre part, nous ne faisons que préciser, en disant que cette substance sécrétée spécifique est l'iodothyrine, dont l'action physiologique et pharmacodynamique, se rapprochant de celle de l'iode et des iodures, est régulatrice des échanges organiques.

Les difficultés apparaissent quand on se place en présence d'autres phénomènes morbides se rattachant, non plus, comme le myxœdème, à la suppression du corps thyroïde et à l'absence de sa sécrétion, mais, au contraire, à l'hypertrophie de l'organe et à l'exagération ou à l'adultération de sa sécrétion.

En un mot, comment se comporte la sécrétion thyroïdienne dans la goître simple, dans le goître exophtalmique, et aussi dans les cas où le corps thyroïde, à l'instar des autres glandes, sans présenter de lésions anatomiques apparentes, se trouve modifiée dans sa fonction de sécrétion ?

Ces différentes questions seront passées en revue dans la seconde partie de ce livre, où sera traitée « l'opothérapie thyroïdienne dans les maladies ».

Mais, avant d'aborder cette deuxième partie, il est intéressant de passer une revue complémentaire de l'*opothérapie parathyroïdienne* et de l'*opothérapie hypophysaire*.

CHAPITRE IX

OPOTHÉRAPIE PARATHYROIDIENNE

SOMMAIRE. — Diverses théories sur les fonctions des parathyroïdes : théorie des suppléances fonctionnelles ; théorie d'une fonction parathyroïdienne propre ; théorie d'une association fonctionnelle ; action sur le métabolisme calcique. — Hyperparathyroïdie. — Greffe parathyroïdienne. — Préparations para-thyroïdiennes.

Comme complément à l'étude qui vient d'être faite des modifications organiques produites par l'administration des préparations du corps thyroïde, il convient d'examiner les effets de même ordre produits : 1° par l'opothérapie parathyroïdienne ; 2° par l'opothérapie hypophysaire, l'hypophyse pouvant être considérée, avons-nous dit, comme une glande thyroïde aberrante.

Nous étudierons dans ce chapitre la médication parathyroïdienne.

Les Glandules Parathyroïdes, décrites pour la première fois par l'anatomiste suédois Sandström, sont au nombre de 4, comme on sait, deux de chaque côté. Les parathyroïdes inférieures, appelées encore parathyroïdes *externes*, glandules *thymiques*, sont appliquées à la face postérieure du corps thyroïde, au voisinage de l'artère thyroïdienne inférieure. Les parathyroïdes supérieures ou parathyroïdes *internes*, glandules *thyroïdiennes*, sont généralement enclavées dans l'épaisseur même du corps thyroïde, en un point de sa face interne, à proximité de l'artère thyroïdienne supérieure. Les positions de ces diverses glandules varient un peu suivant les espèces animales.

En ce qui concerne les fonctions de ces petits organes, plusieurs théories ont été émises :

1° Théorie des suppléances fonctionnelles, d'après laquelle les parathyroïdes suppléeraient le corps thyroïde quand il fait défaut (Gley) ;

2° Théorie d'une fonction parathyroïdienne propre, indépendante de la fonction thyroïdienne (Moussu). De même que l'insuffisance thyroïdienne cause les phénomènes chroniques de la cachexie strumiprive, de même l'insuffisance parathyroïdienne donnerait naissance aux accidents aigus tétaniques;

3° Théorie d'une association fonctionnelle entre le corps thyroïde et les parathyroïdes (théorie plus récente de Gley) ;

4° Théorie qui fait jouer aux parathyroïdes une action de contrôle sur le métabolisme du calcium.

Ces diverses théories ont reçu l'appui de faits expérimentaux.

1° Gley considéra d'abord les glandules parathyroïdes comme des *organes de suppléance* vis-à-vis du corps thyroïde, parce qu'il avait constaté que leur tissu, qui à l'état normal apparaît comme un tissu thyroïdien embryonnaire, évoluait nettement vers le type thyroïdien après l'extirpation de la thyroïde, à tel point qu'il était presque impossible d'en différencier les coupes.

2° Mais, avec cette théorie des suppléances, qui est à peu près complètement abandonnée et n'a plus que de très rares partisans (Kirski), un fait important restait inexpliqué : la différence des deux tableaux cliniques, tétanie et myxœdème, consécutifs à la thyroïdectomie. On l'expliqua d'abord par la différence des espèces animales; les carnivores présentaient surtout des phénomènes tétaniques, les herbivores et l'homme, des phénomènes de myxœdème. Mais les expériences de Mac Callum et de Voegtlin (1) ont démontré que, lorsque la parathyroïdectomie est réellement totale, la tétanie ne fait jamais défaut même chez les herbivores; quand elle manque, cela tient à ce que, le nombre et la distribution des glandules étant assez variables, un peu de tissu parathyroïdien subsiste après une extirpation en apparence complète.

D'autres expériences ont établi que les parathyroïdes possèdent des *fonctions propres*, différentes de celles de la thyroïde (Moussu, Rouxeau, Vassale, Generali, etc.).

En effet, on a démontré : 1o que, sur le chien, l'extirpation de deux parathyroïdes d'un seul côté n'était suivie d'aucun trouble; 2° que l'extirpation des quatre parathyroïdes, pratiquée en deux temps, n'était accompagnée d'aucun trouble après le premier temps, mais que des crises tétaniques amenaient la mort, après l'ablation des deux dernières glandes ; 3o que l'extirpation des deux lobes thyroïdiens, les parathyroïdes restant intactes, ne provoquait que des troubles trophiques, passagers du reste.

Ces résultats expérimentaux permettaient de conclure que la différence des symptômes (tétanie ou myxœdème) provoqués par l'ablation tenait à la nature même des glandes extirpées. Il y avait donc à distinguer d'une part un syndrome thyroïdien caractérisé par le myxœdème et, d'autre part, un syndrome parathyroïdien caractérisé par la tétanie.

En résumé, pour ces expérimentateurs, la thyroïde a un rôle trophique, la parathyroïde un rôle antitoxique.

Pour Vassale, la fonction parathyroïdienne est surtout une fonction de désintoxication, l'activité de la thyroïde se manifestant par la production de substances toxiques que les parathyroïdes seraient destinées à détruire.

(1) Mac Callum et Voegtlin, *Semaine médicale*, 18 avril 1909.

Vassale et Generali (1) ont constaté ce fait intéressant confirmé par Lusena (2) que l'extirpation des parathyroïdes seules est plus graves que celle de l'appareil thyro-parathyroïdien dans son ensemble et que la thyroïdectomie atténue les phénomènes consécutifs à la parathyroïdectomie. On peut admettre que cette atténuation tient au ralentissement de la nutrition post-thyréoprive, lequel peut diminuer ainsi les effets de l'insuffisance parathyroïdienne.

Une preuve anatomique et embryologique de cette indépendance du corps thyroïde et des parathyroïdes a été donnée par Roussy et Clunet. Chez deux adultes myxœdémateux congénitaux, le corps thyroïde était réduit au volume d'un grain de blé et présentait une structure histologique embryonnaire. Les parathyroïdes au contraire étaient bien développées, le volume de chacune d'elles dépassait de 30 à 40 fois celui du corps thyroïde et leur structure histologique répondait à celle d'une glandule normale sans aucun signe d'hyper ou d'hypofonctionnement.

3° Une autre théorie a été soutenue par Gley, celle d'une *association fonctionnelle* entre le corps thyroïde et les parathyroïdes. Celles-ci auraient pour fonction spéciale de préparer le produit de la sécrétion qui se déposerait ensuite dans la glande principale. Gley étaie cette théorie sur les faits expérimentaux suivants : On trouve de l'iode dans les parathyroïdes proportionnellement en bien plus grande quantité que dans le corps thyroïde, 10 à 15 fois plus à poids égal, et encore en beaucoup plus grande quantité qu'à l'état normal, quand on a extirpé le corps thyroïde ; inversement, le corps thyroïde ne contiendrait qu'une quantité d'iode bien inférieure à la normale, après l'ablation des parathyroïdes. De la sorte, les glandules

(1) Vassale et Generali, *Archives ital. de biologie*, 1900, t. XXXIII.
(2) Lusena, in *Revue neurologique*, 1899, p. 600.

prépareraient le produit de sécrétion qui serait ensuite entreposé pour ainsi dire dans la glande thyroïde, puis utilisé selon les besoins de l'organisme. — Cette hypothèse concorde aussi bien avec les effets de l'extirpation de l'appareil thyro-parathyroïdien. Supposons en effet que l'iode soit préparé, façonné, rendu assimilable par les parathyroïdes et qu'il soit distribué et réparti par la thyroïde ; que va-t-il se passer si on supprime les parathyroïdes? Cet iode, qui ne reçoit plus la préparation voulue, va intoxiquer l'organisme et faire éclater des accidents aigüs et graves. Si, au contraire, on supprime la thyroïde en laissant les parathyroïdes en place, le magasin régulateur et distributeur de l'iode n'existant plus, on verra survenir des troubles de la nutrition parce qu'il n'y aura plus dans l'organisme les provisions nécessaires d'iode assimilable ou, plus exactement, préparé en vue des besoins de l'organisme, mais les accidents aigus n'existeront pas, parce que l'iode a pu s'épurer dans les glandules parathyroïdes.

Cependant des recherches expérimentales postérieures à celles de Gley sur la localisation de l'iode dans les parathyroïdes externes du chien, du lapin, du poulet faites par Chenu et Morel, établissent que les parathyroïdes contiennent environ 4 fois moins d'iode que le corps thyroïde et ces auteurs concluent que les glandules doivent leurs propriétés physiologiques a une substance autre que l'iodothyrine et que le rôle de celle-ci doit être limité aux fonctions du corps thyroïde (1).

(1) Moussu, Fonctions thyroïdiennes et parathyroïdiennes (*Thèse de Paris*, 1896-97). — Rouxeau, Extirpation isolée des parathyroïdes (*Société de Biologie*, 1897, 9 janvier). — Vassale et Generali, Fonctions thyroïdienne et parathyroïdienne (*Arch. ital. de Biol.*, 1900, XXXIII). — Roussy et Clunet, Intégrité des parathyroïdes et agénésie du corps thyroïde (*Société de Biologie*, 14 mai 1910). — Chenu et Morel, *Académie des sciences*, 25 avril 1904. — Gley, Glandes thyroïde et parathyroïdes (*Presse médicale*, 1898, p. 17).

4° Enfin, récemment, on a soutenu, et il semble en effet être démontré, que l'action que l'appareil thyro-parathyroïdien exerce sur les échanges du calcium doit être en grande partie, si non exclusivement, attribuée aux parathyroïdes. L'extirpation de ces glandules entraînerait une assimulation insuffisante du calcium. Nous avons déjà fait allusion à l'importance des phénomènes biologiques se rattachant au métabolisme du calcium (p. 80). Les travaux de Sydney Ringer et de Jacques Loeb ont mis en évidence la valeur des ions métalliques en biologie. Ces éléments entrent dans la constitution intégrale du protoplasma dont les propriétés vitales sont en rapport avec la prédominance relative de ces différents électrolytes. C'est ainsi que, pour les tissus nerveux et musculaire, le sodium a une influence stimulante très nette, tandis que le calcium a une influence absolument inverse : il est l'antagoniste du sodium. En un mot, chaque augmentation de concentration de l'ion calcium dans le protoplasma s'accompagne de dépression, alors que la diminution de sa concentration détermine des phénomènes d'excitation.

Ainsi trouveraient leur explication beaucoup de faits cliniques et expérimentaux, et, à propos de l'étude des traitements thyroïdien et parathyroïdien dans les diverses maladies que nous aurons l'occasion de passer en revue, nous reviendrons sur l'application de cette loi biologique importante.

C'est ainsi que Mac Callum et Vœgtlin ont montré la possibilité de supprimer la tétanie chez les chiens paraéthyroïdés en leur donnant des sels de chaux. Berkeley et Beck ont observé le même effet avec le calcium, le baryum et le strontium.

Frouin a vu que les sels de calcium suppriment, non seulement la tétanie consécutive à la paraéthyroïdectomie, mais aussi la cachexie strumiprive consécutive à l'ablation totale de l'appareil thyroïdien. Il pense que peut-être les sels de chaux neutralisent l'acide carbamique qui, à lui seul, provoque la tétanie chez les animaux éthyroïdés.

Cybulski et Pineles ont montré que, pendant la tétanie gastrique et chez les éclamptiques, il y a une très faible rétention de calcium (1).

Ces diverses théories comportent encore assurément de nouvelles études. Cependant, ce que l'on sait positivement des parathyroïdes, c'est que, **chez les animaux**, l'extirpation des glandules externes ne produit pas de conséquences fâcheuses, tandis que l'extirpation simultanée des glandules externes et internes détermine les accidents aigus de tétanie. C'est là du moins ce qui ressort des expériences faites sur des chiens, des chats et des lapins. Ce qui est encore admis par la majorité des auteurs, c'est que les parathyroïdes ont des fonctions différentes de celles du corps thyroïde. Celui-ci préserve l'organisme de la cachexie, tandis que les glandules le mettent à l'abri de la tétanie.

Mais, **sur l'homme**, l'extirpation isolée des parathyroïdes n'a pas encore été pratiquée et ne paraît pas devoir l'être, parce que, chez l'homme, ces glandules sont immédiatement juxtaposées à la thyroïde et font corps avec elle. De sorte que le myxœdème, qui succède chez l'homme à la thyroïdectomie totale, est bien la résultante de l'absence de la thyroïde et des parathyroïdes. C'est bien, à proprement parler, un myxœdème thyro-parathyroïdien. Or, ce myxœdème post-opératoire représente cliniquement la forme la plus complète du myxœdème : on y retrouve toujours inséparablement les deux éléments de la cachexie, état morphologique spécial dit pachydermique et

(1) Parhon et Urechie, Effets du chlorure de calcium et du chlorure de sodium sur les phénomènes convulsifs consécutifs à la thyroparathyroïdectomie complète (*Société de Biologie*, 11 avril 1908). — Frouin, *Académie des sciences*, juin 1909. — Mac Callum et Voegtlin, On the relation of tetany the parathyroïd glands and to calcium metabolism (*Journ. of Exp. med.*, n° 1, 1909).

état de dépression psychique. Tandis que, au contraire, dans le myxœdème spontané, on rencontre des cas purement morphologiques avec intégrité complète des aptitudes psychiques.

Brissaud (1) suppose que, si le bistouri du thyroïdectomiste ménage difficilement les parathyroïdes, un processus morbide peut les laisser intactes et qu'ainsi s'expliqueraient ces différences entre le myxœdème opératoire, toujours complet (myxœdème thyroparathyroïdien) et certaines formes purement morphologiques du myxœdème médical, chez lesquelles l'intégrité des fonctions psychiques correspondrait à l'intégrité des parathyroïdes (myxœdème simplement thyroïdien).

D'où cette conclusion que les glandules parathyroïdes pourraient bien être spécialement préposées au bon fonctionnement des centres nerveux.

On s'est demandé aussi si les glandules parathyroïdes ne joueraient pas un rôle dans la genèse de la maladie de Basedow. C'est un point sur lequel nous reviendrons plus loin.

Il résulte donc de ce qui précède, et aussi des recherches et des observations récentes, que les lésions des parathyroïdes peuvent donner naissance à des troubles nerveux, convulsifs surtout, tels que la tétanie, l'éclampsie, l'épilepsie, les convulsions infantiles.

C'est ainsi que Gosser et Betke ont constaté à l'autopsie des foyers hémorragiques intra-parathyroïdiens chez des nourrissons morts subitement en dehors de tout état pathologique manifeste, et de la lecture de ces observations il semble apparaître que ces enfants ont dû succomber à une crise convulsive rapide (2).

La suppression des parathyroïdes déterminerait donc une

(1) Brissaud, Myxœdème thyroïdien et myxœdème thyroparathyroïdien (*Presse médicale*, 1888, n° 1 ; *Iconographie de la Salpêtrière*, 1897, p. 240).

(2) Gosser et Betke, Mort subite des nourrissons et parathyroïdes (*Münch. mediz. Wochens.*, 4 octobre 1910).

auto-intoxication se traduisant par le syndrome tétanique. De plus l'apparition du syndrome s'accompagnerait toujours d'une albuminurie, indice d'une lésion rénale.

Massaglia (1) a fait sur ce point des expériences confirmatives. D'après cet auteur, il existe une insuffisance parathyroïdienne latente, au cours de laquelle le sujet, quoique privé d'une ou plusieurs glandules parathyroïdes, paraît bien portant tant que les conditions de vie restent normales. Mais aussitôt que l'activité des échanges organiques engendre une quantité de produits régressifs telle que la sécrétion des parathyroïdes restantes ne suffit plus à sa tâche, on voit éclater l'état tétanique accompagné d'albuminurie. Ainsi, quand on extirpe sur des animaux les deux glandules externes, de façon à mettre l'animal dans un état d'insuffisance parathyroïdienne latente, on constate le plus souvent l'apparition de l'albumine en petite quantité et variant d'un jour à l'autre. Cette albumine apparaît comme le signal d'alarme qui annonce que l'équilibre physiologique instable est à peu près rompu et que les accidents tétaniques vont éclater. L'auteur conclut que l'albuminurie que les expérimentateurs ont notée à la suite de la thyro-parathyroïdectomie est une albuminurie par insuffisance parathyroïdienne et non par insuffisance thyroïdienne.

Nous avons aussi indiqué ailleurs (p. 92) le rôle que joueraient les parathyroïdes dans l'apparition de la glucosurie.

Pour les glandules parathyroïdes, il n'existe pas seulement un état parathyréoprive ou d'hypoparathyroïdie auquel se rattachent les phénomènes que nous venons de passer en revue; mais elles subissent aussi une hypertrophie et une suractivité fonctionnelle.

(1) Massaglia, Albuminurie dans l'insuffisance parathyroïdienne (*Gaz. degli Osped.*, 21 juin 1908, et *Semaine médicale*, 1908, p. 453).

D'après les recherches de Pepère (1), on peut réaliser expérimentalement chez l'animal cette suractivité hypertrophique.

Pepère montre en effet que si l'on enlève au lapin les parathyroïdes externes, l'animal se rétablit après une période de crises tétaniques et présente au bout de 15 à 20 mois des modifications des parathyroïdes internes caractérisées par l'augmentation de volume, l'apparition de nombreuses cellules éosinophiles, la formation de follicules à contenu colloïde.

Cette hyperplasie s'observerait dans certains états physiologiques ou pathologiques. Pepère, dans un grand nombre d'autopsies de femmes enceintes de plus de 4 mois, a toujours trouvé, sauf chez les éclamptiques, la chromophilie et l'hypersécrétion colloïde. Il a constaté les mêmes lésions dans tous les cas d'athérome qu'il a examinés, et ceci indépendamment de toute néphrite.

Claude et Schmiergeld (2) ont constaté les mêmes modifications chez certains épileptiques.

Enfin Roussy et Clunet ont trouvé cet état hyperplasique des parathyroïdes chez 4 parkinsoniens (3).

Y a-t-il un syndrôme répondant à cette hyperparathyroïdie? C'est là une inconnue à l'heure actuelle. Mais n'y aurait-il pas lieu de se demander si la production de l'athérome ne serait pas due à une suractivité parathyroïdienne, laquelle provoquerait une trop grande rétention des sels de chaux dans l'économie?

Aux considérations que nous venons d'exposer sur le rôle fonctionnel des glandes parathyroïdes nous ajouterons que, pour d'autres expérimentateurs dont les travaux sont plus

(1) Pepère, Sur la modification de structure du tissu parathyroïdien (*Archiv. de méd. expérim.*, janvier 1908).

(2) Claude et Schmiergeld, les Glandes à sécrétions internes chez les épileptiques (*l'Encéphale*, n° 1, 1909).

(3) Roussy et Clunet, Les Parathyroïdes dans la Maladie de Parkinson (*Archives de médecine expérim. et d'anatomie pathol.*, n° 3, mai 1910).

récents, la suppression des parathyroïdes a pour conséquence directe et systématique une auto-intoxication dont la caractéristique est l'acidose (*acidose parathyréoprive*).

Cette acidose se traduirait au point de vue biologique par l'élimination urinaire excessive de l'azote, de sels minéraux et d'acides (acides diacétique et lactique), par l'augmentation de la concentration de l'ammoniaque dans le sang et par la diminution du pouvoir d'utilisation du dextrose; au point de vue clinique, elle se traduirait par des syndrômes divers, dont le plus habituel est la tétanie (1).

Jusqu'à ce jour, les applications de la médication parathyroïdienne ont été peu nombreuses.

Cristiani et Ferrari (2) ont pratiqué des greffes de glandules parathyroïdes sur des rats blancs. Ces greffes, étudiées histologiquement, ont montré les mêmes phases de transformation que celles du tissu thyroïdien greffé; toutefois, le tissu parathyroïde gardait les mêmes caractères qu'il avait précédemment et jamais il n'a été vu évoluant vers le tissu thyroïdien.

Cristiani, ainsi que Enderlen, pense que, comme pour la greffe thyroïdienne, la greffe parathyroïdienne n'est guère possible que chez les animaux parathyroïdectomisés et échoue lorsqu'elle est inutile. L. Camus n'a pu obtenir, chez le lapin, de greffe parathyroïde et attribue cet échec à ce fait, que la

(1) L. Morel, l'Acidose thyréoprive (*Journ. de physiol. et de pathol. gén.*, 4 et 15 juillet 1911).

(2) Cristiani et Ferrari, *Soc. de Biol.*, 16 octobre 1897; — Ferrari, Contribution à l'étude des glandes parathyroïdes (*Thèse de Genève*, 1898). — Moussu, *Soc. de Biologie*, 30 juillet 1898. — Halsted, *Journal of exp. med.*, 1909. — Garrè (de Bonn), *Congrès de Berlin*, avril 1908. — Von Eiselsberg, *Soc. de méd. interne de Vienne*, 11 février 1909. — Böse, *ibidem*. — Charrin, *Soc. de Biol.*, 30 juillet 1898. — Lusena, Organothérapie parathyroïde (*Riforma medica*, 12 nov. 1898). — Ferrari, *Thèse de Genève*, 1898. — Ivanov, Glandules parathyroïdes (*Thèse de Genève*, 1905). — Fonctions des parathyroïdes (*Semaine médicale*, 1908, pp. 31 et 225); — *Ibidem*, 1909, p. 120).

greffe est même superflue après l'extirpation des glandules externes.

Halsted a fait sur ce sujet de très curieuses expériences d'où il résulte qu'on peut, chez un animal, pratiquer avec succès l'auto-transplantation des parathyroïdes, si on a provoqué au préalable un déficit parathyroïdien en excisant plus de la moitié du tissu total des parathyroïdes; mais tout le tissu parathyroïdien transplanté en excès de la quantité supplémentaire du tissu restant ne se greffe pas. Par contre, les expériences d'iso-transplantation sont habituellement suivies d'insuccès.

Il est à noter que, chez les animaux auxquels on a fait une greffe précédée de l'ablation de tout le tissu parathyroïdien, l'extirpation ultérieure du greffon détermine la tétanie parathyréoprive et la mort.

Garré (de Bonn) a fait, dans un cas de tétanie chronique, la transplantation d'une parathyroïde provenant d'une femme atteinte de maladie de Basedow. — Von Eiselsberg transplanta également du tissu parathyroïdien dans des cas de tétanie chronique. — Böse a fait, en pareille circonstance, l'implantation d'une parathyroïde entre l'aponévrose postérieure du grand droit et le péritoine.

Moussu a injecté à des animaux, ayant subi l'ablation de tous les organes thyroïdiens, de l'extrait aqueux de glandules parathyroïdes. Les accidents de strumiprivie ont été seulement atténués avec une faible quantité de cet extrait. Avec des doses correspondant à une quinzaine de glandules du cheval, les phénomènes tétaniques ont complètement disparu; bien entendu, ils ne tardaient pas à reparaître si on ne renouvelait pas les injections. Ces expériences semblent constituer, pour Moussu, une nouvelle démonstration d'une fonction parathyroïdienne indépendante de la fonction thyroïdienne proprement dite.

Plusieurs myxœdémateux ont été traités par Charrin au

moyen de glandules parathyroïdes. Les résultats n'ont pas été précisément satisfaisants. Dans des cas où la médication avec le corps thyroïde avait donné des succès, la médication parathyroïde n'a fourni aucun résultat bien appréciable.

Par contre, avec cette médication on aurait eu d'assez heureux résultats dans quelques cas de maladie de Basedow, dans des cas de tétanie, d'éclampsie et d'épilepsie. Nous en reparlerons à propos du traitement de chacune de ces maladies.

La difficulté de se procurer les glandules parathyroïdes, les fraudes et les erreurs que leur récolte fait commettre rendent la médication parathyroïdienne à peu près impossible dans la pratique.

On débite, dans le commerce, une préparation, la *Parathyroïdine de Vassale*, qui est à peu près la seule employée sur notre continent. La dose usuelle correspond à environ 5-10 centigr. de glande fraîche, c'est-à-dire de 60 à 120 gouttes de l'extrait fluide de Vassale.

En Amérique, Berthey (de New-York) prépare, paraît-il, d'une façon très scrupuleuse (?) des capsules qu'il peut conserver dans la glace pendant six semaines au plus; mais on comprend que ce temps très court de la conservation en rend chez nous l'usage impossible.

Mais, en fait, cela a peu d'importance, car il convient de remarquer que, dans la pratique de l'opothérapie thyroïdienne, toutes les préparations de thyroïde contiennent en même temps l'élément parathyroïdien, puisque la glande thyroïde telle qu'elle est livrée par le boucher est accompagnée des glandules externes le plus souvent et des glandules internes constamment.

CHAPITRE X

OPOTHÉRAPIE HYPOPHYSAIRE

SOMMAIRE. — Analogies entre l'hypophyse et la thyroïde. — Action sur la circulation et la tension artérielle ; sur les échanges organiques. — Glycosurie hypophysaire. — Acromégalie. — Adiposité hypophysaire : syndrome adiposo-génital. — Infantilisme hypophysaire. — Action sur la contraction musculaire.

L'Hypophyse ou Corps Pituitaire peut être considéré comme une glande thyroïde aberrante : la plus grosse d'une chaîne ininterrompue qui commencerait au-dessus du thymus, se continuerait par une autre glande aberrante existant parfois dans le *foramen cæcum* de la langue, et se terminant enfin par l'hypophyse.

On sait en effet que le corps pituitaire se compose de deux lobes, l'un postérieur, de nature nerveuse, dérivant du cerveau, l'autre antérieur, de nature épithéliale. Ce dernier lobe, de par sa structure et aussi de par sa physiologie, paraît se rapprocher de la glande thyroïde. Mêmes follicules clos remplis de matière colloïde, même dualité des cellules (Lothringer). Les cellules principales possèdent, contrairement aux autres, une propriété chimique spéciale : elles réduisent l'acide osmique, se colorent d'une manière plus intense par la méthode de Weigert et les couleurs d'aniline. C'est pour cette raison qu'on les a appelées *cellules chromophiles*. Comme les cellules similaires de la thyroïde, elles se transformeraient en matière colloïde (ou la sécréteraient), et cette matière serait absorbée ensuite par les vaisseaux lymphatiques dans lesquels on retrouve en effet des bouchons de cette substance (Pisenti et Viola).

Pisenti (1) a même établi que la thyroïde et la pituitaire pouvaient être considérées comme ayant la même origine embryogénique. Jusqu'à lui on admettait sans conteste l'origine ectodermique de l'hypophyse, à l'encontre de celle du corps thyroïde d'origine endodermique. Or, ce physiologiste a trouvé que, dans l'hypophyse, abstraction faite de la partie nerveuse postérieure, la partie antérieure épithéliale pouvait se scinder elle-même en deux portions : l'une antérieure, la plus considérable et la plus vasculaire, avec de gros follicules remplis de matière colloïde; l'autre postérieure, où la structure folliculaire est moins apparente, les vaisseaux moins nombreux, la matière colloïde absente. Pisenti rapproche ces données des découvertes embryologiques de Valenti et de Kupfer, qui assignent en effet à la portion épithéliale du corps pituitaire une double origine : l'une ectodermique (du bourgeon pharyngien des classiques), l'autre endodermique aux dépens d'un diverticule de l'intestin primitif. Pisenti fait provenir du bourgeon ectodermique la partie antérieure folliculaire, colloïde, sus-mentionnée, et ainsi s'expliquerait son analogie de structure et de fonctions avec le corps thyroïde. Cette analogie est d'autant plus manifeste que, chez l'adulte, seule la portion antérieure subsiste, sans se modifier, tandis que le lobe postérieur tend à s'atrophier. De plus, ce lobe postérieur, ainsi que le montrent l'anatomie comparée et l'embryologie, n'est pas foncièrement nerveuse. D'après Joris (2), chez les vertébrés inférieurs, il présente la structure caractéristique d'une glande, et même chez les mammifères, au cours du développement embryologique, c'est une ébauche glandulaire et non pas l'ébauche d'un appareil nerveux que

(1) Pisenti, *Gazzetta degli Ospedali*, 1895, n° 50.

(2) H. Joris, le Lobe supérieur de l'hypophyse (*Académie de médecine de Belgique*, 29 février 1908, et *Semaine médicale*, 1908, p. 120).

l'on voit apparaître. La structure nerveuse ne serait donc que secondaire et évolutive.

D'après Marie, le corps pituitaire exerce sur le développement de l'organisme une influence semblable à celle du corps thyroïde; mais son rôle dans le mouvement des échanges organiques semble porter en particulier sur la nutrition des systèmes osseux, musculaire et vasculaire.

Que, sous l'influence d'un état morbide, l'activité de l'hypophyse soit accrue, le développement de ces systèmes osseux et musculaire se fera plus considérable, et de la sorte l'adolescent deviendra un géant et l'adulte un acromégalique. C'est dans cette période d'éréthisme que l'acromégalique présente souvent des symptômes de basedowisme. Mais que les altérations de l'hypophyse aboutissent, à un moment donné, à la cessation de sa fonction, il se produit alors une cachexie spéciale, qui est le pendant de la cachexie strumiprive. C'est dans cet état que l'acromégalique se rapproche du myxœdémateux.

L'extirpation de l'hypophyse, sur les animaux, pratiquée par Marinesco, Vassale, Sacchi, Caselli, produit des accidents peu différents de ceux de la thyroïdectomie. — L'ablation de l'hypophyse, sur des animaux déjà éthyroïdés, accélère la cachexie strumiprive, sans en altérer les caractères. — Pour Narbout, l'extirpation totale, qui est mortelle chez les animaux jeunes, ne l'est pas chez l'adulte, par vicariance du corps thyroïde.

Un point important est encore à signaler, c'est que l'hypophyse contient de l'iode, et même de l'iodothyrine (Ewald, Snitzler), du phosphore, du brome (Paderi), de l'arsenic (A. Gautier). Composition analogue à celle de la thyroïde, comme on le voit.

La substance hypophysaire injectée à des animaux se montre peu toxique. Les phénomènes d'hypophysation sont comparables à ceux de la thyroïdisation dont nous avons parlé.

Le lobe postérieur paraît plus actif que le lobe antérieur. Des doses considérables sont nécessaires pour amener, chez l'animal en expérience, la mort qui vient souvent subitement.

Ces différents points ont été établis par les expériences de Schaefer et Swale Vincent, Garnier et Thaon, Salvioli et Carraro, Renon et Delille, Hallion et Alquier, etc.

Au point de vue de l'action sur la circulation, E. de Cyon (1) établit une assimilation physiologique entre l'hypophyse et la thyroïde. Comme celle-ci, la glande pituitaire remplirait à l'égard du cerveau un rôle protecteur contre l'afflux sanguin, d'abord par une action mécanique spéciale sur les mouvements du cœur et ensuite par le rôle chimique de sa sécrétion, dont les effets, comparables à ceux de l'iodothyrine, portent spécialement sur les nerfs moteurs du cœur (pneumogastrique et système sympathique).

Cependant, une différence capitale semble exister entre la thyroïde et l'hypophyse au point de vue de leur action sur la pression sanguine : la première est hypotensive et la seconde hypertensive. Mais cet antagonisme s'explique par ce fait établi par Schaefer et Swale Vincent, puis confirmé par Garnier et Thaon, que l'hypophyse contient deux substances d'action opposée : l'une hypotensive, l'autre hypertensive. Les extraits du lobe antérieur, c'est-à-dire du lobe glandulaire, dont le tissu est assimilable au tissu thyroïdien, déterminent une dépression marquée, tandis que les extraits du lobe postérieur, c'est-à-dire du lobe nerveux, sont seuls actifs sur l'appareil cardio-vasculaire en raison d'une action hypertensive prédominante.

Schaefer et Magnus, et plus tard Schaefer et Herring, ont observé que l'extrait hypophysaire a une action diurétique très marquée. Etienne et Parisot, Renon et Delille ont confirmé le fait.

(1) De Cyon, Fonctions de l'hypophyse (*Académie des sciences*, 18 avril 1898).

Sous l'influence de l'administration de la substance hypophysaire, les échanges organiques subissent une modification assez analogue à celle que produit la médication thyroïdienne proprement dite. A. Schiff (1) a trouvé que l'excrétion de l'azote est variablement et modérément modifiée, tandis que celle du phosphore est notablement accrue, surtout dans les matières fécales, ce que Scholz avait déjà signalé pour la substance thyroïde. L'auteur en conclut que la substance hypophysaire provoque l'exagération de la destruction d'un tissu pauvre en azote et riche en phosphore, et, comme de ce genre il n'existe guère que deux tissus, les centres nerveux et les os, il pense qu'il s'agit d'une modification de la nutrition du tissu osseux.

D'après Magnus Lévy (2), l'administration de tablettes de corps pituitaire est suivie de troubles de l'assimilation et de la désassimilation, semblables à ceux qu'on observe par l'usage de tablettes thyroïdiennes. Chez un acromégalique, avec tumeur maligne de l'hypophyse, observé par lui, on constatait, au point de vue des échanges organiques, une grande ressemblance avec la maladie de Basedow : sueurs abondantes, polyphagie, polyurie, glycosurie alimentaire.

La *glycosurie* d'origine hypophysaire est fréquente. Lœb l'a signalée pour la première fois en 1884. Hansmann, sur un total de 97 cas d'acromégalie, a trouvé mentionné 12 fois le diabète sucré, et Strumpell pense que cette proportion est encore inférieure à la réalité. P. Marie la fixe à la moitié des cas ; Borchardt à 40 p. 100. Pour Von Noorden, cette glucosurie est si fréquente qu'il l'appelle acromégalie-diabète.

Debove prétend que, dans le diabète hypophysaire, l'élimination du sucre est incomparablement plus élevée que celle ob-

(1) A. Schiff, Modifications organiques par les préparations d'hypophyse (*Zeitsch. f. klin. Med.*, XXX, 1897).

(2) Magnus-Lévy, *Soc. de méd. interne de Berlin*, 5 avril 1897.

servée dans aucune autre maladie nerveuse et qu'il est logique de penser que cette glucosurie est la conséquence de la tumeur hypophysaire exerçant directement une irritation sur le plancher du 4e ventricule. D'après Claude, la substance hypophysaire fait facilement apparaître une glucosurie alimentaire (1).

Dans une observation d'acromégalie suivie d'autopsie que j'ai publiée, j'ai constaté l'existence de cette glucosurie abondante. Le corps pituitaire, très hypertrophié, pesant 15 gr., exerçait certainement une compression sur le 4e ventricule (2).

Lancereaux a signalé la coexistence de l'acromégalie avec la maladie de Basedow et le diabète sucré; Joffroy estime que cette relation des complexus basedowien et acromégalique est plus fréquente qu'on ne pense.

L'obésité, d'après Frœhlich et Erdheim, est un symptôme fréquent et important des tumeurs de l'hypophyse. Elle s'accompagne de troubles du côté des organes génitaux et constitue alors le *syndrôme adiposo-génital*, bien décrit par Launois et Roy.

Ce syndrôme est ainsi caractérisé par trois éléments : l'adi-

(1) *Glycosurie hypophysaire.* Debove, le Diabète hypophysaire (*Journal des Praticiens*, 12 déc. 1908, p. 803.) -- Sainton et Rathery, *Société médicale des hôpitaux*, 1908. — Marinesco, *Société de Biologie*, 1905. — Achard et Loeper, *Société de neurologie*, 1900. — Ravaut, *Société méd. des hôpitaux*, 1900. — Lépine, *Actualités médicales*. Paris, 1899. — Launois et Roy, Diabète et hypophyse (*Archives générales de médecine*, 1908, n° 18). — Strümpell, *Deutsch. Zeitsch. f. Nervenheilk.*—XI, 1,2, 1898.— Pinles, Association de l'acromégalie et du diabète (*Allgemeine Wien. med. Zeitung*).— Sclesinger, Acromégalie et diabète (*Société de médecine interne de Vienne*, mai 1902). — Lancereaux, l'Acromégalie, sa coexistence avec le goitre exophtalmique et le diabète (*Semaine médicale*, 1895, p. 61). — Joffroy, Acromégalie avec démence (*Progrès médical*, 26 février 1898).—Acromégalie avec hypertrophie hypophysaire et diabète. — Faivre, *Loire médicale*, mai 1904.—Claude et Baudoin, Sur la glycosurie hypophysaire (*Soc. de Biologie*, 18 et 25 mai 1912).

(2) G.Gauthier (de Charolles), Un cas d'acromégalie. (*Progrès médical*, 1890). — Un cas d'acromégalie suivi d'autopsie (*Progrès médical*, janvier 1892).

posité, les troubles génitaux, la tumeur hypophysaire. L'adiposité est généralisée, aussi bien superficielle que profonde. La peau tout entière est capitonnée de graisse, lisse, froide, impossible à plisser ; le doigt n'y marque pas son empreinte, et cette infiltration des téguments rappelle beaucoup celle qui caractérise le myxœdème. Launois a publié des photographies de cas dans lesquels cette surcharge adipeuse avait atteint des dimensions véritablement monstrueuses, enlevant aux malades toute forme humaine. D'ordinaire l'adiposité est moins marquée, elle est généralisée à tout le corps et n'est pas douloureuse, contrairement à l'adiposité de la maladie de Dercum, qui est généralement localisée et symétrique, et dont le caractère essentiel est d'être douloureuse à la pression. On peut d'ailleurs se demander si l'hypophyse ne joue pas un certain rôle dans la maladie de Dercum, car, dans plusieurs cas, différents auteurs purent constater une lésion hypophysaire.

Les troubles génitaux sont très précoces : c'est l'infantilisme et l'absence de développement des caractères sexuels, chez les jeunes sujets ; c'est, chez les adultes, la frigidité et, chez la femme, l'aménorrhée, qui est souvent le premier symptôme de la maladie. L'aménorrhée est presque constante dans les cas de tumeurs hypophysaires et, quel que soit le syndrome qui accompagne la tumeur, c'est un phénomène précoce qui est signalé dans presque toutes les observations.

Fait très curieux, il y a dans le syndrome de Frœlich, et aussi d'ailleurs dans l'acromégalie, une sorte d'inversion des caractères sexuels. L'homme a un système pileux à peine développé, les seins chargés de graisse et la voix haute d'une femme. La femme a des poils longs et rudes sur le ventre et aux aisselles, elle porte moustache et sa voix est rude.

L'infantilisme hypophysaire a donc sa place à côté de l'infantilisme thyroïdien dont nous parlerons plus loin (p. 333).

De même que, pour la thyroïde, il existe donc des relations

très nettes entre l'hypophyse et les organes génitaux (1).

On peut ainsi se rendre compte des points de ressemblance existant entre l'hypophyse et le corps thyroïde. Mais, encore plus que pour la thyroïde, il existe beaucoup d'inconnus en ce qui concerne l'hypophyse. Ainsi, la déformation acromégalique, qui est le syndrome hypophysaire le mieux connu, n'a pu encore être obtenue ni par l'ablation de la glande ni par l'administration de ses extraits.

L'extrait hypophysaire se différencie cependant de l'extrait thyroïdien par l'action très nette et très marquée qu'il exerce sur la contraction musculaire. Sur les muscles lisses de la pupille il provoque une mydriase moins rapide, mais plus marquée que celle provoquée par l'adrénaline. Par son action sur les muscles striés, il défatigue les muscles. L'asthénie musculaire est un des symptômes les plus caractérisés de l'insuffisance hypophysaire expérimentale.

L'extrait hypophysaire aurait une action toute particulière sur la contraction utérine (Dale, Blair Bell et Hick). Dans ces derniers temps, cette propriété a été très utilement mise en usage par les gynécologistes, surtout en Angleterre et en Amérique, contre des hémorragies utérines : hémorragies *post partum*, opération césarienne, inversion utérine, etc.

Pour les mêmes motifs, l'opothérapie hypophysaire aurait des propriétés ocytociques remarquables. D'après Spire et Parisot, en France, Seitz, Holbauer, Schiffmann, en Allemagne, ses effets seraient excellents lorsque le travail de l'accouchement est très lent et dans les cas d'inertie par distension exagérée de l'utérus (2).

(1) Aschner, Relations existant entre l'hypophyse et les organes génitaux (*Arch. f. Gynäkol.*, 1912, XCVII, et *Semaine médicale*, 1912, p. 449).

(2) Spire et Parisot, Emploi de l'extrait hypophysaire à titre d'eutocique (*Société de médecine de Nancy*, 21 nov. 1911 ; *Presse méd.*, 6 mars 1912). — Holbauer, in *Semaine médicale*, 1911, p. 56. — Scheffmann,

La conception que je n'ai cessé d'émettre, à savoir que l'hypophyse est une glande thyroïde aberrante, a été confirmée récemment par des expériences d'Aschner, au moyen d'une méthode rigoureuse pour l'ablation des différentes parties de l'hypophyse.

Il résulte de ces expériences que tous les troubles consécutifs à l'extirpation du lobe antérieur — qui est la portion glandulaire — sont absolument comparables à ceux qui suivent la thyroïdectomie, et que le lobe postérieur — qui est du tissu nerveux — ne tient sous sa dépendance que l'action constrictive sur la musculature lisse des vaisseaux, de la pupille et de l'utérus. Cette action du lobe postérieur se rapprocherait de celle de l'adrénaline, d'après Aschner (1).

Il y a un rapprochement que je ferais plus volontiers, c'est le lobe postérieur de l'hypophyse jouant par rapport au lobe antérieur le même rôle que les glandules parathyroïdes par rapport au corps thyroïde : corps thyroïde et lobe antérieur hypophysaire remplissant tous deux une action sur la nutrition ; glandules parathyroïdes et lobe postérieur ayant au contraire une action sur le système nerveux (tétanie, contractions musculaires).

On peut donc résumer d'une façon schématique les fonctions de l'hypophyse.

A l'*hypersécrétion* de cette glande et plus précisément à celle de son *lobe antérieur* se rapporte le syndrome acromégalique (gigantisme et ses variétés, certaines hypertrophies osseuses et cutanées circonscrites). A l'*hyposécrétion* correspondent la dystrophie adiposo-génitale et secondairement certaines adiposes simples ou douloureuses, certaines formes de nanisme avec

Semaine médicale, 1911, p. 532. — JAGER (d'Erlangen), *Munch. medicin. Wochens.*, 6 fév. 1912, et *Presse méd.*, 12 juin 1912.

(1) ASCHNER, Fonctions de l'hypophyse (*Arch. f. die gesamte Physiol.*, 1912, CXLVI, 1, 3, et *Semaine médicale*, 1912, p. 461).

hyperdéveloppement des organes sexuels et exagération des caractères secondaires.

L'*hypersécrétion du lobe postérieur* est en rapport avec certaines formes de diabète insipide, certaines polyuries et glycosuries, des hypertensions artérielles avec bradycardie. L'*hyposécrétion* du même lobe se traduit par des oliguries, des parésies vésicales et utérines, des formes hypotensives artérielles avec tachycardie et hyposthénie.

TECHNIQUE DE LA MÉDICATION. — On peut employer des extraits injectables, mais il est beaucoup plus pratique et même plus profitable de recourir à des extraits secs fabriqués avec l'hypophyse de bœuf.

On donne des cachets contenant 10 centigr. de cet « extrait sec total d'hypophyse de bœuf ». On ne dépassera pas la dose de 4 cachets par jour.

On peut aussi préparer un extrait glycériné hypophysaire, comparable à mon extrait glycériné thyroïdien (p. 38).

Ainsi que nous le verrons dans la suite, la médication hypophysaire est indiquée dans les cas suivants :

Acromégalie et gigantisme;

Dystrophie adiposo-génitale;

Hypotensions artérielles et états infectieux;

Asthénies musculaires; inerties utérines pendant l'accouchement;

Maladie de Basedow.

La médication est contre-indiquée au cours des néphrites interstitielles, car la substance hypophysaire est hypertensive et doit être, par conséquent, rejetée dans tous les cas où il existe de l'hypertension artérielle.

En dehors de ces contre-indications, on peut dire que le médicament est inoffensif et n'a jamais donné le moindre accident.

DEUXIÈME PARTIE

OPOTHÉRAPIE THYROIDIENNE DANS LES MALADIES

L'application primordiale et essentielle de l'opothérapie thyroïdienne, nous l'avons dit, a trait à l'**Athyroïdie**, c'est-à-dire à tous les états morbides résultant de l'absence de la glande thyroïde. Ces cas sont le triomphe de la médication.

Cependant, à l'instar des autres glandes, le corps thyroïde peut présenter des troubles purement fonctionnels et dynamiques. Il peut paraître intact en apparence, et avoir une sécrétion exagérée, insuffisante ou adultérée.

La corrélation évidente existant, à l'état physiologique, entre la fonction thyroïdienne et le trophisme général, puis les heureux résultats obtenus par l'opothérapie thyroïdienne dans certaines affections de nature dystrophique ont permis de rattacher certains syndrômes à l'hypothyroïdie et certains autres, d'allure opposée, à l'hyperthyroïdie. C'est ainsi, par exemple, que l'obésité, se trouvant combattue par la médication thyroïdienne, a pu être considérée dans certains cas comme provenant d'une insuffisance fonctionnelle du corps thyroïde, tandis que la maigreur idiopathique devait tenir à une exagération de cette même fonction. Mêmes considérations et même rapprochement en ce qui concerne le nanisme et la croissance trop rapide.

Ainsi ont pris logiquement naissance les notions de l'hypothyroïdie, de l'hyperthyroïdie et de la dysthyroïdie.

Cette conception n'est pas une simple hypothèse, car elle

s'appuie sur des faits nombreux d'observations; mais ne serait-elle qu'une hypothèse qu'il faudrait encore s'y arrêter. Toute théorie médicale ne commence-t-elle pas souvent par une hypothèse et n'a-t-on pas supposé l'hypo et l'hyperchlorhydrie avant que le chimisme stomacal ait été, pour ainsi dire, extériorisé et livré à l'analyse par les repas d'épreuve et autres procédés?

Le myxœdème lui-même, qui expérimentalement peut être reproduit par l'ablation de la thyroïde, ne comporte pas cependant nécessairement la disparition de cette glande. Si bien que, sans avoir précisément diminué de volume, la glande peut être dans un tel état d'hypothyroïdie, c'est-à-dire d'insuffisance, qu'elle engendre le myxœdème ou des symptômes qui s'y rapportent plus ou moins.

Inversement, avec une glande thyroïde, normale en apparence, il peut exister des phénomènes d'hyperthyroïdisme ressemblant à ceux qu'on constate au cours d'une médication thyroïdienne intensive.

C'est surtout pendant la période d'activité glandulaire que doivent se produire les phénomènes d'hyperthyroïdie et, pour le corps thyroïde, la période d'activité normale cesse au moment où cet organe commence à s'altérer par suite des progrès de l'âge. Chez le vieillard, la thyroïde est surtout altérée et réduite souvent à l'état de vestige. Cette période de dégénérescence est favorable à l'hypothyroïdie et le myxœdème n'est pas sans présenter certaines ressemblances avec les symptômes de la sénilité.

Le chimisme thyroïdien est encore incomplètement connu, mais, au milieu de faits contestés, il en est de définitivement acquis.

Le rôle assurément important que joue la glande thyroïde dans les échanges nutritifs est incontestable : la désassimilation des albuminoïdes, la formation ou la désintégration de la graisse et du sucre, l'élaboration ou la destruction de la mucine, etc. Si l'on ajoute à toutes ces actions son influence bien connue sur le squelette, on comprend que la thyroïde puisse, par son bon ou son mauvais fonctionnement, modifier profondément le mouvement organique dont le corps humain est le théâtre.

Le champ de l'opothérapie thyroïdienne s'élargit de la sorte considérablement, et les résultats obtenus, pour être moins évidents que dans l'athyroïdie, en sont aussi intéressants à tenter et à observer.

On est allé plus loin encore.

Dans l'engouement qui accompagne toute médication nouvelle, on a des tendances à en généraliser les applications. On en est donc arrivé bientôt à employer l'opothérapie thyroïdienne dans des maladies dont le symptôme principal se retrouve dans le myxœdème, et, comme celui-ci représente une dystrophie générale où la plupart des organes et des fonctions sont atteints, on conçoit l'extension prise par l'application de la médication.

Théoriquement, on peut donc dire que l'opothérapie thyroïdienne s'adresse aux cas où existe de l'athyroïdie, de l'hypothyroïdie ou de la dysthyroïdie et qu'elle est contre-indiquée dans les cas d'hyperthyroïdie. En réalité, la distinction n'est pas absolue en pratique. Il n'est pas rare de rencontrer sur un même sujet les deux ordres de troubles, les uns résultant de l'affaiblissement des fonctions thyroïdiennes, les autres traduisant une exagération de ces mêmes fonctions. Cette association, en apparence paradoxale, s'explique par ce fait que les fonctions thyroïdiennes, étant sans doute choes complexes, se décomposent vraisemblablement en une série de fonctions distinctes. Quand le corps thyroïde est absent ou complètement atrophié, toutes ces fonctions partielles sont abolies et le myxœdème typique est réalisé. Mais, quand le corps thyroïde est présent, s'il fonctionne défectueusement, ce trouble fonctionnel peut parfaitement déterminer l'insuffisance de certaines fonctions et l'exaltation de certaines autres, et créer de la sorte une réelle *instabilité thyroïdienne*.

Dans ces conditions, on conçoit que, l'opothérapie thyroïdienne rétablissant l'équilibre entre ces diverses fonctions, les phénomènes d'hyperthyroïdie soient eux-mêmes amendés par le traitement. On trouvera dans la suite de nombreuses applications de ce principe de physiologie pathologique.

On voit par ces lignes, écrites textuellement dans l'édition de 1902 (p. 125), qu'il y a longtemps que j'ai émis l'idée de cette *instabilité thyroïdienne* à laquelle on fait jouer actuellement, et à juste titre, un rôle si important dans la pathologie-clinique du corps thyroïde.

On conçoit donc que l'insuffisance thyroïdienne peut présenter un grand nombre de degrés depuis l'athyroïdie jusqu'à une hypothyroïdie *minima* dont les traits sont à peu près effacés et qui représente plutôt un tempérament pouvant être transmis héréditairement (Léopold-Lévi et H. de Rothschild).

De là, toute une échelle descendante où on rencontre successivement les formes atténuées et les formes frustes du myxœdème; l'Infantilisme type Hertoghe-Brissaud et des arriérations physiques et mentales; l'Hypothyroïdie bénigne chronique (syndrome d'Hertoghe); des états subthyroïdiens et le tempérament hypothyroïdien, hypothyroïdie *minima* de Léopold-Lévi.

On comprend ainsi que le diagnostic devienne de plus en plus difficile, à mesure que l'hypothyroïdie s'atténue, et que les signes sur lesquels on établit l'insuffisance thyroïdienne puissent être considérés comme incertains et leur valeur être contestée. Il importe donc, pour qu'un signe soit rattaché à l'insuffisance thyroïdienne, de lui imposer certaines conditions. Il sera nécessaire par exemple qu'il réponde aux deux suivantes : se retrouver comme symptôme dans le myxœdème et disparaître sous l'influence du traitement thyroïdien.

Ce traitement sert alors de *pierre de touche* pour le diagnostic.

Il réussit d'une façon d'autant plus remarquable que les formes de l'insuffisance sont plus atténuées.

Il y a donc intérêt à pouvoir diagnostiquer les degrés légers de l'hypothyroïdie, car, en soumettant ces cas, rebelles à tout autre traitement, on arrive à des résultats absolument inattendus.

Les travaux de Léopold-Lévi et de H. de Rothschild, en déterminant d'une façon minutieuse et précise les *petits signes* et les *stigmates* de l'hypothyroïdie, ont élargi, et de la façon la plus utile, le champ de l'opothérapie thyroïdienne (1).

Ces travaux doivent être connus de quiconque s'intéresse aux questions d'endocrinologie.

D'après ces auteurs, les petits signes de l'hypothyroïdie peuvent se diviser en deux catégories : les permanents ou *stigmates* et les transitoires ou *accidents*.

1° Parmi les signes permanents ou stigmates, il faut citer : des œdèmes transitoires de diverses régions ; le signe du sourcil (raréfaction du 1/3 externe du sourcil) ;

Des troubles de la calorifaction (refroidissement des extrémités, sensation de frilosité et frissons) ;

La constipation ;

Une fatigue que rien n'explique, fatigue du matin ;

De l'anorexie ;

Une céphalée, tantôt comparable à celle du début du coryza aigu, tantôt partant de l'occiput et s'étendant à la moitié du crâne ;

Douleurs rhumatoïdes musculaires et articulaires ;

(1) Léopold-Lévi et H. de Rothschild, Études sur la physiopathologie du corps thyroïde et de l'hypophyse, 1re série, 1908. — Nouvelles études sur la physiopathologie du corps thyroïde et des autres glandes endocrines ; 2e série, 1911. O. Doin et fils, éditeurs.

De la somnolence : les hypothyroïdiens ont besoin de beaucoup de sommeil;

Arriération physique et mentale;

Sénilité précoce.

2° Les petits signes transitoires ou petits *accidents* sont :

Des auto-infections faciles (des angines à répétition) ; des auto-intoxications périodiques (la migraine, l'asthme, des poussées de rhumatisme et d'urticaire);

Des vertiges, des vomissements, des troubles menstruels, du nervosisme à forme dépressive.

Il est évident que, pour établir le diagnostic d'hypothyroïdie, il ne suffit pas d'un seul de ces signes, pas plus que de l'ensemble de ces signes réunis, mais l'association d'un certain nombre d'entre eux est nécessaire pour faire admettre l'insuffisance thyroïdienne.

En résumé, dans tous les cas, la base de l'opothérapie thyroïdienne est celle-ci : la substance thyroïdienne agit à titre fonctionnel du corps thyroïde.

Ceci est clair pour l'athyroïdie où la greffe thyroïdienne, par exemple, fait disparaître les accidents. Mais dans les cas où la glande existe, la formule de l'action opothérapique reste encore la même : une suppléance par rapport à la thyroïde. Prenons un cas physiologique, l'exemple de la grossesse. Pendant la grossesse, le corps thyroïde s'hypertrophie, en général, pour accomplir une tâche plus active ; lorsqu'il existe des greffes thyroïdiennes, elles s'hypertrophient pendant la gestation (Charrin et Cristiani), et, si on fait ingérer du corps thyroïde aux femmes enceintes, l'hypertrophie thyroïdienne rétrocède pour se reproduire après la suspension du traitement (Lange). On voit donc que l'extrait thyroïdien remplit dans tous ces cas le même rôle que la glande thyroïde elle-même.

Si la suppléance ne trouve pas son application et sa raison

d'être, la médication traduit ses effets par une hyperactivité de la glande : témoins les chiens hyperthyroïdisés de Ballet et d'Enriquez, dont la thyroïde s'hypertrophie.

Donc, chaque fois que le remède thyroïdien remplit un rôle utile, c'est que l'activité de la thyroïde est amoindrie, c'est qu'il y a hypofonctionnement de la glande se traduisant justement par le syndrome d'hypothyroïdie à ses divers degrés, allant depuis le myxœdème le plus complet jusqu'à un état à peine pathologique qu'on peut appeler « tempérament hypothyroïdien ».

Administration. — Il importe de connaître les modes d'administration des produits thyroïdiens.

La *voie buccale*, la plus commode, est aujourd'hui la seule employée. Ce n'est pas sans hésitations et sans de longs détours qu'on y eut recours. Il semblait en effet que la composition histo-chimique du tissu thyroïdien ne pût s'accommoder de la trituration réalisée par l'estomac et par l'intestin et de l'action destructive des sucs digestifs. Ce n'est, comme nous l'avons vu, qu'après avoir utilisé successivement les greffes de thyroïde, les injections sous-cutanées et intra-veineuses d'extraits que, par une simplification progressive, on eut l'idée de recourir à la voie digestive. Cette voie convenait d'autant mieux aux produits thyroïdiens qu'ils résistent à l'action du suc gastrique, puisque la thyroïodine est même préparée en traitant le résidu inattaqué de la digestion peptique des glandes thyroïdes.

La voie *rectale* possède une absorption beaucoup moins bonne que la voie gastrique ; mais elle peut convenir pour les enfants et pour les malades difficiles et intolérants. Le lavement médicamenteux sera additionné au besoin de quelques gouttes de laudanum, et sera donné de préférence au coucher, afin qu'il soit plus facilement toléré et absorbé pendant le séjour au lit. On peut également utiliser des suppositoires.

On a même employé des pommades dont l'absorption est très douteuse.

Mais, comme les préparations thyroïdiennes ne sont susceptibles que d'une asepsie et d'une stérilisation très incomplètes, il convient désormais de renoncer aux injections sous-cutanées. Cette voie du reste est interdite à la plupart des extraits qui contiennent des albuminoïdes qui peuvent provoquer une véritable intoxication albuminoïdique (Arthus).

DANGERS DE LA MÉDICATION

La médication thyroïdienne, ainsi qu'on a pu déjà s'en rendre compte, est une médication très active et, par conséquent, comme les meilleures médications, elle peut donner lieu à des accidents, quand elle est mal administrée.

Mais, en dehors de ces accidents tenant à l'activité même des produits thyroïdiens, il en est d'autres plus fréquents peut-être, qui proviennent des adultérations qu'ont subies ces produits.

Il y a donc deux sortes d'accidents : 1° ceux qui sont propres aux produits thyroïdiens eux-mêmes ; 2° ceux qui sont dus aux adultérations surajoutées de ces produits.

Cliniquement est-il possible de distinguer ces deux variétés d'accidents, de faire la part qui revient à la maladroite administration d'un produit et celle qui est provoquée par l'adultération de ce produit.

Le plus souvent la distinction est difficile, sinon impossible. Malgré cela, il convient d'examiner séparément ces deux faces de la question.

1° Le liquide thyroïdien est un produit physiologique, et, comme le dit P. Carnot (1), les produits physiologiques sont

(1) P. Carnot, Opothérapie, p. 32. Bibliothèque de thérapeutique 1911.

élaborés en quantité stricte, nécessaire et suffisante, dans un organisme fonctionnant normalement. Leur insuffisance et leur excès sont l'une et l'autre nocifs et pathologiques : toute la physio-pathologie du corps thyroïde est contenue dans cette formule. De même, toute la thérapeutique thyroïdienne doit se guider sur la loi suivante : l'introduction du produit en surnombre dans un organisme normal risque de troubler l'équilibre en exagérant la dose physiologique utile et de provoquer des phénomènes d'hyperthyroïdisation. *A fortiori*, son introduction dans un organisme qui en contient déjà trop peut être dangereuse.

Il en résulte donc que les accidents thérapeutiques provoqués par le suc thyroïdien normal — non adultéré — comprennent d'une manière générale tous ceux qui se rattachent au complexus clinique de l'hyperthyroïdie.

En d'autres termes, ces accidents sont comparables à ceux que peuvent provoquer l'administration trop lourde de tout autre médicament énergique, la strychnine ou la digitaline, par exemple, par opposition aux accidents dus à l'altération du produit, lesquels sont assimilables à une toxi-infection.

C'est donc plus particulièrement du côté du système nerveux et de l'appareil cardio-vasculaire que se manifestent les phénomènes du thyroïdisme proprement dit.

Des doses trop fortes du médicament, ou même de faibles doses quand elles agissent sur un organisme d'une susceptibilité spéciale, peuvent faire apparaître des bouffées de chaleur, des vertiges, des tremblements, des troubles psychiques variés, excitation cérébrale (ivresse thyroïdienne), mélancolie, délire des persécutions (Boinet), des crises hystériformes ou épileptiformes (Béclère, Henry), qui indiquent un bouleversement profond du système nerveux.

Il n'est pas douteux qu'il existe une sorte d'*ivresse thyroï-*

dienne, qui tient moins à la quantité du médicament absorbé qu'à sa qualité, et surtout qu'à une susceptibilité idiosyncrasique spéciale du sujet.

Cette ivresse se traduit généralement par des signes plus ou moins ébauchés de basedowisme, parmi lesquels domine toujours l'excitation psychique.

J'ai observé très souvent ces phénomènes d'ébriété thyroïdienne, mais je ne les ai jamais vus atteindre au degré que signale une observation de G. Roques (1).

Une femme, pour se faire maigrir, prend, tous les jours, 5 tablettes de thyroïdine de 0,07 centigr.; en tout, 98 tablettes. Brusquement, elle est prise d'étouffements, de nausées, de vertiges, puis de raideur généralisée, de légère exophtalmie, de dilatation des pupilles et de délire. Elle voit les objets en double et déformés; elle ne reconnaît pas son mari, dit qu'on l'a empoisonnée et, quand on l'approche, elle crie, vocifère et pleure tout en se débattant contre des êtres imaginaires. Elle entre à l'hôpital, on lui met la camisole de force et on lui donne du bromure et du chloral pour l'endormir. Cette médication amène une journée de calme; mais, le jour suivant, survient un nouvel accès de délire. Elle croit reconnaître sa grand'mère dans la salle et veut la défendre contre l'attaque des autres malades. Simultanément, elle voit dans une maison voisine des cambrioleurs au troisième étage, des jeunes filles au deuxième, des étudiants au premier. Elle se mêle à eux, crie et s'agite. Par l'isolement, elle se calme et passe une bonne nuit. Le matin, au réveil, elle raconte en riant tout ce qu'elle a vu et tout ce qu'elle a fait pendant sa crise de la veille. Le calme persiste, il ne survient plus aucun incident.

M. Roques conclut comme suit : « Il n'est pas douteux que

(1) G. Roques, les Troubles psychiques d'origine thyroïdienne (*Progrès médical*, 20 juillet 1912).

ce délire aigu avec hallucinations visuelles et manie aiguë, transitoire, passager, sans précédents et sans lendemain, ne soit un délire toxique. »

Dans cette observation, il reste à savoir ce qu'étaient ces « tablettes de thyroïdine ».

Ewald et von Noorden prétendent que les troubles nerveux se produisent surtout chez des sujets prédisposés au diabète. Il est certain, comme nous l'avons dit, que le suc thyroïdien peut faire apparaître la glucosurie chez des prédisposés et que la glucosurie alimentaire se produit facilement chez les basedowiens ; mais on ne voit pas bien la genèse des troubles nerveux comme conséquence de cette prédisposition.

Les troubles de l'appareil circulatoire sont tout spécialement à redouter dans le traitement thyroïdien. Les palpitations et la tachycardie paroxystique sont souvent éveillées par la thyroïdine. Dans l'obésité, par exemple, on n'est jamais sûr d'avoir affaire à un cœur absolument sain, à un cœur qui n'a pas quelque tendance à la myocardite. Il faut donc se méfier des accidents cardiaques dans le traitement thyroïdien de l'obésité : c'est l'obésité, en effet, qui représente le plus fort bilan des accidents de la médication thyroïdienne. Albert Robin rappelle le cas d'un confrère très distingué qui a succombé brusquement à une rupture du cœur, à la suite de l'ingestion de thyroïdine à dose un peu élevée (1).

Il convient donc, chaque fois qu'on inaugure chez un malade l'opothérapie thyroïdienne, d'être prudent et vigilant, de ne pas oublier qu'on ne doit procéder que par tâtonnements au point de vue des doses. Au début de la médication, il faut employer de petites doses : on évite ainsi quelques troubles très fréquents (bouffées de chaleur, vertiges, etc.), que peu-

(1) Albert Robin, Traitement de l'obésité (*la Clinique*, 10 février 1911, p. 87).

vent provoquer même des doses moyennes. On établit de la sorte la *période d'adaptation*.

Pour un même produit thyroïdien, la dose utile varie d'un sujet à l'autre. Même chez le myxœdémateux athyroïde, où, toute la sécrétion naturelle absente étant à fournir, le dosage semblerait devoir être facilement déterminé, le traitement donne fréquemment lieu à des surprises, comme nous le verrons plus loin. Mais, quand il s'agit d'autres sujets chez lesquels la glande est simplement insuffisante, l'incertitude est complète. Ignorant la valeur sécrétoire de la glande insuffisante, on ne peut connaître la quantité supplémentaire du produit thyroïdien à fournir à l'économie et on est forcément réduit à procéder par tâtonnements. Les doses qui sont indiquées et que nous avons indiquées nous-même pour chaque produit thyroïdien, varient ainsi dans des limites très étendues ; le mieux est de commencer par de faibles doses, qu'on augmentera progressivement.

Comme pour toute médication, il y a aussi des contre-indications. On sera particulièrement réservé à l'égard des sujets atteints d'irrégularités, de battements du cœur, de glycosurie, d'albuminurie (Von Noorden, Sclesinger), de tuberculose (Hertoghe). Il convient, dans tous les cas, d'interrompre la médication dès les premiers signes d'intolérance et de surveiller étroitement les sujets atteints de protopathies hépatiques et rénales et de faire régulièrement l'analyse des urines.

Il existe aussi des susceptibilités idio-syncrasiques comme pour les autres médicaments. Becker cite un enfant qui absorba en une seule fois 90 tablettes de thyroïdine, sans présenter aucune incommodité, alors que ces tablettes s'étaient montrées efficaces chez d'autres sujets à très faibles doses.

Chez le même sujet, la même préparation n'a pas toujours les mêmes effets : Howitz a vu chez un myxœdémateux l'amélioration survenir une première fois, après des doses de 1 gr., puis seulement après des doses de 3 grammes et plus tard de 10 grammes. Les très jeunes sujets supportent assez mal le traitement thyroïdien (Marfan). Guinon a vu trois cas de mort chez des jeunes enfants.

La médication thyroïdienne mérite donc d'être attentivement surveillée; mais nous verrons dans la suite que les dangers du traitement ont été plutôt exagérés.

2° Contrairement à l'opinion que nous venons de présenter, à savoir que des accidents peuvent naître d'une administration maladroite d'un produit thyroïdien frais, indemne de toute altération, certains auteurs affirment l'innocuité absolue de la substance thyroïde et soutiennent que les accidents du thyroïdisme sont dus toujours et *uniquement* aux modifications cadavériques des glandes employées (Lanz et Gregor).

Grégor (1) a pu administrer des doses énormes de thyroïde fraîche, principalement à des enfants, sans observer aucun inconvénient. Un enfant de 5 ans prend en 36 jours 300 gr. de glande; un second, 545 gr. en 12 jours; un autre, en une seule fois, 82 gr., sans que cette dose colossale ait été suivie d'aucun phénomène anormal. Mais l'auteur fait remarquer qu'il avait soin de prélever les glandes, chaque jour, en hiver, à l'abattoir, et de les faire consommer au plus tard en six heures. A son avis, le thyroïdisme artificiel n'existe pas, surtout chez l'enfant.

Plus récemment, Chamagne (2) a soutenu la même idée, après avoir constaté que les thyroïdes d'un même lot sont d'autant plus toxiques qu'elles sont utilisées plus tardivement, le maximum de toxicité étant vers le 5e ou le 6e jour.

Ghedini (3) fait remarquer que les accidents toxiques pro-

(1) GREGOR, *Monatsch f. Kinderkrankheit*, 1903.
(2) CHAMAGNE, *Congrès de Budapest*, 1909.
(3) GHEDINI, *R. f. Méd.*, 1904.

voqués par la substance thyroïde s'observent aussi bien avec le pancréas, le thymus et les autres produits organiques de même nature et qu'ils sont d'autant plus fréquents qu'on emploie des organes secs fournis par le commerce plutôt que des organes frais.

Il est à noter en effet que les accidents immédiats, même par de petites doses de préparations thyroïdiennes, — tel le fait cité par Heubner d'un enfant qui mourut après avoir pris une seule tablette de thyroïdine — sont devenus de plus en plus rares, malgré l'extension prise par les traitements opothérapiques, et qu'il faut admettre que la technique des préparations thyroïdiennes s'est beaucoup perfectionnée.

Elle s'est certainement perfectionnée depuis l'époque où, en présence des méfaits retentissants causés par les préparations thyroïdiennes, François-Franck sollicitait des pouvoirs publics, au nom de l'Académie de Médecine, une réglementation de la vente de ces préparations, ainsi que cela se pratiquait déjà en Allemagne (1).

Il paraît donc établi que la plupart de ces accidents sont attribuables à la présence de produits de putréfaction qui se forment très rapidement dans les glandes thyroïdes, plus rapidement même que dans d'autres glandes, à cause de la substance colloïde. La toxicité de cette substance est alors due à des produits d'autolyse, à la présence de choline et de méthylamines et résiderait en grande partie dans ses lipoïdes qui sont particulièrement labiles, et on sait que la toxicité d'un produit opothérapique est proportionnée à la labilité de ses lipoïdes. On a constaté une diminution considérable de la toxicité, lorsque le produit thyroïdien est privé de ses lipoïdes. On a donc cherché naturellement à débarrasser la substance thyroïde de ces corps, tout en conservant les matières albuminoï-

(1) François-Franck, Réglementation de la vente des produits thyroïdiens (*Académie de médecine*, 1899).

des et les globulines spéciales. C'est ce qu'on fait en traitant la substance par l'éther qui en sépare toutes les toxalbumines. C'est ainsi qu'est obtenue la préparation spécialisée sous le nom de *Thyratoxine* (Byla).

Les produits thyroïdiens, quand ils sont employés en injections sous-cutanées ou intra-veineuses — et nous venons de dire que ce mode d'emploi doit être désormais rejeté — peuvent être dangereux d'une autre façon que par un maniement maladroit et par leur adultération. On sait, en effet, que les sérums, employés si communément aujourd'hui, provoquent, dans des circonstances encore mal déterminées et sur certains organismes, une série d'accidents décrits sous le nom de *Maladie du sérum* et présentant la physionomie de symptômes d'intoxication.

Eh bien, les injections de produits organiques divers, dont sont les produits thyroïdiens, provoquent de même des accidents d'intolérance spéciaux à certains sujets et encore très mal étudiés.

Ce sont ces accidents qu'on a eu peut-être trop de tendance à mettre sur le compte d'une préparation défectueuse et non aseptique, et qui, en réalité, pourraient bien être rattachés à une intoxication albuminoïdique voisine de la maladie du sérum.

En résumé, il me paraît qu'on a exagéré les dangers de la médication thyroïdienne. Le corps thyroïde que j'ai utilisé dans les circonstances les plus nombreuses et les plus variées n'a jamais occasionné, entre mes mains, d'accidents sérieux. Il en sera toujours ainsi si on a la précaution d'avoir recours à de bonnes préparations et si on les manie avec prudence et discernement.

Assurément, on peut rencontrer certains sujets ayant une susceptibilité toute spéciale à l'égard de ces produits ; mais n'en est-il pas ainsi pour tous les médicaments ?

MÉDICATION THYROIDIENNE ASSOCIÉE
(OPOTHÉRAPIE POLYGLANDULAIRE)

Par ce qui a été dit en différents endroits, dans le cours de cet ouvrage, on a pu déjà se rendre compte que les glandes à sécrétion interne sont en corrélation fonctionnelle les unes avec les autres, et que la suppression ou l'altération d'une d'elles retentit sur le fonctionnement et la structure histologique des autres.

Ces glandes forment entre elles une association dont l'harmonie parfaite est la condition de leur fonctionnement normal et régulier. Qu'une glande entre en hypo ou en hyperfonction, aussitôt l'harmonie est rompue et les autres glandes modifient leur allure sécrétoire.

La glande thyroïde imprime donc des modifications fonctionnelles ou histologiques aux autres glandes endocrines, quand elle est troublée dans sa propre fonction, et inversement elle subit des modifications quand le trouble porte sur ses associées.

C'est ce que l'expérimentation, les recherches anatomopathologiques et la clinique démontrent d'une façon non douteuse.

Nous allons voir comment se comporte le corps thyroïde vis-à-vis des autres glandes, ses congénères.

1° *A l'égard de l'hypophyse.* — La thyroïdectomie s'accompagne de l'hypertrophie de l'hypophyse (Ragowitch, Stieda, Tizzoni, Gley, Hofmeister). L'extrait thyroïdien paraît limiter la fonction de l'hypophyse et réciproquement (Renon et Delille). Une injection d'extrait hypophysaire amène une vaso-constriction prononcée et durable dans la thyroïde (Hallion); l'ingestion de poudre d'hypophyse détermine des lésions atrophiques de la thyroïde (Alquier). — Une dose mortelle d'extrait hypophysaire (2 gr. d'hypophyse de bœuf tuant un kilogr. de lapin) n'est plus mortelle pour un animal qui a reçu préalablement de l'extrait thyroïdien (Conti et Curti), et de même, un animal résiste mieux à l'extrait thyroïdien, s'il a reçu au préalable de l'hypophyse (Parisot).

Sur des myxœdémateux, des infantiles, des goitreux, on a trouvé l'hypophyse hypertrophiée et scléro-kystique (Pisenti et Viola); dégénérée, contenant des formations calcaires et laissant suinter à la coupe un liquide séro-sanguinolent (Ponfick); complètement détruite par une tumeur kystique de nature épithéliomateuse (Sainton et Rathery); atteinte d'une tumeur du volume d'une grosse noix (Nazari), ou d'une tumeur fibreuse (Vigouroux et Delmas); hypertrophiée avec de nombreuses cellules chromophiles (Kocher et Schœnemann); simplement hypertrophiée (Boyer, Beadler, Burckart, Comte, Vassale, Ponfick, Claude et Gougerot).

Dans l'acromégalie, les lésions de la pituitaire sont souvent accompagnées d'une hypertrophie de la thyroïde (Gilbert Ballet et Laignel-Lavastine, Roussy et Gaukler, etc.).

Dans une autopsie d'acromégalique (*loc. cit.*), j'ai trouvé la glande thyroïde très notablement diminuée de volume.

L'association de l'acromégalie avec le myxœdème et le syndrome de Basedow est relativement fréquente. Il y a longtemps que j'ai signalé l'existence de cette association.

Dans un cas de maladie de Dercum, Guillain et Alquier ont trouvé une thyroïde scléreuse et une hypophyse scléreuse et hypertrophiée (1).

(1) L. Renon et Delille, le Syndrome polyglandulaire et l'opothérapie associée (*Journal des Praticiens*, 1908, p. 465). — Alquier, *Journal de Physiologie et de pathol. génér.*, mai 1907. — L. Renon et Géraudel, Étude anatomo-patholog. d'un cas de syndrome polyglandulaire thyroïdo-hypophysaire (*Soc. méd. des hôp.*, 9 juin 1911). — H. Claude et Baudouin, Glandes à sécrétion interne (hypophyse, thyroïde, surrénale, ovaire) dans un cas d'acromégalie (*Soc. de Biol.*, 8 juillet 1911). — Sainton et Rathery, Myxœdème et tumeur de l'hypophyse (*Soc. méd. des hôp.*,

2° *A l'égard du thymus.* — Après la thyroïdectomie, on constate l'involution du thymus (Blumreich, Jacobi, Capelle). — L'ablation du thymus amène une diminution marquée du corps thyroïde (Mac Lennan). — La reviviscence du thymus dans la maladie de Basedow est un fait trop connu et trop fréquent pour que nous nous y arrêtions (1).

3° *A l'égard des capsules surrénales.* — L'ablation de la thyroïde s'accompagne de l'hypertrophie des surrénales (Marenghi) et réciproquement. D'après Falta, Eppinger et Rudinger, la glucosurie temporaire, provoquée par une injection d'extrait surrénal, ne se produit pas chez les animaux thyroïdectomisés ; mais elle se produit quand en même temps que la thyroïde on extirpe le pancréas (voir p. 91). — Chez une addisonnienne, Pollack a observé que l'injection d'un milligr. d'adrénaline ne provoquait pas de glucosurie, mais, après une administration de thyroïdine, la même dose d'adrénaline était suivie de glucosurie. Bruckner a constaté que, chez des chiens éthyroïdés, il est impossible de déceler la présence de l'adrénaline dans leur sang même quand ces animaux sont pris de tétanie.

L'augmentation de la teneur en adrénaline qu'on constate dans le sang des basedowiens correspond aux relations entre le corps thyroïde et les glandes surrénales (Fränkel).

On a souvent signalé la mélanodermie au cours de la maladie de Basedow (Chvostek, Freidreich, Drummond, Kamenitzky, Moutard-Martin). Tuffier a vu une malade atteinte de goitre

mai 1908). — Renon, Syndrome polyglandulaire par hyperactivité hypophysaire et par insuffisance thyro-ovarienne (*Soc. méd. des hôp.*, 4 déc. 1908). — Hutinel, Dystrophies infantiles et synergies glandulaires (*Journal de médecine interne*, 10 mai 1910). — Marcel Sourdel, le Syndrome polyglandulaire (*Thèse de Paris*, 1912, Vigot). — G. Gauthier (de Charolles), Un cas d'acromégalie (*Progrès médical*, 1900). — Autopsie d'un cas d'acromégalie (*Progrès médical*, janvier 1902).

(1) Capelle, *Beiträge zur klin. Chir.*, 5 décembre 1908. — Mac Lennan, *Glasgow med. journ.*, 5 déc. 1908.

exophtalmique chez laquelle l'extirpation de la moitié du corps thyroïde fut suivie d'apparition brusque du signe de Jellineck. (Le signe de Jellineck consiste en une pigmentation qui a un maximum de localisation périorbitaire) (1). Nous parlons plus loin de la théorie *thyroïdo-surrénale* de la maladie de Basedow.

4° *A l'égard des ovaires.* — Les rapports entre la thyroïde et les ovaires ont été très longuement étudiés ailleurs; il n'y a pas lieu d'y revenir.

5° *A l'égard du pancréas.* — Relativement aux relations de la glande thyroïde avec le pancréas, certaines recherches de Lorand éveillent l'idée d'un antagonisme. Cet auteur a vu l'augmentation du colloïde dans le corps thyroïde à la suite de l'extirpation du pancréas. Par contre, à la suite de l'extirpation de la glande thyroïde, il a noté la prolifération des îlots de Langerhaus, formations qui interviennent, comme on le sait, dans le métabolisme du sucre, et il a vu la glucose apparaître dans l'urine à la suite de l'extirpation du pancréas et disparaître sous l'influence de la thyroïdectomie.

On comprend donc que chacune des glandes endocrines se trouve dans un état permanent d'équilibre instable, en raison de la mise en œuvre constante d'actions très dissemblables dans les autres glandes, ses congénères. Lorsque l'organisme

(1) Rapports entre la Thyroïde et les surrénales (*Semaine médicale*, 1908, p. 20). — Bruckner, Absence de l'adrénaline chez les animaux éthyroïdés (*Société de Biol.*, 27 juin 1908). — A. Frankel, Sur la teneur du sang en adrénaline dans la néphrite chronique et le goître exophtalmique (*Arch. f. experim. pathol. u. pharm.*, 1910, p. 7). — Tuffier, *Société de chirurgie*, 1910. — Pollak, *Soc. des médecins de Vienne*, février 1910. — Kamenitzky, *Vratchl. gaz.*, 13 avril 1908. — Moutard-Martin, *Soc. méd. des hôpitaux*, 11 déc. 1903. — Siredey, Goître exophtalmique et mélanodermie (*Soc. méd. des hôpitaux*, 11 octobre 1912).

est spontanément susceptible de réagir, ce déplacement d'équilibre détermine lui-même un retour à l'état d'équilibre, par une production exagérée de substances synergiques ou antagonistes ; c'est là une sorte de balancement physiologique. Mais lorsque cette régulation spontanée par les humeurs de l'organisme ne se produit plus, on peut la provoquer thérapeutiquement par l'emploi de corps ou d'anticorps empruntés à un autre organe; c'est alors qu'intervient l'œuvre de l'*opothérapie associée*.

Pour que cette opothérapie associée puisse être établie d'une manière logique, il serait nécessaire de connaître le fonctionnement complet de chacune de ces glandes, les divers liens qui les unissent les unes aux autres, leur antagonisme, leurs synergies, etc.

Ces relations fonctionnelles, on commence seulement à les connaître. Chacune des glandes à sécrétion interne a ses chercheurs, ses croyants et ses dévots, comme le dit Hutinel; mais cette endocrinopathologie, qui sera peut-être la pathologie de demain, présente encore tant d'inconnus et d'obscurités que, dans bien des cas, on croit se trouver en présence d'une véritable anarchie au milieu de ces conflits des glandes endocrines entre elles.

A défaut de connaissances physiologiques plus complètes, qui va donc guider le praticien dans la composition de la formule thérapeutique de cette association pluriglandulaire ?

Comme toujours, ce sera un examen attentif du malade, une étude approfondie des divers symptômes, ayant pour but de découvrir les signes pouvant se rapporter à telle ou telle insuffisance glandulaire.

Si on ne reconnaît qu'une insuffisance uniglandulaire, comme dans le cas d'un myxœdème ordinaire, on n'aura recours qu'à l'usage de la thyroïde. Si, comme dans le goître exophtalmique, on reconnaît des troubles très nets de la sphère génitale, on associera l'éthyroïdine et l'ovarine ; s'il existe de la mélanodermie ou de l'asthénie musculaire, on pourra associer, mais très prudemment, de l'adrénaline; on pourra employer l'extrait thymique, s'il existe de la reviviscence du thymus.

S'agit-il d'un cas d'obésité, on pourra joindre à la thyroïdine l'hypophysine dont l'insuffisance produit le syndrome adiposo-génital, et l'ovaire qui tient sous sa dépendance de nombreux cas d'adiposité. On évitera dans ces cas l'emploi de l'adrénaline.

S'agit-il d'une sclérodermie dans laquelle on relève des troubles de la capsule surrénale, on ajoutera l'adrénaline à la thyroïdine.

Si, dans un cas de fracture avec retard de consolidation, on observe que l'opothérapie thyroïdienne, qui d'habitude agit si merveilleusement, manque son effet, on pourra recourir, comme adjuvant, soit à l'hypophyse, ainsi que je l'ai fait en plusieurs circonstances, soit à l'adrénaline, que conseillent Carnot et Slavu.

On pourrait multiplier ces indications, mais ces quelques exemples suffisent.

En principe, il faut toujours commencer par l'opothérapie uniglandulaire et employer la glande de même nom que la glande qui paraît altérée, ou, dans un sens plus général, celle qui commande le complexus symptomatique observé.

Souvent l'adjonction d'une autre glande ne sera utilisée que momentanément ; elle ne trouve en effet son utilisation que pour donner un coup de fouet et mettre en branle l'action du traitement uniglandulaire.

On n'oubliera pas, quand il s'agit d'un cas où l'insuffisance thyroïdienne est en jeu, de considérer s'il n'y a pas lieu d'associer la médication récalcifiante.

Pour mettre un peu d'ordre dans l'exposé des nombreuses affections contre lesquelles on a utilisé l'opothérapie thyroïdienne, nous classerons ces affections en deux grandes catégories :

I. — Etats morbides et dystrophies sous la dépendance de la suppression ou d'une altération manifeste du corps thyroïde (*opothérapie directe*).

II. — Etats morbides et troubles des organes ou des fonctions en corrélation avec le corps thyroïde, mais sans que celui-ci soit atteint d'altération physique évidente (*opothérapie indirecte*).

CHAPITRE PREMIER

THYROIDOTHÉRAPIE DIRECTE

SOMMAIRE. — Athyroïdie. — Myxœdème post-opératoire. — Myxœdème spontané de l'adulte. — Myxœdème infantile. — Mongolisme.

L'opothérapie thyroïdienne directe s'adresse :

a) Aux dystrophies consécutives à l'athyroïdie, c'est-à-dire : 1° le *myxœdème opératoire*, autrement dit cachexie strumiprive ou thyréoprive de Kocher ; 2° le *myxœdème spontané de l'adulte* ; 3° le myxœdème infantile ou *idiotie myxœdémateuse* ; 4° le *goître* et le *crétinisme endémiques*.

b) Aux diverses affections chroniques du corps thyroïde amenant un amoindrissement ou une adultération de la sécrétion, c'est-à-dire : 1° les *goitres ordinaires* ; 2° le *goître ex ophtalmique*.

a) Toutes les dystrophies consécutives à l'**athyroïdie** donnent lieu, au point de vue de l'opothérapie thyroïdienne, à des considérations communes.

La médication y agit pour ainsi dire comme spécifique, et on assiste véritablement à une *restitutio ad integrum* ; mais, en général, l'amélioration ne persiste que tant que dure le traitement. Celui-ci, bien entendu, est impuissant à faire renaître l'organe absent.

L'idéal de la médication consisterait dans la *greffe thyroïdienne* ; mais nous avons vu que, jusqu'à présent, cette greffe n'a pu que très rarement être complètement réalisée. Dans les essais qui ont été tentés on n'a obtenu en général que des transplantations suivies de résorption du tissu inséré. Il faut dire aussi que cette greffe est tout particulièrement difficile à obtenir sur les cachectiques strumiprives, chez lesquels le tissu cellulaire sous-cutané est infiltré et la vitalité générale considérablement ralentie. Le moyen de réussir sur eux la vraie greffe, durable et non résorbable, — ce qui, après tout, a été démontré possible par Cristiani, — consisterait à démyxœdémiser d'abord le sujet par l'ingestion *per os* de préparations thyroïdes, et, une fois ce résultat obtenu, à pratiquer la greffe, tout en continuant l'ingestion, s'il y a lieu, jusqu'à ce que la greffe soit définitivement consolidée. Peut-être aussi, ainsi que le dit Poncet, a-t-on plus de chance de voir réussir la greffe au cou que dans le péritoine, où elle a été toujours très vite résorbée.

Jusqu'à nouvel ordre, c'est donc à l'alimentation thyroïdienne qu'on a recours dans les états myxœdémateux; mais, pour réussir, cette médication doit être entourée de certaines précautions.

D'abord, comme dans tous les cas où le traitement est employé, on ne doit procéder que par tâtonnements, au point de vue des doses.

On doit surveiller aussi certains phénomènes de la démyxœdémisation signalés par Pierre Marie. Celui-ci a remarqué en effet que, dans l'opothérapie du myxœdème, la dose est d'autant mieux supportée qu'il reste moins de substance myxœdémateuse dans l'organisme, et il rattache les phénomènes pénibles qu'éprouvent certains de ces malades au début du traitement, à une démyxœdémisation trop active et trop rapide. Chez ces malades, ce n'est pas seulement l'état du cœur qu'il faut prendre en considération, mais encore l'état des reins et du foie, souvent altérés dans l'athyroïdie (Van der Ecke) et qui ne peuvent suffire à une démyxœdémisation trop brutale. Il semble que, dans ces cas, la résorption des infiltrats, qui s'opère rapidement, fasse entrer dans la circulation des produits toxiques qui sont difficilement éliminés par suite des lésions rénales et hépatiques ; car ces accidents s'observent plus rarement, ou du moins sont très atténués, lorsqu'il s'agit de sujets non myxœdémateux.

On est tenté, en voyant les cachectiques strumiprives boursouflés, anémiques, incapables de se mouvoir, de les soumettre à un régime fortifiant dont la viande, les œufs, le bouillon, les consommés, les vins généreux et médicamenteux constituent la base. C'est là une grossière erreur. En adjoignant un pareil régime au traitement thyroïdien, on ne fait que précipiter la cachexie strumiprive. On a observé — et nous l'avons déjà dit — que, sur les chiens thyroïdectomisés, les accidents sont plus rapidement mortels quand l'animal est nourri à la viande et qu'ils sont considérablement retardés quand le jeûne est absolu et qu'on met en usage le régime lacté exclusif (Breisacher). Maintes fois, Bourneville a fait observer que, chez les enfants myxœdémateux, les parents ne remarquent l'apparition de la cachexie qu'après le sevrage : d'où il suit que l'alimentation lactée semble avoir pour effet de ralentir ou d'ajourner les conséquences de l'absence de la glande thyroïde. Le fait a été également noté par Lancereaux et Raymond (1). On a observé aussi que la thyroïdectomie ou simplement l'insuffisance thyroïdienne prolonge la survie des animaux en état d'inanition (2).

Breisacher et Besinowitsch (3) ont porté leur attention

(1) Raymond, Du myxœdème infantile et des autres formes du myxœdème (*Revue internat. de thérapeutique et de pharmacologie*, 16 fév. 1898, n° 2.)

(2) Marinesco et Parhon (de Bucarest), *Société de Biologie*, 10 juillet 1909.

(3) Besinowitsch, cité par Combe, *Revue médicale de la Suisse romande*, 1897, n° 6, p. 414.

d'une façon spéciale sur l'inconvénient de l'usage des boissons alcooliques pendant le traitement. Buschan (1), ayant absorbé, dans un but d'expérimentation, de fortes doses d'une préparation thyroïdienne, fut frappé du peu d'importance des suites qui en résultèrent. Il attribua cette tolérance insolite à ce qu'il usait d'une alimentation presque exclusivement végétale, et à ce que, depuis assez longtemps, il s'abstenait de boissons alcooliques.

L'abaissement de la température chez les myxœdémateux fournit aussi l'indication de tenir au chaud ces malades. Loin de conseiller des douches froides, on prescrira des bains, des enveloppements chauds, des boissons chaudes, qui seront un adjuvant précieux du traitement organothérapique.

Les malades doivent encore être mis au repos. La moindre fatigue peut en effet avoir des conséquences fâcheuses. Le surmenage est d'autant plus à craindre que le myxœdémateux, si engourdi et si affaissé d'habitude, sentant sous l'influence du traitement se réveiller son activité musculaire, a de la propension à en abuser. Il est à remarquer qu'en même temps que se réveille chez ces malades l'activité physique, il se produit une absence de sensation de fatigue et du sens musculaire, et, comme chez eux le cœur, qui est particulièrement à surveiller, peut être fâcheusement impressionné par le traitement thyroïdien, des phénomènes syncopaux sont à redouter. V. Robin (de Lyon) cite à ce propos l'exemple de deux enfants myxœdémateux, qui, dans le cours de la médication, moururent subitement. Ces deux enfants avaient une activité exagérée ; on les voyait toute la journée jouant et courant sans repos et sans fatigue, eux qui, avant le traitement, passaient le temps sur une chaise, presque immobiles (2).

Enfin, Hertoghe recommande *d'alcaliniser le sang* par

(1) Buschan, *Deutsche med. Wochens.*, 1895, n° 11, p. 736.
(2) Pitres, Médication thyroïdienne dans le Myxœdeme (*Thèse Lyon*, 1895).

quelques doses répétées de bicarbonate de soude qui rendent l'extrait thyroïdien plus efficace et mieux toléré.

A tous ces malades un traitement d'entretien est indispensable. Il doit être continué indéfiniment, — théoriquement du moins, — puisque ces malades n'ont pas de glande thyroïde. Si on les abandonne à eux-mêmes, après les premières grandes améliorations, ils retombent dans leur état primitif.

1° MYXŒDÈME POST-OPÉRATOIRE OU CACHEXIE STRUMIPRIVE

A l'époque où on a commencé à pratiquer la thyroïdectomie, on fut frappé par les accidents étranges et très graves que l'extirpation totale du goître entraîne chez les opérés. Ces accidents étaient de deux ordres : les uns chroniques, survenant 3 ou 4 mois après l'opération et répondant aux symptômes du myxœdème ; les autres, moins fréquents, ayant une marche plus aiguë par la rapidité de leur apparition et reproduisant les symptômes de la tétanie.

Cette cachexie strumiprive représente le myxœdème complet avec ses déformations morphologiques et ses troubles cérébraux : c'est, à proprement parler, le myxœdème thyroparathyroïdien.

Lorsque, plus tard, après les explications fournies par Reverdin sur la genèse et la nature de ces accidents, on eut renoncé à la thyroïdectomie totale pour ne pratiquer que la thyroïdectomie partielle et les énucléations intra-glandulaires, la cachexie strumiprive disparut en partie.

Elle peut pourtant se produire encore à la suite des thyroïdectomies partielles, quand une quantité suffisante de tissu thyroïdien sain n'a pas été laissée en place. Cette proportion suffisante et nécessaire de tissu glandulaire qui doit être conservée, estimée à 1/4 par les uns, à un 1/3 par les autres, est difficile à évaluer aussi bien par l'expérimentateur que par le chirurgien. Celui-ci manque donc, quand il pratique la thyroïdectomie partielle, de données précises pour éviter la production de la cachexie post-opératoire.

La cachexie strumiprive, qui succède à la thyroïdectomie totale, est immédiatement et sûrement améliorée par la médication thyroïdienne. Mais l'amélioration ne persiste qu'autant que dure le traitement et on est généralement obligé d'avoir recours indéfiniment à la ration d'entretien.

Il n'est pourtant pas impossible de voir une guérison définitive se produire ; c'est lorsque des glandes accessoires aberrantes, venant à s'hypertrophier, peuvent suppléer la glande principale totalement extirpée. Reverdin, Billroth, Bottini, Shattok, Criselli, Bassini, Hoffart, Seldowitsch, etc., en ont cité des exemples. Dans ces cas, il peut arriver qu'une de ces glandes aberrantes se développe assez pour se présenter à l'état de petite tumeur à la région cervicale. Que cette petite tumeur soit alors enlevée, on voit se reproduire les symptômes de la cachexie strumiprive.

La cachexie, à la suite des excisions partielles, est naturellement moins grave que celle qui suit les extirpations totales ; elle a été désignée par Reverdin sous le nom de myxœdème opératoire fruste ou atténué (1). Dans ce cas encore, la médication fait merveille et peut n'être que temporaire. Elle doit être continuée seulement jusqu'à ce que le tissu thyroïdien laissé en place, s'étant suffisamment hypertrophié, arrive à suffire à la sécrétion normale (Sulzer, Sonnenburg). Cette régénérescence du tissu thyroïdien, étudiée par Wagner, Horsley, Breisacher, Van Eiselsberg, Canalis, Neumeister, Ribbert, etc., se fait en général assez rapidement. Cependant, cette régénérescence bienfaisante, habituelle chez les jeunes

(1) Reverdin, Enucléation intra-glandulaire du goître (*Semaine médicale*, 1887, p. 70).

sujets, fait défaut quelquefois et peut même être remplacée par un phénomène inverse, la régression atrophique quand, par exemple, le fragment glandulaire restant est formé de tissu déjà dégénéré et partant inapte à se reproduire.

Quant à la tétanie post-opératoire, elle ne s'est montrée que très imparfaitement justiciable du traitement thyroïdien, ce qui tient à ce que cet accident n'est pas exclusivement d'origine thyroïdienne, mais est provoqué par l'ablation *totale* des glandules parathyroïdes, ainsi que nous le dirons plus loin.

2° MYXŒDÈME ACQUIS DE L'ADULTE

Nous en avons tracé la symptomatologie et montré que, sous l'influence du traitement thyroïdien, il se produit véritablement une transformation du sujet.

Moins que dans le myxœdème post-opératoire, on a l'espoir de voir une amélioration définitive se produire. Les récidives sont inévitables et réclament chaque fois une nouvelle cure thyroïdienne. Il faut donc périodiquement instituer le traitement ordinaire jusqu'à disparition des manifestations myxœdémateuses.

Une fois ce résultat obtenu, on continue le traitement en réduisant l'ingestion de la substance thyroïde ou d'iodothyrine au strict nécessaire, c'est-à-dire à une dose plus ou moins forte toutes les semaines. C'est là ce qu'on appelle la *ration d'entretien*.

Certains malades, traités antérieurement et paraissant guéris, sont avertis que le traitement doit être repris par le retour de malaises ou de douleurs dans les jambes et d'un léger gonflement de la face.

Comme pour le myxœdème chirurgical, il existe un myxœdème fruste avec tous les symptômes atténués du myxœdème ordinaire. Ce type clinique, signalé par Brissaud et par Tibierge et dénommé par Herthoghe « hypothyroïdie bénigne chronique », n'est pas contestable (1). Il répond non pas à un anéantissement, mais à une insuffisance de la sécrétion thyroïdienne.

Dans ces cas de myxœdème incomplet, bénin, la médication est susceptible d'amener une amélioration persistante, soit que la lésion du corps thyroïde d'où dépend l'insuffisance sécrétoire se soit amendée elle-même, soit que cette méiopragie sécrétoire, si elle est d'ordre nerveux ou dynamique, ait reçu une orientation nouvelle du fait du traitement thyroïdien.

Dans le myxœdème acquis de l'adulte, il est souvent utile d'associer à l'opothérapie un traitement ioduré, dans la prévision qu'une infection syphilitique thyroïdienne serait la cause du myxœdème. La syphilis, en effet, a été souvent signalée dans l'étiologie de la cachexie strumiprive. Avant l'institution de la thyroïdothérapie, c'était du reste à l'iodure de potassium qu'on avait recours généralement pour combattre la maladie.

3° MYXŒDÈME INFANTILE CONGÉNITAL, OU IDIOTIE MYXŒDÉMATEUSE

A côté du myxœdème des adultes, il existe une autre forme, propre aux enfants, variété congénitale le plus souvent, bien étudiée pour la première fois en 1880 par Bourneville, qui, depuis, en a complété la description par une série de publications. Cette forme, à laquelle Bourneville a donné le nom d'*idiotie myxœdémateuse* (myxœdème infantile congénital, idiotie crétinoïde), ne diffère du myxœdème des adultes que par quelques points tenant aux circonstances de son développement dans le jeune âge : troubles plus prononcés des

(1) Hertoghe, *Nouvelle iconographie de la Salpêtrière*, 1899.

fonctions cérébrales, état de nanisme dû à un arrêt de développement de tout le corps.

« Un nain plus ou moins idiot », telle est la caractéristique essentielle du myxœdémateux infantile.

L'idiotie myxœdémateuse se distingue très nettement de toutes les autres formes d'idiotie et de crétinisme par les caractères suivants : l'absence complète de corps thyroïde, la persistance des fontanelles, la bouffissure de la face et des membres, l'existence de pseudo-lipomes dans le creux sus-claviculaire, la forme de ventre de batracien, l'existence de hernies ombilicales et inguinales, le développement incomplet de l'appareil génital, le faciès spécial, en pleine lune, la lenteur des mouvements, la difficulté plus ou moins grande de la respiration, la douceur du caractère.

A noter aussi que, chez les enfants myxœdémateux, les convulsions sont moins fréquentes que dans d'autres catégories d'enfants arriérés ou idiots : il semble que la torpeur et l'apathie, qui sont propres au myxœdème, écartent les orages convulsifs.

Jusqu'à ces dernières années, les victimes de cette variété d'idiotie étaient abandonnées à leur triste sort, dans l'impossibilité où on était de faire quoi que ce soit d'utile pour améliorer leur situation. Aujourd'hui on est en possession d'un traitement qui opère de véritables miracles ; d'idiots qu'ils étaient, ces myxœdémateux deviennent des êtres susceptibles d'une culture plus ou moins complète. Après être restés à l'état de nains jusqu'à un âge relativement avancé, ils se mettent à grandir ; la bouffissure disparaît de toutes les parties du corps ; les cheveux s'allongent, acquièrent de la souplesse ; peu à peu se dissipent les traces de cette torpeur qui enveloppait toutes les fonctions.

Il ne faut pas oublier que la thyroïdothérapie est particulièrement fréquente en accidents chez les enfants et mérite d'être attentivement surveillée. On commencera par de petites doses, soit un gramme de glande, ou plutôt par une quantité équivalente de liquide thyroïdien, car les enfants myxœdémateux avalent difficilement, et, en tous cas, beaucoup mieux les liquides. Comme ils sont, en général, très indociles, on a eu l'idée de leur administrer le suc thyroïdien en lavements : c'est une pratique qui sera commodément employée dans certains cas. On a aussi conseillé des frictions avec une pommade contenant soit de l'extrait thyroïdien, soit de l'iodothyrine (E. Blake).

Mais, en somme, il est toujours aisé de faire ingérer à un enfant un extrait à l'état sec avec du lait, à du sirop, à de la bouillie, etc.

D'une manière générale, la dose à donner sera proportionnée au poids de l'enfant : quand le poids de l'enfant est le 1/4 ou la 1/2, on prescrira, par exemple, le 1/4 ou la 1/2 de la dose usuelle de l'adulte.

Chez les enfants à la mamelle, on peut, à la rigueur, administrer la médication par la thyroïdisation maternelle. D'après Bang (1), le médicament thyroïdien s'éliminerait en grande partie par le lait. Mossé et Cathala (2) ont rapporté l'observation d'un nouveau-né atteint de goître et d'athrepsie, chez lequel on vit les deux affections s'améliorer rapidement sous l'influence du traitement thyroïdien administré à la nourrice. Byrom Bramwell (3) a vu chez un nourrisson des accidents de thyroïdisme, agitation, vomissements, hyperidrose, toutes les fois qu'on administrait à la mère de l'extrait thyroïdien pour un goître exophtalmique qu'elle avait contracté après son accouchement.

Il est à noter que les symptômes du myxœdème peuvent être

(1) Bang, De l'élimination de la thyroïdine par le lait (*Berlin. klin. Wochensch.*, 27 décembre 1897).

(2) Mossé et Cathala, *Académie de médecine*, 12 avril 1898.

(3) Byrom Bramwell, *The Lancet*, 1899.

atténués chez les nourrissons par le seul fait de l'allaitement au sein qui apporte à l'enfant les sécrétions thyroïdiennes de la nourrice. Parhon et Goldstein, après avoir pratiqué la thyro-parathyroïdectomie sur des petits chats, ont constaté que ceux qui étaient allaités par leur mère ne présentaient pas de phénomènes convulsifs, tandis que ceux qui prenaient une nourriture ordinaire ne survivaient pas à l'opération.

Les premiers symptômes du myxœdème infantile deviennent surtout manifestes au moment du sevrage. Ce fait d'observation est peut-être dû à ce que le lait contient des principes de la sécrétion interne du corps du thyroïde.

Il sera donc utile de prolonger l'allaitement chez les enfants en état d'hypothyroïdie.

D'après les observations de Spolverini, un enfant nourri par une femme atteinte de goître peut présenter des symptômes de myxœdème, qui disparaissent quand on change de nourrice.

On doit donc veiller à ce que les nourrices de ces enfants aient un corps thyroïde normal et fonctionnant bien.

L'effet curateur de la médication se montre assez vite. Cependant, il ne faut pas s'attendre à d'aussi bons effets que dans le myxœdème des adultes, surtout au point de vue des modifications que subit l'intelligence. Cette différence s'explique : l'adulte, devenu myxœdémateux, a joui de toutes ses facultés intellectuelles, qui n'ont jamais été développées chez le myxœdémateux infantile. Aussi, quoi qu'on fasse, celui-ci reste toujours avec un développement insuffisant au point de vue intellectuel. On obtient bien parfois une modification du caractère : à la torpeur habituelle succèdent des accès de colère, de l'excitation ; mais l'état vraiment intellectuel ne s'amende pas aussi notablement qu'on pourrait le croire.

Le myxœdème infantile est loin d'être rare, mais bien des cas passent inaperçus, faute d'être diagnostiqués. J'en ai observé un certain nombre de cas, dont voici quelques exemples :

I. — Un petit garçon, âgé de 10 ans à l'époque où je le vis, présentait toutes les apparences du myxœdème : paupières bouffies, face terreuse et tuméfiée, membres courts et énormes; marchant péniblement et ne demandant jamais à se lever, parlant et comprenant à peine; en un mot, en arrêt complet de développement physique et intellectuel. Persistance de la fontanelle antérieure, absence de la thyroïde, hernie ombilicale.

Le traitement thyroïdien produisit un résultat rapide et vraiment remarquable. Cet enfant, dès la première semaine du traitement, manifesta des signes non équivoques de gaîté, lui qui d'habitude restait inoccupé et apathique. A l'étonnement de tout le monde, on le vit s'amuser avec des jouets. L'amélioration s'accentua les jours suivants, et sa physionomie se modifia de telle sorte que des personnes ne l'ayant pas vu depuis le commencement du traitement ne purent le reconnaître. Je ne pus poursuivre le traitement que pendant 3 mois, les parents de cet enfant ayant quitté le pays, au cours du traitement.

II. — Une autre petite fille, âgée de 6 ans, présentant les signes d'un myxœdème atténué, avec des antécédents hérédo-syphilitiques possibles. De très petite taille; obèse; première dentition mauvaise et inachevée; cheveux courts et rares; démarche pesante; apathique, somnolente, très arriérée intellectuellement. Soumise périodiquement, un mois sur deux, au traitement thyroïdien, est arrivée, à l'âge de 12 ans, à un état à peu près normal. Elle a actuellement une glande thyroïde plutôt hypertrophiée.

III. — Un autre enfant, une fillette âgée de 12 ans, présentait des signes plus accentués encore d'idiotie myxœdémateuse. A l'époque où je la vis pour la première fois, c'était un être monstrueux, masse de chair tassée sur une chaise basse. Le nez se dessinait à peine ; les joues et les lèvres enflées et pendantes, la langue sortie de la bouche. Sa taille était de 70 centimètres à peine; les membres ridiculement gros et courts. Cette enfant n'avait jamais marché et jamais parlé.

La médication thyroïdienne, instituée pendant 25 jours, avait déjà donné de remarquables résultats (dégonflement de la face, rentrée de la langue dans la bouche), lorsque cette enfant succomba à une broncho-pneumonie grippale.

A d'autres sujets paraissant atteints de myxœdème fruste ou atténué, enfants à face bouffie, apathiques, courts et lourds, j'ai donné fréquemment des préparations thyroïdiennes, et j'ai toujours constaté d'heureux résultats immédiats, qui, pour être plus complets, auraient dû être continués plus longtemps qu'on ne peut faire en général dans la pratique ordinaire.

Le traitement thyroïdien a aussi donné des résultats dans le *Mongolisme*, qui se rapproche du myxœdème et dont les caractères les plus spéciaux sont la forme du visage avec de petits yeux à fentes palpébrales étroites et inclinées.

L'idiot mongolien diffère de l'idiot myxœdémateux par un aspect moins courtaud, avec des membres grêles. L'intelligence très en retard se développe souvent avec le traitement, mais l'amélioration n'est jamais aussi grande que dans le myxœdème.

Voici un cas qui m'a bien paru être un cas de mongolisme et pour lequel j'ai employé l'opothérapie thyroïdienne :

Une jeune fille, âgée de 18 ans, de très petite taille, de corpulence gracile et très menue; visage et yeux tout à fait mongoliens. N'ayant jamais été réglée, apparemment par suite d'aplasie des organes génitaux. Corps thyroïde inappréciable.

Atteinte de fièvre paludéenne coloniale dès sa première enfance. Facultés intellectuelles lentes et amoindries.

Le traitement thyroïdien, suivi pendant trois mois, améliora incontestablement l'état général en donnant à la jeune fille plus d'ampleur à ses formes.

CHAPITRE II

THYROIDOTHÉRAPIE DIRECTE (*suite*).

SOMMAIRE. — Myxœdème endémique ou crétinisme. — Pathogénie : 1° absence d'iode dans certains milieux; 2° eaux goîtrigènes. — Thyroïdothérapie appliquée aux crétins. — Action du climat sur le corps thyroïde.

Le crétin, dans son type le plus général, celui des Alpes et des Pyrénées, par exemple, ressemble parfaitement au myxœdémateux, au point que Güll appelait le myxœdème *état crétinoïde*.

Le crétin peut être défini : corps trapu, ramassé, le plus souvent contrefait; membres grêles, disproportionnés; jointures grosses; pieds et mains courts, larges et épais; tête grosse, mal conformée; face large; nez épaté, profondément enfoncé à sa racine; narines grandement ouvertes; yeux très écartés, dirigés obliquement en dedans; paupières épaisses, chassieuses, à peine ouvertes; pommettes saillantes; bouche largement fendue; lèvres grosses, charnues, renversées en dehors; langue épaisse sortant de la bouche; oreilles écartées de la tête; peau de la face d'un jaune terreux, flasque, ridée; physionomie sans expression; air vieillot; cou court, épais, avec ou sans goître; intelligence paresseuse, obtuse, engourdie.

Les faits avaient établi depuis longtemps que, dans une même localité, il existe un rapport constant entre le développement du goître et la fréquence du crétinisme, et que souvent des goîtreux engendrent des crétins. « Le goître est le père du crétinisme », avait dit Fabre. L'existence du goître, chez le crétin, est du reste en raison inverse de l'intensité du crétinisme (Cerise, Baillarger), et ce fait important s'explique parce qu'un corps thyroïde, même à fonction compromise, vaut mieux que l'absence de l'organe.

Le crétinisme présente des formes et des degrés. On peut diviser les sujets qui en sont atteints en crétins, semi-crétins et crétineux (Wenzel), et il est démontré que ces variétés correspondent à l'insuffisance plus ou moins prononcée de la fonction thyroïdienne.

Qu'il y ait goître ou non, la cellule thyroïdienne est toujours lésée dans sa vitalité, chez le crétin.

La dégénérescence du corps thyroïde peut tenir à des causes variées, dont beaucoup sont inconnues. Quand elle existe à l'état *endémique*, elle produit le crétin qu'engendre aussi le goîtreux endémique, tandis que le goîtreux *vulgaire* n'amène ni n'engendre le myxœdème, car chez lui la cellule thyroïdienne n'est pas dégénérée, en général du moins.

La dégénérescence thyroïdienne, qui équivaut, suivant les cas, à la privation partielle ou totale de la fonction, peut être multiple par ses causes, mais elle est unique dans ses effets, à la condition, bien entendu, d'envisager ces effets dans leurs grandes lignes, car ici, comme en toutes choses, les nuances et les variétés tiennent à des conditions spéciales d'évolution.

Ainsi les divers types du crétinisme peuvent varier suivant les conditions où la maladie se produit. Comme l'a fait remarquer Wagner, la déchéance physique et intellectuelle est d'autant plus marquée que le crétinisme a fait son apparition à un âge moins avancé. C'est la même loi qui préside à l'évolution de la cachexie strumiprive, opératoire ou spontanée.

Au point de vue somatique, le crétinisme présente une forme atrophique, différant, ainsi que son nom l'indique, de la forme myxœdémateuse. Ce n'est là encore qu'une forme tenant à des conditions individuelles et d'espèce; mais la lésion thyroïdienne en est toujours le substratum. Moussu (*loc. cit.*), pratiquant la thyroïdectomie sur de très jeunes animaux, a montré que, chez les porcelets, par exemple, l'extirpation provoque toujours le crétinisme myxœdémateux, tandis que, chez le chevreau, la même opération amène le crétinisme à forme atrophique. Il conclut que l'extirpation thyroïdienne peut causer l'apparition soit du *crétinisme myxœdémateux*, lorsqu'il s'agit de certains sujets, soit, au contraire, celle du *crétinisme atrophique*, lorsqu'il s'agit d'autres sujets.

En résumé, le crétin endémique est véritablement un myxœdémateux athyroïde ou hypothyroïde.

Comment cet état endémique peut-il se produire?

Deux explications classiques ont été données depuis longtemps : 1° l'absence d'iode dans certains milieux ; 2° l'usage d'eaux potables ayant une propriété goîtrigène encore indéterminée (eaux de la fonte des neiges, par exemple).

L'une et l'autre de ces causes peuvent parfaitement être acceptées, si on les éclaire à la lumière des connaissances nouvellement acquises sur les fonctions du corps thyroïde.

I. — Voici comment peut se comprendre la pathogénie du goître endémique si on la considère comme se rattachant à une absence d'iode dans certains milieux.

L'iodothyrine doit ses caractères spéciaux à l'iode qu'elle contient, et cet iode doit forcément venir de l'extérieur, être puisé dans l'alimentation.

Il est prouvé, en effet, que le principe actif de la glande thyroïde n'est pas primitivement iodé; les résultats comparés des analyses du corps thyroïde, avant et après la naissance, établissent que la glande fixe l'iode apporté par les aliments. Chez le fœtus, il n'y a trace d'iode nulle part dans l'organisme (Mirva et Stolnzer).

L'appareil thyroïde remplirait l'office d'un merveilleux accumulateur à l'égard de l'iode, qui, d'après les recherches de Gley, ne se retrouve qu'en très minime quantité dans les autres tissus (rate, capsules surrénales, foie), et encore ne semble pas y être fixé, mais simplement déposé par le sang, puisque des lavages prolongés de ces organes en font disparaître la trace (1).

D'autre part, l'iode, quoique étant très répandu dans la nature, n'existe généralement qu'à l'état de traces dans tous les milieux, abstraction faite de l'eau de mer et de quelques sources thermales.

L'iode, qui est accumulé ainsi dans le corps thyroïde, devient un élément nécessaire au bon fonctionnement de la glande. De sorte que, pour que le corps thyroïde fonctionne normalement, pour que sa sécrétion ait une composition utile, il faut que la provision d'iode nécessaire ne lui fasse pas défaut.

C'est donc la vieille théorie de Chatin qui renaîtrait : l'absence d'iode dans certains milieux donnant naissance au goître endémique.

Au premier abord, pourtant, il semble que les termes du problème sont les mêmes qu'autrefois, et que les objections qui ont rendu jadis la solution du problème incomplète n'ont pas cessé d'exister. L'analyse chimique a démontré, en effet, et démontre encore, qu'il n'existe aucun rapport constant entre l'apparition du goître et l'existence en plus ou moins grande quantité de l'iode dans le milieu endémique.

Autrefois, dans ces sortes d'investigations, le chimiste recherchait l'iode ou ses composés minéraux dans le sol et dans les eaux. Aujourd'hui, le champ des recherches n'est plus tout

(1) Gley, *Soc. de biol.*, 21 mai 1898. — Drechsel, De l'existence de l'iode dans l'organisme humain (*Centralbl. f. Physiol.*, IX, 24, 1896). — Schürmayer, Sur la présence de l'iode dans l'organisme humain (*Allg. med. Centr. Zeit.*, 10 et 13 juin 1896).

à fait le même. On admet que la substance iodée, celle qui est emmagasinable et utilisable par le corps thyroïde, n'est ni l'iode ordinaire, ni ses composés minéraux, et que ce n'est ni dans le sol ni dans les eaux qu'on peut la trouver.

Il est à supposer, comme le dit Hugouneng (1), que l'iode, pour être utilisé par la thyroïde, doit avoir subi, au préalable, des transformations dans la cellule végétale ou animale, et être devenu un composé organo-iodé qui ne se trouve ni dans le sol ni dans l'eau et dont la chimie actuelle ne connaît encore qu'imparfaitement les moyens d'analyse. Nous avons dit (p. 66) que, dans ces cas, l'iode peut se présenter sous une forme allotropique, colloïdale, et qu'au lieu d'avoir les réactions de l'iode minéral il joue le rôle d'un ferment.

Baumann a pu extraire des éponges ordinaires une substance organique iodée, très voisine de l'iodothyrine, quoiqu'en différant pourtant, puisqu'elle est assez soluble dans l'eau. Dreschel a également extrait de la *gorgonia coralinii* un corps organique iodé, auquel il a donné le nom de *gorgonine*, et qui posséderait, paraît-il, les mêmes propriétés que l'iodothyrine (2).

Sur ces données nouvelles, différentes de celles où s'exerçait autrefois une chimie simple et vulgaire, étrangère aux phénomènes de la vie, le problème de Chatin peut être posé à nouveau.

Ce qui est acquis depuis longtemps dans la production du goître endémique, c'est que l'influence néfaste du milieu s'étend non seulement aux hommes mais aux animaux ; — c'est que les personnes qui, n'étant pas nées dans les pays à goître, viennent à les habiter, y contractent la maladie ; — c'est que les goîtreux, en s'éloignant de ces contrées, voient sou-

(1) HUGOUNENQ, la Thyroiodine et le goître (*Lyon médical*, 4 oct. 1896, p. 172).
(2) DRESCHEL, *Zeitsch. f. Biol.*, XXXIII, 1, p. 8.

vent leur maladie rétrocéder et guérir; — c'est qu'enfin, dans ces pays, bien avant que Coindet eût introduit l'iode dans la thérapeutique, des substances organiques étaient employées avec grand succès contre le goître, telles que l'éponge brûlée, le chêne marin, l'éthiops végétal, l'huile de foie de morue, etc.

Ce qui a été acquis dans ces dernières années, ce sont les succès, autrement remarquables qu'avec l'iode et les iodures, obtenus dans le traitement du goître endémique et du crétinisme par le suc thyroïdien, et en particulier par l'iodothyrine; — c'est que, dans un corps thyroïde goîtreux, cette iodothyrine est beaucoup moins abondante que dans un corps thyroïde sain, exception faite pour certains goîtres colloïdes qui seraient riches en iode (Oswald); — c'est que la quantité d'iode contenue dans les glandes thyroïdes des animaux varie suivant la provenance et chez l'homme suivant le pays qu'il habite, les glandes étant du reste d'autant plus riches en iode qu'elles sont moins volumineuses; — c'est que la proportion d'iodothyrine est susceptible de s'accroître, lorsque le sujet est soumis à un traitement iodé, même externe, ou qu'il fait usage d'aliments renfermant de l'iode, comme les poissons de mer (Baumann et Roos).

Tous ces faits forment un faisceau solide servant d'appui à l'ancienne théorie qui fait dériver le goître endémique du défaut d'iode; les connaissances nouvellement acquises sur les propriétés de la glande thyroïde n'ont fait que confirmer et rajeunir les premières données.

La glande thyroïde, privée de la substance iodée qui constitue la partie essentielle de sa sécrétion, et par conséquent fonctionnant pour ainsi dire à vide, est vouée à la dégénérescence depuis le degré le moins grave jusqu'à l'atrophie complète ; car, d'après les lois de la physiologie pathologique, on ne peut concevoir une glande dont, la sécrétion se supprimant, le tissu resterait intact.

II. — Supposons maintenant que l'influence du milieu endémique ne soit pas due à l'absence de l'iode, mais au contraire à l'action d'agents goîtrigènes, telle que l'eau provenant de la fonte des neiges, ainsi qu'on le soutient depuis si longtemps. Voici, dans ce cas, les explications qui peuvent convenir :

La thyroïde recevrait bien de l'alimentation l'iode qui est nécessaire à son bon fonctionnement ; elle transformerait bien cet iode des aliments en une combinaison organique iodée, l'iodothyrine, qu'elle déverse dans la circulation.

Cette iodothyrine, dans laquelle l'iode joue pour ainsi dire le rôle d'un ferment, irait bien se répandre dans toutes les cellules de l'organisme, — on a démontré en effet par des réactions très délicates qu'il y a de l'iode dans presque toutes les cellules animales, — pour y être un des agents importants de la régulation des échanges ; mais cet iode, avant d'être utilisé, subirait dans le sang des modifications destructives.

Quelles sont ces modifications et quelles sont les causes *venues du dehors* qui les produisent ?

On peut supposer, comme le fait Louis Dor, que si l'iodothyrine en dissolution dans le sang et destinée à arriver aux cellules est précipitée par un principe quelconque apporté par les eaux de boisson, cette substance, au lieu d'aller aux cellules qui en ont besoin, va se comporter comme toutes les substances contenues dans le sang sous une forme non dissoute. Elle va être prise par les phagocytes et transportée dans les organes hématopoiétiques où naîtront des anticorps, c'est-à-dire des substances spécifiquement destructives de la diastase ; lorsque le sang sera chargé de ces anticorps, il les distribuera dans tout l'organisme, et en particulier dans la glande thyroïde, où leur action s'exercera d'une façon spécialement active.

Le résultat le plus immédiat que l'on peut supposer à la suite de cette pénétration dans la thyroïde d'un anticorps sera évidemment une réaction de défense, et par conséquent une prolifération cellulaire et une hypersécrétion d'iodothyrine. Si les conditions que nous supposons persistent, c'est-à-dire si l'iodothyrine est précipitée, au lieu de pouvoir se rendre aux cellules de l'organisme qui la réclament, le même mécanisme se continuera; on verra de plus en plus le ferment précipité pénétrer dans les organes hématopoiétiques, donner naissance à de nouveaux anticorps, et de plus en plus aussi ces anticorps irriteront la glande thyroïde et finalement amèneront sa dégénérescence.

Comme on le voit, c'est en quelque sorte les mêmes phénomènes que ceux dont nous avons parlé (p. 56) et qui se produisent quand, par des injections répétées d'extrait thyroïdien, on donne naissance à du sérum thyrotoxique susceptible lui-même d'altérer le corps thyroïde des animaux auxquels on l'injecte.

Naturellement, le problème serait résolu si on découvrait dans les eaux goitrigènes le principe capable d'agir, comme nous venons de le dire, sur l'iodothyrine. C'est ce qu'on a cherché à démontrer.

L'eau des régions où le goitre est endémique, injectée à des animaux venus de loin et choisis parmi ceux qui ont le moins de tendances à acquérir la maladie, fait naître rapidement un goitre volumineux. Eh bien ! dans cette eau, à part peut-être une plus grande teneur en ammoniaque, l'analyse n'a pas découvert de propriétés chimiques spéciales.

Si on filtre cette eau, le dépôt qu'elle laisse sur la bougie n'est pas goitrigène, tandis que le liquide filtré produit des altérations manifestes de la thyroïde.

L'existence d'une toxine, comme agent à incriminer, devient plausible du fait qu'en portant l'eau à 70° on lui enlève son pouvoir goitrigène.

On a fait aussi cette remarque que l'eau goitrigène a une action thérapeutique sur le goitre exophtalmique : les basedowiens, en effet, éprouvent toujours, paraît-il, une amélioration, quand ils séjournent dans une région dont les eaux sont goitrigènes.

Autre point de vue. Etant données les connaissances que nous possédons actuellement de l'importance des sels de calcium sur le métabolisme, il n'est pas permis de mettre hors de cause la constitution des eaux goitrigènes en chaux.

Ainsi que le fait remarquer Repin, si on admet que les ions calcium des eaux goitrigènes diffèrent de ceux des solutions ordinaires par quelques propriétés — propriétés d'ordre électriques par exemple — grâce auxquelles ils se comportent autrement vis-à-vis des lois de l'osmose, diffusant plus aisément dans le cytoplasme et s'y maintenant sous une concentration plus grande, l'ingestion des eaux goitrigènes doit dès lors déterminer, par hypercalcification, une dépression du métabolisme général. Ces eaux goitrigènes se comportent comme des eaux minérales caractérisées, au point de vue chimique, par une dominante calcique, et au point de vue physiologique par une action ralentissante sur les échanges. Elles se classent donc comme les antagonistes des eaux à dominante sodique, et il est intéressant de rappeler à ce propos que les malades traités à Aix-les-Bains font quelquefois du Basedow (Léopold Lévy).

En présence de l'hyperconcentration de l'ion calcium, le corps thyroïde doit, pour maintenir la statique chimique de l'organisme, augmenter la sécrétion de son ferment à base d'iode. C'est la période d'hyperplasie, qui, si les circonstances ne sont pas trop défavorables, peut se prolonger assez longtemps. Mais si, au contraire, le sujet continue à consommer des eaux particulièrement nocives, si surtout sa ration iodée est déficitaire, à la tuméfaction thyroïdienne s'ajoutent des symptômes plus ou moins marqués d'hypothyroïdie : l'hypercalcification cesse d'être compensée. Dès lors, l'usure de la glande thyroïde n'est plus qu'une question de temps.

Quoi qu'il en soit de la valeur de ces explications, avec la dégénérescence de la thyroïde s'explique le crétinisme dans toutes ses formes.

Le crétin goitreux, — le moins déchu, — est celui qui, né avec une glande thyroïde saine, n'a pu trouver dans le milieu où il est placé les éléments iodés pour une sécrétion thyroïdienne suffisante, et a vu de ce fait sa glande dégénérer. Ce crétin-là ne présente souvent les premiers symptômes de la maladie que vers les deux ou trois ans, parce que, jusqu'à cet âge, il a vécu avec le fonds acquis d'une glande thyroïde suffisamment saine. Ces symptômes, pendant longtemps stationnaires, s'aggravent au moment de la puberté, parce que, à cette époque, par suite des rapports qui unissent les organes génitaux à la glande thyroïde, celle-ci doit fournir une sécrétion plus active et qu'elle succombe à cette surcharge fonctionnelle.

A un degré plus grave du crétinisme se trouve celui qui, issu de parents goitreux, est venu au monde avec un corps thyroïde déjà dégénéré dès le sein de sa mère, probablement parce que celle-ci, ayant pour son propre compte une thyroïde insuffisante, n'a pu faire la dépense des matériaux nécessaires à la constitution normale d'une glande pour son fœtus. C'est de cette source que descend le plus souvent le crétin athyroïde, le *crétin à cou de girafe*, comme l'appelle Poncet, crétin plus dégradé que le crétin goitreux, car mieux vaut un corps thyroïde dégénéré que l'absence de thyroïde.

Ces considérations, que nous avons peut-être développées un peu longuement, démontrent qu'au point de vue de l'opothérapie thyroïdienne les crétins sont sur le même rang que les myxœdémateux. Les résultats qu'on peut obtenir sont aussi merveilleux pour les premiers que pour les seconds.

Il y a donc lieu de s'étonner que la thyroïdothérapie, si incontestablement efficace dans le crétinisme et le goitre endémique ne soit pas plus répandue en France, où existent pourtant encore de nombreux foyers de ces affections. Il ne semble pas, en effet, que les médecins qui exercent dans ces régions d'endémie s'emploient à mettre en pratique ce précieux moyen qui leur permettrait d'améliorer l'état de dégradation lamentable où vivent des colonies entières de crétins.

A part quelques rares tentatives isolées, et qui ont toutes donné, du reste, d'excellents résultats, la littérature médicale est jusque-là très pauvre sur ce sujet. On peut pourtant mesurer l'importance de cette question par ce fait que le nombre des crétins endémiques est estimé encore à plusieurs centaines de mille.

Il y a là une question d'hygiène publique qui devrait bien attirer l'attention.

Depuis que ces dernières lignes ont été écrites, c'est-à-dire en 1900, le gouvernement autrichien, à l'instigation de Wagner (de Graz), a organisé en Styrie, où le crétinisme est endémique, le traitement opothérapique thyroïdien. On choisit de préférence, pour être soumis au traitement, les enfants en bas âge. En 1908, plus d'un millier de sujets ont été ainsi traités et les résultats les plus encourageants ont été obtenus ; chez un très grand nombre, on a constaté une amélioration considérable.

De même, au Congrès de Milan, qui s'est tenu en octobre 1909, il a été dressé un programme détaillé pour l'étude, la prophylaxie et le traitement du crétinisme endémique en Italie. Tideschi, Tamburini et leurs élèves ont placé au premier rang des moyens de traitement la thyroïdothérapie.

En France, Régis et Gaide ont obtenu également de très bons résultats sur des crétins de la Savoie.

L'étude d'un état thyroïdien endémique, comme le sont les états crétinoïdes aux divers degrés, ouvre des aperçus d'ordre général intéressants sur le mode d'action que les climats avec leurs influences hydriques et telluriques exercent sur les organismes pour leur imprimer des caractères particuliers.

Le corps thyroïde est certainement un des organes par l'intermédiaire desquels le milieu ambiant modèle à la longue l'individu et la race et contribue à leur imprimer les caractères distinctifs qui différencient les habitants des divers pays. A travers le corps thyroïde, le climat atteint tant de fonctions diverses qu'il détermine des changements dans la physionomie générale, physique et psychique, de la population.

A côté des thyroïdiens morbides, dit le docteur Sardou, il ne faut pas oublier, en effet, ce qu'on pourrait appeler les thyroïdiens physiologiques, c'est-à-dire les sujets chez lesquels la thyroïde exerce une influence manifeste, sans franchir les limites d'ailleurs indécises d'un fonctionnement normal. Dans les résultantes de tous les facteurs qui distinguent par exemple un septentrional d'un méridional, la part de la thyroïde, — part variable, mais non hypothétique, — n'est pas négligeable et il ne serait pas sans intérêt de chercher à en spécifier ce qui lui appartient.

La fréquence du goître dans les régions montagneuses, quelles que soient son étiologie et sa pathogénie encore discutées, démontre l'influence thyroïdienne sur la constitution ordinaire des habitants. Plus robustes, mais plus frustes et plus lents, les montagnards se montrent souvent hyothyroïdiens à des degrés divers.

Les populations des côtes, exposées aux stimulations variées de la mer, et ordinairement à l'abri des écarts de température, se distinguent notablement des habitants de l'intérieur, plus souples, plus cultivés, mais moins forts.

Cette stimulation de la mer sur l'activité de la glande thyroïde a même paru si nette qu'on a cherché à assimiler ses effets à ceux de l'opothérapie thyroïdienne, et qu'on a pensé que l'effet curateur de l'air marin n'était dû, en somme, qu'à une stimulation de la fonction thyroïdienne (J. Doche d'Arcachon).

Ainsi la nature du pays et de l'atmosphère pèse tyranniquement sur les êtres qui vivent et façonne l'homme à son image comme il le fait des animaux (1).

(1) VIARD, Etiologie et pathogénie du goitre endémique (*Thèse de Paris*, 1912). — EUG. BIACHER (Bâle), Reproduction expérimentale du goitre endémique et contribution à son histogenèse (*Deutsche Zeit. f. chir.*, t. CIII, décembre 1909, p. 276). — *Bulletin de l'Institut Pasteur*, t. VIII, n° 9, 16 mai 1910. — *Congrès de la Société allem. de chirurgie*, 3 mars-2 avril 1910. — REPIN, Pathogénie du goitre endémique (*Revue générale des sciences pures et appliquées*, 15 sept. 1910) ; — Eaux goitregènes (*Revue d'hygiène et de police sanitaire*, 1911, p. 317). — LOUIS DOR, *loc. cit.* — GASTON SARDOU (de Nice), Corps thyroïde et climat (*Journal des Praticiens*, 27 mars 1908, p. 198). — BAUER, le Goitre dans le Tyrol (*49e congrès de Médecine interne*, 1912). — J. DOCHE, Climat marin et sécrétions internes (*Journal des praticiens*, 1912, p. 261).

BIBLIOGRAPHIE. — Voici les principales indications bibliographiques concernant le traitement des myxœdèmes et des états crétinoïdes par l'opothérapie thyroïdienne:

BOURNEVILLE, le Pacha de Bicêtre (*Progrès médical*, 1889, n° 35. — *Société médico-psychologique*. Concours Belhomme, 1885. Mémoire Bricou). — BOURNEVILLE et BRICOU, Mémoire reposant sur 13 observations (*Archives de neurologie*, 1886, t. XII, pp. 137,192.) — BOURNEVILLE, Mémoire avec 4 observations (*Archives de neurologie*, 1888, t. XVI, p. 31. — *Ibidem*, 1889, t. XVII, pp. 85, 90, 479. — *Progrès médical*, 1890, n° 26 et n° 34. — *Association pour l'avanc. des sciences*. Paris, 1890. — *Progrès médical*, 1895, nos 29 et 30. — *Société médicale des hôpitaux*, 17 janvier 1896. — *Progrès médical*, 1re série, pp. 145-163).

RAYMOND, Myxœdème infantile et autres formes de myxœdème (*Revue intern. de thérapeut. et de pharmacol.*, 18 janvier 1898). — BRIQUET (d'Armentières), Myxœdème infantile spontané (*Presse médicale*, 1899, p. 10?). — WOLFSTEIN, Myxœdème infantile (*Amer. journ. of the med. scienc.*, mars 1898). — BIERHOFF, *Journ. of Amer. med. Ass.*, 19 nov. 1898. — MURATOW, *Neurol. Centralbl.*, 15 oct. 1898. — COMBE, le Myxœdème, 1897, chez Rey et Malavallan, éditeurs, Genève — THIBIERGE, le Myxœdème, 1898. Masson, éditeur, Paris. — DEBOVE, *Presse médicale*, 1898, 4 mai. — LANZ, De l'emploi de l'iodothyrine dans la pratique infantile (*Therap. Wochens.*, 14 mars 1897.) — DOBROWSKY, même sujet (*Arch. f. Kinderheilk.*, XXI, 1, 3, 1896.) — HOWITZ, *Semaine médicale*, 8 février 1893. — LAACHE (de Christiania), *Deut. med. Wochens.*, 16 mars 1893. — JOHN HENRY, *Brit. med. Journ.*, 8 avril 1893. — LEICHTENSTERN (O.), *Deut. med. Wochens.*, 7, 14, 21 décembre 1893. — WALLIS, PATERSON, HELLIER, *The Lancet*, 4 nov. 1893. — CARMICHAEL, *Journal de clinique et de thérap. infantiles*, 1893. — RHEN, *Neurol. Centralblatt*, 1893, n° 11, p. 255. — VERMEHREN, *Deut. med. Wochens.*, 1893, n° 11, p. 255. — R. WICH-

MANN, *ibidem*, n° 11, p. 259. — BUYS, *Journ. de méd., de chir. et de pharm.*, 1893, n° 25, p. 405. — W. GELMAN THOMPSON, *Médical Record*, 1893, p. 171. — ETHEL BROWN, *ibidem*, p. 142. — CARESWELL BABER, *Soc. laryng. de Londres*, et *Revue de laryng.*, 1893, n° 10. — CLIFFORD BEALE, *ibidem*. — P. MARIE et GUERLAIN, *Soc. méd. des hôp.*, 10 février 1894. — W. PASTEUR, *Revue méd. de la Suisse romande*, janv. 1894, pp. 35-50. — MENDEL, *Deutsche med. Zeitung*, 1894, n° 58, p. 646. — X. ARNOZAN, *Journ. de méd. de Bordeaux*, 2 sep. 1894. — VON EISELSBERG, TILLEMANS, *Cong. de la Soc. all. de chirurgie*. Berlin, 1894. — SHAPLAUD, *Brit. med. journ.*, avril 1883. — BRAMWELL, *ibidem*., 6 janv. 1894. — BRISSAUD et SOUQUES, *Soc. méd. des hôpit.*, et Congrès de Clermont-Ferrand, 10 août 1894. — KINNICUT, *Med. Record.*, 7 oct. 1893, p. 449. — SONNENBURG, *Cong. de la Soc. all. de chir.*, BERLIN, 1894. — GERNET (R.), *Deut. Zeitsch f. Chir.*, XXXIX, 5-6, 1894. — J. VOISIN, *Soc. méd. des hôp.*, 16 mars 1894. — G. AUSON, *The Lancet*, 28 avril 1894. — CARY, *American journ. of the med. Sc.*, mai 1894. — GAIDE, Traitement thyroïdien du crétinisme (*Thèse de Bordeaux*, 1894). — PALLESKE, *Deut. med. Wochens.*, 14 février 1895. — RIE, *Club médical de Vienne*, 13 juin 1895. — NETTER, *Soc. de Biol.*, 30 nov. 95. — PITRES, *Thèse de Lyon*, 1895. — FAURE, *Gaz. des hôp.*, 8 août 1895. — BALZER, *Soc. franç. de dermat. et de syph.*, 19 avril 95. — MARIE et JOLY, *Soc. méd. des hôp.*, 27 nov. 1896. — BOURNEVILLE, *Progrès médical*, 1896, p. 88. *Ibidem.*, 1897, 6 et 13 mars. — KASSOWITZ, HOCK, *Soc. impr.-roy. de Vienne*, 1896. — KAGEMBECK, *Gazette de Botkine*, n° 3, 1897, p. 279. — KAZEMBECK, *Médecine moderne*, 1897. — FORSTER, *Deut. med. Wochens.*, n°s 18 et 25 mars 1897. — D'ANDRÉA et PIERRACINE, *la Settimana med.*, 3 juillet 1897. — HOFFMANN, *Münch. med. Wochens.*, 1897, n° 11, p. 218. — BRIQUET (d'Armentières), *Presse médicale*, nov. 1897. — H. KOPLIK, *New-York med. Journ.*, 4 sept. 1897. — T. HIRTZ, *Revue générale de clinique et de thérap.*, 23 avril 1898. — SAGNON, *Lyon médical*, 29 mai 1898, p. 154. — LANDOUZY, *Presse médicale*, 2 avril 1898. — KORSAKOW, *Jahrb f. Kinderheilk.*, 1897, vol. XLV, p. 271. — DRAKE BROCKMANN, *The Lancet*, 2 oct. 1897. — ANDERSON, *ibidem*. — WOODMANN, *Medical Record*, 31 oct. 1896. — LANZ, *Therap. Wochens.*, 14 mars 1897. — MASETTI, *Revis. sperim. di frenatria e di med. leg.*, XXI, 2-3, 1895. — LÉVY-DRON, *Therap. Monatsch.*, fév. 1896.

DUQUESNOY, *Thèse de Lille*, 1897. — DEBOVE, *Presse médicale*, 4 mai 1898. — JAFFÉ et SAENGER, *Soc. méd. d'Hambourg*, 2 juin 1898. — WORMSER, *Thèse de Berne*, 1892. — POPOFF, *Bolnisch. gaz. Botkina*, 1899, n°s 1, 2, 3. — LOWY, *Ungar. med. Presse*, 7 février 1897. — MARFAN, Myxœdème congénital, (*Bull. méd.*, 1900, p. 401) ; Thyroïdite rhumatismale avec myxœdème et vitiligo (*ibidem*). — CASTAGNOL, Étude historique et bibliog. de la méd. thyroïdienne, (*Thèse de Paris*), 1896. — EPELBAUM, *Thèse de Paris*, 1895. — GAUTHIER (Ch.), *Thèse de Lyon*, 1899, n° 52. — BRIARD, *Thèse de Paris*, 1899. — DEBOVE, *Journal de médecine et de chirurgie pratiques*, 1901, p. 176. — THIBIERGE, le Myxœdème, in-8, p. 32, 1898. — DESBARRES, *Thèse de Paris*, 1899. — VIRES (de Montpellier), *Leçons de clinique médicale*, 1901. — CHAPMAN, *The Lancet*, 30 sept. 1899. — DE DOMINICIS, *Gaz. internaz. di méd. pratica*, 28 février 1900. — FAISANS, Pseudomyxœdème syphilitique (*Société médicale des hôpitaux*, 10 mai 1901). — DALCHÉ, Pseudomyxœdème et dystrophie orchidienne (*Société médicale des hôpitaux*, 7 juin 1901). — COMMANDEUR, *Soc. des sciences méd. de Lyon*, 5 février 1902. — MULLER, Hypothyroïdie et myxidiotie (*Wien. med. Wochens.*, 1er et 8 mars 1902).— BREARD, Myxœdème spontané et son traitement (*Thèse de Paris*, 1899). — MARFAN, Myxœdème congénital (*Bulletin médical*, 1900, p. 401). — MALINVARD, Myxœdème fruste infantile (*Thèse de Toulouse*, 1902). — MONTRIBOT, *Thèse de Toulouse*, 1902. — BREITEL, *Thèse de Paris*, 1903. Moussous (de Bordeaux), *Congrès de méd. de Toulouse*, 1902. — SIMON, *Congrès de méd. de Nancy*, 1896. — JAUNIN, *Revue médicale de la Suisse romande*, 1903, nº 3. — ALT, *Münch. med. Wochens.*, 12 juillet 1904. — *Journal des Praticiens*, 1903, p. 231. — Infantilisme myxœdémateux et sclérose en plaques (*Bulletin médical*, 1904, p. 140). — Descendance des sujets privés de corps thyroïde (*Semaine médicale*, 1904, p. 119).

CHAPITRE III

THYROIDOTHÉRAPIE DIRECTE (*suite*)

SOMMAIRE. — Goitre ordinaire sporadique. — Pathogénie de ce goitre. — Traitement par la substance thyroïde.

Dans l'opothérapie thyroïdienne directe sont comprises encore les affections chroniques du corps thyroïde amenant un amoindrissement ou une altération de la sécrétion, c'est-à-dire : 1° les goitres ordinaires ; 2° le goitre exophtalmique.

1° GOITRE ORDINAIRE SPORADIQUE

La pathogénie du goitre sporadique donne lieu à des considérations un peu différentes de celles que nous venons d'exposer à propos du goitre endémique.

Virchow (1) a démontré qu'étant donné un goitre avec ses lésions multiples et variées, on peut toujours reconstituer les diverses phases qu'il possède en dernier lieu, et que, malgré l'apparente complexité de ses formes, tout goitre peut être ramené à un type primitif. Ce goitre, étalon primitif d'où dérivent toutes les variétés, c'est le goitre folliculaire ou hyperplasique, c'est-à-dire celui qui offre les caractères d'une simple multiplication des follicules normaux de la glande. Tout goitre débute donc par cette modification hypertrophique du tissu glandulaire, et ce n'est qu'après une série de

(1) VIRCHOW, Traité des tumeurs, t. III, pp. 200-210.

dégénérescences consécutives que se constituent les goitres fibreux, vasculaires, colloïdes, kystiques et osseux.

Cette forme hyperplasique est celle du goitre qui se développe de préférence chez les jeunes sujets et chez les femmes, où il constitue le « gros cou » et où il se trouve très souvent en rapport avec des modifications du côté des organes génitaux.

Cette augmentation de volume du corps thyroïde est l'indice, comme du reste l'hypertrophie d'un grand nombre d'autres organes, d'une suractivité fonctionnelle.

En maintes occurrences, quand on voit la thyroïde grossir, on peut expliquer ce phénomène par la nécessité où se trouve la glande de fournir à l'organisme une quantité plus grande de liquide thyroïdien.

Il ne faut pas oublier que le corps thyroïde est un organe principalement utile dans les premières années de la vie ; que, s'atrophiant chez le vieillard, il est, pendant sa période d'activité, en rapport immédiat avec les phénomènes évolutifs de la croissance et de la puberté ; que son action, prépondérante sur les échanges nutritifs, — lesquels sont si intenses dans la période du développement organique, — lui crée un rôle fonctionnel qui paraît hors de proportion avec son petit volume et sa place modeste dans l'économie.

Le mouvement des échanges nutritifs est forcément irrégulier pendant les poussées de la croissance, et surtout chez la femme, où les phénomènes périodiques de l'ovulation et de la menstruation, l'évolution des grossesses, la parturition, la lactation et enfin la ménopause amènent de si profondes modifications dans l'organisme.

Dans ces diverses circonstances, la glande est tenue de répondre aux besoins de l'organisme en liquide thyroïdien, et, comme les demandes sont souvent supérieures à la production normale, elle est dans l'obligation d'exagérer son débit.

L'hyperplasie de la thyroïde sera d'autant plus nécessaire et imminente que la glande sera elle-même dans un état d'infériorité organique, quand, par exemple, comme chez les jeunes femmes chlorotiques et anémiques, elle ne reçoit, pour entretenir sa sécrétion, qu'un sang appauvri.

Une preuve que les choses doivent se passer comme nous venons de le dire, c'est l'action efficace que l'ingestion du liquide thyroïdien exerce sur le goître, quand celui-ci est récent et qu'il existe chez des personnes jeunes, surtout chez celles dont la croissance n'est pas encore terminée. Par l'introduction artificielle de ce liquide, on supplée dans une certaine mesure à la sécrétion de la glande, et celle-ci, n'étant plus obligée de fonctionner d'une façon exagérée, tend à revenir à son volume normal.

L'hypertrophie goîtreuse, telle que nous venons de la présenter dans sa pathogénie, est donc l'indice d'une sécrétion insuffisante de la glande thyroïde, d'une hypothyroïdation. C'est l'opinion de Kocher, qui considère que le goître au début est la première manifestation de la cachexie strumiprive et la première étape vers le crétinisme. Cela résulte aussi des recherches de Baumann, qui a montré que, dans le goître, la teneur en iode est au-dessous de la normale.

Les expériences de Ballet et Enriquez sur des chiens soumis à l'hyperthyroïdisation, loin de contredire ces conclusions, les corroborent, au contraire. Ces chiens, auxquels on injecte de fortes doses de liquide thyroïdien, présentent en effet des phénomènes d'hypertrophie inflammatoire du côté du corps thyroïde, qui, à la longue, aboutissent à l'atrophie de l'organe. S'il est vrai que, dans un corps thyroïde devenant goîtreux parce qu'il y a insuffisance de sécrétion, l'introduction artificielle du liquide thyroïdien doit amener la régression de la tumeur, inversement, dans une glande saine et fonctionnant normalement, ce même liquide, injecté à très hautes doses et ne trouvant pas son utilisation, doit développer de l'irritation avec hypertrophie et consécutivement de la sclérose glandulaire ; car, quoique, à notre avis, le suc thyroïdien ne soit pas toxique quantitativement, son excès peut être altérant, comme tout médicament donné à haute dose, comme l'iodure de potassium peut produire des atrophies, quand il est donné sans mesure et sans indications.

L'efficacité de l'ingestion de la substance thyroïdienne était à peine reconnue que cette médication était aussitôt appliquée au traitement des goitres.

Après Sunderland, Rheinhold et Emminghaus, un grand nombre d'auteurs en signalèrent les heureux effets (Bruns, Kocher, Knopfelmacher, Augerer, Stabel, Marie, Séné, Branthomme, Lichtwitz et Sabrazès, etc.).

Tous furent d'accord pour reconnaître que, si les goitres anciens, devenus fibreux, kystiques ou colloïdes, sont réfractaires à cette médication, comme à tous les moyens ordinaires du reste, il n'en est pas de même des goitres hyperplasiques.

D'après Bruns, qui, à lui seul, possédait, en 1896, 350 observations de goitres parenchymateux simples traités par les diverses préparations thyroïdiennes, pour qu'un goitre de cette nature soit heureusement influencé par le traitement il doit présenter les trois conditions suivantes : 1° goitre de volume modéré ; 2° d'origine récente ; 3° chez un sujet jeune.

Pour Abadie, la médication thyroïdienne agit surtout dans les cas où le goitre est dû à une hypertrophie du tissu conjonctif, laquelle s'accompagne souvent d'une atrophie du tissu glandulaire (1).

Jaboulay, dans certains cas d'hypertrophie diffuse de la thyroïde avec noyaux énucléables, a allié ingénieusement le

(1) Abadie, *Soc. de méd. de Paris*, 9 oct. 1899.

traitement thyroïdien à l'intervention opératoire. Aux lieu et place des noyaux extirpés, il a déposé une parcelle de corps thyroïde d'agneau ; cette greffe, en se résorbant suivant les lois qui régissent l'hétérogreffe, a amené en huit jours une rétrocession complète des lobes hypertrophiés.

Lorsque, à la suite de la découverte de Baumann, on sut que la substance thyroïde devait son action à l'iodothyrine, principe iodé, la première application de ce principe nouvellement isolé fut le traitement des goitres, pour lesquels l'iode était déjà presque un spécifique.

L'iodothyrine fut d'abord essayée à Fribourg dans le service de Kraske, dont le chef de clinique Roos publia une vingtaine d'observations (1). Deux milligrammes d'iodothyrine incorporés dans un gramme de sucre de lait ont été administrés *pro die*. Après deux jours, en moyenne, on observe dans tous les cas des effets très marqués. La mensuration du cou accuse 2 et 3 centimètres de diminution : plus de suffocation ; l'état général s'améliore ; suivant plusieurs observations, le goitre disparaît d'une façon complète. Comme avec la substance thyroïdienne, on assiste à une guérison qu'on peut croire définitive, car plusieurs malades traités à l'iodothyrine ont été suivis pendant longtemps sans présenter de récidive.

Depuis, ces faits ont été confirmés à Berlin, à Munich, à Aix-la-Chapelle, à Paris, à Lyon, par Ewald, Trüpel, Grawitz, Henning, Magnus-Lévy, Marie et Joly, Poncet, Briau, Critchmaroff, etc.

De même que c'est dans le goitre endémique, si souvent accompagné de crétinisme, que l'iode s'est montré le plus efficace, de même la médication thyroïdienne a donné ses plus beaux résultats dans le goitre endémique accompagné ou non de crétinisme. On sait, du reste, les rapports du crétinisme et

(1) Roos, *Zeitsch. f. Physiol.*, trois derniers numéros de 1896 ; *Deutsch. med. Wochen.*, juillet, août, sept. 1896.

du myxœdème. Il n'est donc pas paradoxal que le même traitement agisse à la fois et dans le myxœdème, qui est la manifestation clinique de la disparition totale du corps thyroïde, et dans le goitre, qui consiste dans l'augmentation de volume de ce même organe, car nous avons dit que cette hypertrophie goitreuse répond plutôt à une atrophie fonctionnelle, le goitre pouvant être considéré comme la première étape vers l'état crétinoïde (Kocher).

C'est bien en effet par son iode qu'agit dans le goitre le suc thyroïdien. C'est l'opinion de Kocher, dont la compétence est si grande dans ces questions. Après avoir constaté les bons effets du traitement thyroïdien dans le goitre vulgaire, cet auteur déclare que, à apprécier la façon dont opère ce traitement, il semble que les phénomènes par lesquels passe le goitre pendant cette médication se rapportent en tout point à ce qu'a écrit Coindet, il y a près d'un siècle, sur l'action de l'iode ; de sorte que, à son avis, le liquide thyroïdien produit des résultats analogues à ceux que l'on obtient par l'iode.

Quand Kocher portait cette appréciation, Baumann n'avait pas encore isolé l'iodothyrine. Aujourd'hui, après cette découverte, il serait plus juste de dire, en renversant les termes de la proposition, que l'iode agit à la façon de l'iodothyrine ; car, par les effets de la médication thyroïdienne, se trouve dévoilée l'action anti-goitreuse de l'iode, si anciennement connue et jusque-là incomplètement expliquée. Si l'iode agit contre le goitre, c'est qu'il supplée à l'insuffisance de la thyroïde en lui fournissant l'élément fondamental de sa sécrétion.

Que le liquide thyroïdien agisse d'une façon similaire à celle de l'iode, nous n'y contredisons pas, mais il nous paraît certain qu'il agit d'une façon plus active. Bouchereau a eu l'idée de comparer les résultats de la médication thyroïdienne à ceux que fournit l'emploi de l'iode ; sa conclusion est que, dans les goitres récents, hyperplasiques, la thyroïdothérapie donne des résultats plus rapides et plus sûrs que le traitement ancien par l'iode.

Dans le liquide thyroïdien, l'association de l'iode à une substance organique rend certainement l'action de l'iode plus énergique. Pour que cet iode, qui se trouve en aussi faible proportion dans le corps thyroïde, agisse aussi efficacement, il faut qu'il acquiert, par son passage dans l'organisme animal et sa combinaison avec les albuminoïdes, des propriétés toutes spéciales. Son action est exaltée, centuplée, parce qu'elle n'est plus celle d'un corps minéral proprement dit, mais celle d'une substance organique : c'est l'*iode physiologique*. Ce n'est pas un fait rare, en effet, dans la matière médicale, de voir deux corps devant leurs propriétés curatives à une même substance avoir des propriétés différentes d'intensité suivant leur association chimique. Il en est certainement ainsi de l'iode et de la matière thyroïde (1).

Souvent aussi, paraît-il, il y aurait avantage à associer les deux médicaments, et Halipré (de Rouen) déclare avoir retiré les meilleurs effets du traitement mixte iodo-thyroïdien. Villars (de Verdun) a cité une observation suggestive à ce sujet. Chez une femme atteinte de goître, qui avait mal supporté d'abord le traitement iodé, le liquide thyroïdien fut administré pendant 20 jours, puis la médication iodée fut reprise et cette fois-là continuée avec plein succès, comme si le traitement thyroïdien avait donné le branle à la régression du goître que l'iode seul avait été impuissant à produire, mais qu'il avait pu achever, une fois la première impulsion donnée.

Les chirurgiens lyonnais qui, plus que d'autres chirurgiens en France, ont l'occasion de traiter des goîtres, ne sont pas, en général, favorables à la médication thyroïdienne (2). Pon-

(1) BRIQUET, la Thyroïdothérapie et les traitements iodé et ioduré (*Presse méd.*, 8 février 1902).

(2) La Valeur de la médication thyroïdienne dans le goître (*Société de médecine de Lyon*, 3 février 1896).

cet ne croit pas qu'elle soit utile dans les goîtres, pas plus du reste que la médication iodée. Cette défaveur, dans laquelle ces chirurgiens tiennent la médication, a sa raison d'être assurément quand il s'agit de goîtres autres que les goîtres hyperplasiques.

Mais en est-il de même quand il s'agit de ceux-ci ?

Personnellement, j'ai traité beaucoup de goîtres par le liquide thyroïdien et il ne m'a pas paru douteux que, dans les petits goîtres charnus des personnes jeunes, on obtient le plus souvent des résultats vraiment surprenants.

Ces goîtres de jeunes personnes sont modifiés rapidement par le traitement, et tel goître, contre lequel l'iode administré *intus et extra* avait été inefficace, disparaît comme par enchantement quand on emploie le liquide thyroïden. Souvent, il est vrai, la tumeur qui avait rétrocédé recommence à reparaître 4 ou 5 semaines après la cessation du traitement; on en est quitte pour recommencer, et, en général, on arrive à une disparition, ou tout au moins à une diminution définitive.

C'est en particulier dans le *goître suffocant*, qui est souvent un petit goître parenchymateux, et par conséquent justiciable de la médication, que celle-ci donne les résultats les plus utiles. J'ai vu, dans plusieurs cas, des malades atteints de goître suffocant, ayant du cornage, pris de crises de suffocation alarmante au moindre mouvement, et pour lesquels une intervention chirurgicale pouvait être indiquée, être rapidement et complètement soulagés par la médication. Il n'est pas douteux que, dans ces cas, la thyroïdothérapie est un moyen qui ne doit pas être négligé et doit être mis en œuvre avant de s'arrêter à une intervention chirurgicale d'urgence.

C'est là un point sur lequel je ne saurais trop insister; car, dans ces dernières années, j'ai été témoin de faits nombreux absolument surprenants.

Je citerai notamment deux malades qui étaient résolus, sur

les conseils qu'ils avaient reçus, à recourir à une opération et qui, ayant été soumises par moi à l'opothérapie thyroïdienne, ont vu leur goître suffocant rétrocéder rapidement et d'une façon définitive, l'un depuis deux ans et l'autre depuis quatre ans.

Je n'ai pas vu que l'iodothyrine fût plus efficace dans le traitement du goître que la glande en nature, l'une ou l'autre de ces substances devra être mise en usage suivant les commodités de leur emploi.

Comme, dans le traitement du goître, il y a lieu bien souvent de donner des doses intenses et assez longtemps continuées, il est utile d'associer au suc thyroïdien une petite dose d'arsenic, sous forme de liqueur de Fowler (8 à 10 gouttes par jour). De la sorte, on préviendrait, selon les indications de Mabille, non seulement les accidents de thyroïdisme, mais encore on compléterait l'action de la substance thyroïde, quand on emploie l'iodothyrine, laquelle ne contient pas d'arsenic (1).

(1) Bruns (de Tubingue), *Sem. méd.*, 1894, p. 468. *Ibidem*, 1895, p. 425. *Beitraege z. klin. Chir.*, XIII. — Kocher, *Corresp. Blatt. f. schweitzer Aertze*, 1er janv. 1895, *Sem. méd.*, 1895, p. 58. — Knoffelmacher, *Wien. klin. Wochen.*, 10 oct. 1895. — Angerer, *Munch. med. Wochens.*, 22 janv. 1896. — Stabel, *Soc. de méd. de Berlin*, 22 janv. 1896. — P. Marie, *Soc. méd. des hôp.*, 8 nov. 1895. — Séné (de Pauillac), *Journ. de méd. et de chir. pratiques*, 25 mai 1895. — Branthomme (de Noailles), *France médicale*, 1896. — Peugniez (d'Amiens), *Gaz. méd. de Picardie*, mai 1896. — Lichwitz et Sabrazès, *Bull. méd.*, 1897, p. 91. — Sabrazès et Cabannes, *Gazette hebd.*, 1898. — Bucalossi, *Settimana med. dello sperim.*, 18 juillet 1896. — Serafine, *Medicensk. Obosr.*, no 5, 1897. — Briau, *Lyon médical*, 26 sept. 1897 — Critchmaroff, *Thèse de Lyon*, 1897. — Hanszel, Traitement de 200 cas (*Wien. klin. Wochens.*, no 26, 1897). — Berger, *Journ. de méd. et de chir. pratiques*, 1898, p. 496. — Morello, *Revista Veneta*, 15 mars 1898. — Rembach, Ingestion du thymus dans le goître (*Mittheil. aus de grenzgebeiten der med. u. chir.*, 1, 2, 1896). — Bouchereau, *Centre médical*, 1er nov. 1896. — Haliphé, *Normandie médicale*, 15 déc. 1897. — Villars (de Verdun), *Congrès de méd.* tenu à Nancy, août 1896. — Rivière (de Lyon), *Médecine moderne*, 23 janv. 1901. — Ferrier, Médication thyroïdienne dans le goître épidémique (*Soc.

Un inconvénient de la médication thyroïdienne, particulier au traitement du goître, est la transformation du goître simple en goître exophtalmique, en un mot la basedowification du goître.

J'ai dit, dès 1885, — dans un mémoire à l'Académie de médecine où, *le premier* (avant Möbius), je faisais l'exposition de la théorie thyroïdienne du goître exophtalmique, — que, dans le goître vulgaire, existent des troubles du chimisme de la glande pouvant déterminer, à un moment donné, les symptômes de la maladie de Basedow. Ces goîtres, qui se basedowifient, sont d'observation fréquente, et cette particularité a été nettement mise en relief depuis (Maude, Brissaud, Broca, Lamy, Joffroy, Marie, etc.). Du reste, en dehors de toute manifestation basedowienne proprement dite, les goîtreux sont souvent sujets à des accélérations du pouls et aux palpitations (Vette), et on connaît, depuis que Rilliet a signalé la présence de l'iodisme constitutionnel dans le traitement du goître, leur susceptibilité à l'égard de cette substance. D'après cet auteur, quelques centigrammes d'iode administrés à l'intérieur, ou même en friction à des goîtreux, un simple séjour sur les bords de la mer suffisent pour produire de la boulimie, des troubles nerveux divers et surtout une tachycardie violente et permanente. Ces prétendus phénomènes d'intoxication iodique à très petites doses avaient été déjà justement interprétés par Trousseau comme des cas de goître exophtalmique latent que l'administration de l'iode rendait plus manifestes.

méd. des hôpitaux, 18 décembre 1901). — MARTENS PAYNE, Six cas de goître traités avec succès par la thyroïdine (*Brit. med. Journ.*, 21 mars 1903). — Louis DOR, Pathogénie et anatomie patholog. des goîtres (*Gaz. des Hôp.*, 30 avril-2 mai 1903). — KOCHER, Élimination de l'iode par les urines et rapport avec la teneur en iode des goîtres et la diminution de leur volume (*Semaine médicale*, 1905, p. 101). — Trait. thy. du goître (*Semaine médicale*, 1900, 599). — CHEVRAUT, Étiologie du goître (*Arch. de méd. et de pharm. milit.*, 1911, p. 11).

La présence d'un goître comporte donc chez certains sujets une sorte de thyroïdisme latent. Ce sont, pour ainsi dire, des **déséquilibrés** de la Thyroïde. Il convient, par conséquent, de réunir par un lien commun, ainsi que l'a fait remarquer Jaunin, les termes suivants de la même série : iodisme-thyroïdisme, thyroïdisme-maladie de Basedow, iodisme-maladie de Basedow (1).

Mieux encore que l'iode, l'iodothyrine est capable d'amener cette transformation du goître simple en goître exophtalmique.

Je viens d'observer de ce fait un cas des plus probants.

Une jeune fille de 24 ans est atteinte d'un petit goître dont elle désire vivement la disparition. Quoique atteinte de scoliose rachitique, elle est bien portante d'autre part : bien menstruée, pas d'anémie, pas de signe de basedowisme, toutes les apparences d'une parfaite santé.

Je lui prescris une faible dose d'iodothyrine, 0,15 centigr. par jour.

Après dix jours de traitement, cette malade présentait le syndrôme complet de Basedow : tremblement, tachycardie, exorbitis léger avec éclat très prononcé du regard, dyspnée, sueurs, etc.

Le traitement fut immédiatement cessé, et, deux mois après, la malade avait repris son état ordinaire.

Se basant sur une similitude de fonction qui existerait entre le corps thyroïde et le thymus, certains auteurs ont pensé

(1) G. Gauthier (de Charolles), De la cachexie thyroïdienne dans la maladie de Basedow (*Lyon médical*, 27 mai 1888). — Des goîtres exophtalmiques secondaires ou symptomatiques (*Lyon médical*, 1893, nos 2, 3 et 4). — Jaunin, Iodisme constitutionnel ; thyroïdisme et maladie de Basedow (*Revue de la suisse romande*, juin 1899, p. 301). — Mikulicz et Reinbach, Thyroïdisme dans le goître simple (*Mit. a. d. Grenzgeb. der Med. u. Chir.*, VIII, 3, 1901).

employer contre le goître ordinaire la *substance thymique*. Bertram Abrahams est le seul qui prétend en avoir retiré des effets remarquables, plus même que dans le goître exophtalmique, où cette substance a été surtout employée, comme nous le dirons tout à l'heure. Mais, en général, les résultats obtenus ont été contradictoires, et la médication thymique contre le goître ordinaire paraît définitivement abandonnée. Ewald affirme qu'en aucun cas le traitement par le thymus ne peut être efficace dans le goître ordinaire, car cette glande ne renferme jamais d'iode, et que c'est par l'iode qu'elle contient que la substance thyroïde agit sur le goître.

CHAPITRE IV

THYROIDOTHÉRAPIE DIRECTE (*suite*)

GOITRE EXOPHTALMIQUE

SOMMAIRE. — Priorité pour la théorie thyréogène. — Le goitre exophtalmique n'est pas dû à une augmentation, mais à une altération de la sécrétion thyroïdienne. — Théorie des lipoïdes. — Théorie thyroïdo-surrénale.

Du jour où a pris naissance la théorie thyréogène du Goître exophtalmique, cette maladie est devenue une affection du corps thyroïde.

Cette théorie thyréogène, j'ai été certainement le *premier* à la formuler. Aussi qu'il me soit permis de transcrire ce que je j'écrivais dès 1885, sur ce sujet :

« Il existe un autre facteur de la cachexie exophtalmique « (ou plutôt thyroïdienne) que nous n'avons trouvé mentionné « nulle part ; nous voulons parler du rôle sécrétoire de la glande « thyroïde. Ce rôle du corps thyroïde était resté obscur jusque « dans ces dernières années, et c'est à la suite de ce qui a été « observé par les chirurgiens pratiquant la thyroïdectomie « dans les pays où le goître est endémique qu'un peu de « lumière a été jeté sur ce sujet. » Puis, après avoir, dans un long exposé, rappelé la production de la cachexie strumiprive après la thyroïdectomie, — rapproché l'existence du myxœdème de l'absence congénitale du corps thyroïde, — rapporté les recherches physiologiques de Schiff, Colzi, Tizzoni, Horsley sur les fonctions de sécrétion de cet organe, je montrais que tous les symptômes du myxœdème cadrent, mais en sens inverse, avec ceux du goître exophtalmique et je concluais à une pathogénie similaire des deux affections. Je terminais en disant : « En somme, je crois que la lésion de la glande thy- « roïde dans la maladie de Basedow agit au point de vue de « la production des symptômes de la même façon que la lésion « des organes lymphogènes dans la cachexie leucémique et « que les capsules surrénales dans la maladie d'Addison. C'est « là un aperçu que nous entr'ouvrons d'autant plus utilement, « croyons-nous, que les relations entre le goître exophtalmi- « que et le goître simple n'ont été étudiées jusqu'à ce jour « que d'une façon très incomplète (1). »

Je crois qu'il faudrait être bien exigeant pour ne pas reconnaître dans ces lignes l'idée nettement formulée de la théorie thyroïdienne de la maladie de Basedow, telle même qu'aujourd'hui encore, après vingt-huit ans, elle est énoncée dans sa généralité.

Les questions de priorité, on le sait, sont généralement sujettes à d'interminables controverses. C'est ainsi qu'après près d'un siècle on est loin d'être d'accord sur le nom d'un premier auteur à qui revient l'honneur d'avoir décrit le goître exophtalmique. Est-ce Basedow, Graves, Parry ou Henri Marsch? Est ce même Flajani? Voilà qui ne sera jamais résolu.

En ce qui concerne la *Théorie thyroïdienne du goître exophtalmique*, il est donc d'une certaine importance que la question de priorité soit élucidée.

La citation que je viens de reproduire est tirée d'un Mémoire que je déposais dans le courant de septembre 1885 à l'Académie de médecine ayant pour épigraphe : *Quæ vidi scripsi*, et pour titre : *le Goître exophtalmique*, sujet proposé pour le concours du prix Portal de 1886.

(1) G. Gauthier, Du goître exophtalmique (Mémoire présenté à l'Académie de médecine en septembre 1885 pour le concours du prix Portal de 1886).

On sait que les concours académiques sont clos, chaque année, en février, et cela suffirait, en dehors de toute autre date antérieure et plus précise que je puis citer, pour établir que mon Mémoire a été déposé bien avant que Möbius ait publié ses écrits.

En effet, la première mention que Möbius ait faite de sa théorie thyréogène date du mois d'avril 1886; ce n'était du reste qu'une vague mention à propos de l'analyse d'un travail de Jendrassik (1) et ce n'est en réalité qu'en 1891, à la suite d'autres écrits du médecin allemand (2), que la nouvelle théorie commença à être prise en considération et rencontra des partisans autorisés dans le monde médical.

Trois ans après mon premier mémoire, en 1888, je reprenais dans *le Lyon médical* (n° du 27 mai) cette question dans un article avec ce titre significatif : *De la cachexie thyroïdienne dans la maladie de Basedow*. Ce travail avait été antérieurement l'objet d'une discussion à la Société des Sciences Médicales de Lyon (séances d'avril) (3), et les médecins qui prirent part à cette discussion considérèrent mon idée comme absolument nouvelle... et inacceptable. Cependant, vers cette époque paraissait la thèse de Bertoye (4), mais les idées que le professeur Renaut (de Lyon) y développait dans le chapitre IV sur la « production d'un agent infectieux résultant « d'un *défaut de fonctionnement* de la glande thyroïde et

(1) Jendrassik, Vom Verahltnisse der poliomyencephalitis zur Basedow'sche Krankeit (*Arch. f. physiolog.*, XVIII, p. 301, 1886). — Möbius, *Schmidts Jahrbücher der gesammten medicin Jahrg.*, 1886, Bd. 201, n° 3, april, p. 237.

(2) Möbius, Ueber eine eigentgümliche vertheilung des œdems bei morbus Basedowi (*Schmidt's Jahrb.*, 320, p. 135, 1891). — *Ueber die Basedow'sche Krankeit* (*Zeitsch. f. nervenhlk*, I, p. 400). — *Neurol. Centralblatt.*, 1891, n° 10.

(3) *Lyon médical*. Société des Sciences médicales, t. LVIII, avril 1888, pp. 135-136-137.

(4) H. Bertoye, *Thèse de Lyon*, avril 1888.

« capable de produire la fièvre et d'autres manifestations du « goître exophtalmique », n'avaient pas encore eu le temps d'être connues des médecins lyonnais. Quant à l'écrit de Möbius, ce n'avait été qu'une vague mention qui n'avait pas encore attiré l'attention et que, pour ma part, j'ignorais comme tout le monde.

Entre temps, en 1890, la *Revue de médecine* publiait, après en avoir reçu le dépôt depuis près de dix-huit mois, un autre travail, écrit en réalité en 1888, et dans lequel je montrais que, si la plupart des symptômes du goître exophtalmique trouvent une explication pathogénique dans un trouble de la région bulbo-protubérantielle, la cachexie basedowienne, par contre, ne peut s'expliquer que par une auto-intoxication thyroïdienne.

La même année, Th. Chevalier soutenait devant la Faculté de Montpellier une thèse où, prenant thème de mes mémoires de 1888 et 1890, il développait mes idées dans le même sens.

En dernier lieu enfin, en 1893, paraissait, dans *le Lyon médical*, un mémoire (*Des goîtres exophtalmiques secondaires ou symptomatiques*), où je cherchais à démontrer que la névrose thyro-exophtalmique n'est, le plus souvent, à l'exemple d'autres névroses, l'épilepsie et la chorée, qu'un syndrome, et je « divisais les lésions ou modifications d'organes pouvant « s'accompagner du goître exophtalmique-symptôme, en plusieurs catégories :

« 1° *lésions du corps thyroïde;* 2° lésions cérébro-bulbaires; « 3° lésions des fosses nasales ; 4° modifications du côté des « organes génitaux. »

Dans le chapitre ayant trait aux lésions du corps thyroïde, je développais très longuement mes idées émises depuis 1885, continuant à penser, à l'inverse de Möbius, « qu'à l'hypertro« phie de la glande thyroïde correspond une atrophie fonc« tionnelle; que le stroma fibreux y prend des proportions

« prédominantes et subit la rétraction cirrhotique, ou bien « que des kystes hématiques, des infarctus sanguins d'âges « différents, détruisent le tissu propre de la glande ; qu'en « un mot la détérioration fonctionnelle de l'organe entraîne « une toxhémie spéciale encore mal déterminée qui se traduit « par les manifestations nerveuses de la maladie de Base- « dow. »

Il est donc bien démontré que, depuis 1885, c'est-à-dire antérieurement au premier écrit de Möbius, j'ai, dans une série d'articles sur la Maladie de Basedow, insisté sur le rôle fonctionnel de la glande thyroïde dans la production de cette maladie; que mon mémoire de 1885 donne très nettement la formule de la théorie thyroïdienne ; qu'en un mot *j'ai le droit incontestable à la priorité dans la découverte de cette théorie.*

Comment se fait-il donc que cette priorité, si elle ne m'est pas précisément contestée, n'est pas mentionnée à mon actif dans les écrits *français ?*

Est-ce parce que mon mémoire de 1885 à l'Académie de médecine n'a été connu que des seuls académiciens juges du concours du prix Portal de 1886? Mais, depuis cette époque jusqu'à ce jour, je n'ai cessé, par la publication ininterrompue d'articles parus dans des journaux de médecine très répandus, de rappeler et de revendiquer mon droit à cette priorité (1).

Est-ce parce que Möbius et la plupart des « thyroïdiens » rattachent le complexus basedowien à une suractivité du corps thyroïde, tandis que j'ai cru, dès le début, et que je persiste

(1) G. GAUTHIER (de Charolles), Du goître exophtalmique (Mémoire présenté à l'Académie de médecine pour le concours du prix Portal de 1886). — De la cachexie thyroïdienne dans la maladie de Basedow (*Lyon médical*, 1888, n° du 27 mai). — Traitement de la maladie de Graves, du dia-

encore à croire, que c'est, au contraire, une adultération de la sécrétion thyroïdienne qui est en jeu ? Mais cela empêche-t-il le professeur Renaut de se déclarer partisan de la théorie thyroïdienne depuis 1888, et y a-t-il personne qui pourrait sérieusement lui contester ce droit, parce que, dans la thèse de Bertoye, il admettait « l'existence d'un défaut de fonctionnement de la glande »?

Et puis, aujourd'hui encore, connaît-on bien positivement par quel mécanisme l'adultération de la thyroïde engendre les symptômes basedowiens ?

Est-on absolument autorisé à dire que, le myxœdème étant lié à l'absence de la thyroïde, le goître exophtalmique, qui présente l'inversion des phénomènes myxœdémateux, doit au contraire tenir à une suractivité de la glande? Mais n'est-il pas très commun, en pathologie, de voir des organes diminués dans leur fonctionnement, mais selon des modalités différentes, produire une phénoménalité différente selon les cas?

Est-ce l'*enzyme*, ferment spécial sécrété par le corps thyroïde, qui, subissant une hypersécrétion, détruit trop rapidement une autre substance, la *thyroprotéide* (dont la présence en excès dans le sang engendrerait le myxœdème), et crée par cette décomposition un excès de *thyroïdine* dont le débit exagéré provoque dans l'organisme, par hyperthyroïdation,

bète et de l'épilepsie par l'antipyrine (*Revue générale de clinique et de thérapeutique*, 1888, p. 304). — Du goître exophtalmique considéré au point de vue de sa nature et de ses causes (*Revue de médecine*, 1890, t. X, p. 409) — Des goîtres exophtalmiques secondaires ou symptomatiques (*Lyon médical*, 1893, nos 2, 3 et 4). — Théorie thyroïdienne du goître exophtalmique (*Progrès médical*, 1894, no du 19 mai, p. 365). — Corps thyroïde et Maladie de Basedow (*Lyon médical*, 1895, no 35). — Fonctions du corps thyroïde : Pathogénie du goître sporadique, du goître endémique, du goître exophtalmique (*Revue de Médecine*, 1900, nos 1-3-5). — Physiologie et Pathologie du corps thyroïde (ouvrage récompensé par l'Académie de Médecine, 1899). — Les Médications thyroïdiennes (ouvrage couronné par l'Académie de Médecine. Prix Desportes), volume de 230 p. in-8, 1902. J.-B. Baillière et fils.

les symptômes de la maladie de Basedow (Notkine et Bajenoff) ?

Est-ce une adultération spéciale du corps thyroïde, fort savamment expliquée et décrite par le professeur Renaut, qui, entravant l'excrétion de la *thyrocolloïne*, produit adulte et mûr de la sécrétion thyroïdienne, permet seulement le débit de la *thyromucoïne*, produit fœtal et inutilisable dans un organisme d'adulte, et manifestant ses méfaits par les symptômes basedowiens?

Est-ce encore une auto-intoxication par une substance élaborée dans la thyroïde, ayant beaucoup d'analogies dans ses propriétés avec celle de la cocaïne (Dourdoufi) (1) ?

Ce sont là assurément autant de données scientifiques sérieusement étudiées par des savants de grand mérite; mais tant qu'il n'existera pas plus de concordance entre ces données diverses, il n'est pas permis de les faire sortir définitivement du domaine des hypothèses.

Dès lors, dans cette question, la priorité ne revient pas à ceux qui les premiers donnent des nuances à la théorie, mais à celui qui le premier en a donné la formule générale. Et je répète que je prétends être celui-là.

Mais ainsi vont toujours les choses que, dans le monde médical comme ailleurs, autant vaut l'auteur, autant valent l'attention et la considération qu'on prête à ses œuvres. Le nom d'un modeste médecin de campagne, attaché à un écrit, ne frappe pas l'œil et l'attention, comme l'estampille d'un nom hautement coté dans la science, à moins pourtant que le nom et l'écrit viennent de l'étranger.

Ce travers est de tous les temps et de tous les lieux. Et la

(1) J'ai dit, il y a longtemps déjà, que le goitre exophtalmique pouvait naître, dans certaines circonstances, de l'emploi abusif de la cocaïne (G. GAUTHIER, Anesthésie par la cocaïne, in *Revue générale de clinique et de thérapeutique*, 1888, p. 152).

raison qui fait qu'en France on préfère accorder à l'Allemand Möbius la priorité qui m'appartient est la même assurément qui fait qu'en Allemagne on ne répugne pas à me l'accorder à moi-même.

En effet, dès 1894, dans un ouvrage qui était la plus volumineuse monographie, avec l'index bibliographique le plus complet, de la Maladie de Basedow, le docteur Buschan (de Stettin) établissait d'un façon formelle que la priorité pour la découverte de la théorie thyroïdienne m'appartient (1) :

Page 15. « En 1885, Gauthier indique *pour la première fois* « certain rapport entre la fonction chimique de la glande thy- « roïde et la formation du Morbus Basedowi. »

Page 76. « Gabriel Gauthier fut *le premier* qui, en 1885, « attira l'attention sur l'existence d'un certain rapport entre « la fonction chimique de la glande thyroïde et le Morbus « Basedowi. Comme point de départ, il prit les ressemblan- « ces qui existent entre le Morbus Basedowi et les diffé- « rentes formes du marasme à la suite de certaines affections « de la glande thyroïde, telles que le myxœdème, cachexie « strumiprive, crétinisme... Gauthier, *le premier*, prit donc « en considération cette possibilité pour la maladie de Base- « dow et obtint la conviction qu'on pourrait fort bien accepter « comme exacte l'idée d'un trouble dans l'activité de la « glande, etc., etc. »

Dans un écrit plus récent (2), le même auteur répète à plusieurs reprises que « la théorie thyroïdienne de la maladie de Basedow a été émise d'abord par Gauthier et presque en même temps par Möbius ».

Au *quinzième congrès allemand de médecine interne* tenu

(1) G. Buschan (de Stettin), Die Basedow'sche Krankheit (*Eine Monographie. Von der Berliner Hufeland-Gesellschaft preighkrœate Arbeit*). Leipzig und Wien. Franz Deuticke. 1894, grand format de 185 pages.

(2) Buschan (de Stettin), *Separat Abdruck. aus der Real-Encyclopædie der gesammten Heilkunde. Encyclopædische Jahrbücher*, IV, Band.

à Berlin en juin 1897, le professeur Eulenburg (de Berlin) répète à plusieurs reprises que la théorie thyroïdienne de la maladie de Basedow a été émise d'abord par Gauthier, et après par Möbius.

Personne ne contestera que les Allemands sont en général assez peu généreux à l'égard des Français, en fait de priorité, pour que leur témoignage ait quelque valeur.

Cette question de priorité établie, reprenons notre sujet.

Dès son premier travail, Möbius rattacha le complexus basedowien à une exagération de la sécrétion du corps thyroïde, tandis que, pour ma part, je pensais et continue encore à penser que c'est une altération de la sécrétion glandulaire qui est en jeu.

L'idée de Möbius fit son chemin et aujourd'hui le plus grand nombre des « thyroïdiens » partagent l'opinion de ce savant.

Il faut convenir que cette adhésion presque générale à l'opinion de Möbius s'appuie sur des raisons qui, au premier abord, semblent devoir entraîner la conviction.

C'est incontestablement l'antithèse des symptômes que présentent le myxœdème et la maladie de Basedow qui m'a suggéré à moi-même la première idée de rattacher cette dernière maladie à une lésion du corps thyroïde.

Le myxœdème est un état morbide dont la seule et unique cause est l'annihilation fonctionnelle du corps thyroïde : l'hypothyroïdie est la condition *sine qua non* de cette dystrophie totale et elle se révèle par des symptômes généralement inverses de ceux de la maladie de Basedow. Au myxœdème appartiennent l'insuffisance des phénomènes nutritifs, la paresse cardiaque, la lenteur du pouls, le refroidissement central et périphérique, la sécheresse de la peau, la torpeur intellectuelle, la perte de l'appétit, la constipation opiniâtre, etc. A la maladie de Basedow appartiennent autant de symptômes justement contraires : la suractivité nutritive, l'éréthisme cardiaque, la fréquence du pouls, l'élévation de la température qui se traduit quelquefois par un état fébrile permanent (Renaut, Bertoye), les hypercrinies cutanées, l'excitation intellectuelle, la boulimie, la diarrhée, etc... Or, comme tous les troubles qui ont permis de fixer la nosographie du myxœdème résultent de la disparition totale ou partielle de la sécrétion thyroïdienne, on peut dire qu'ils caractérisent l'*hypothyroïdie*. Ne va-t-il pas de soi que les symptômes contraires résultent d'une exagération de la sécrétion thyroïdienne et qu'ils caractérisent l'*hyperthyroïdie?* Et alors, la logique ne dicte-t-elle pas impérieusement ces conclusions ? Si le myxœdème a pour point de départ l'insuffisance anatomique et fonctionnelle du corps thyroïde, la maladie de Basedow doit reconnaître pour cause l'exubérance anatomique et fonctionnelle de la même glande. A première vue, ce raisonnement paraît inattaquable, mais ce n'est là qu'un raisonnement et la pathologie n'a jamais passé pour le triomphe du syllogisme.

Cependant, la clinique et l'expérimentation venaient appuyer le raisonnement et donner plus de poids encore à l'idée de l'hyperthyroïdie dans la maladie de Basedow.

Les caractères des phénomènes qui se produisent sous l'influence du traitement thyroïdien sont tellement particuliers qu'aux yeux du médecin qui les observe ils doivent forcément rappeler quelques-uns des traits du goître exophtalmique. En effet, la tachycardie, l'élévation de la température, l'insomnie et l'agitation, la polyurie, l'albuminurie, la paraplégie incomplète, la sensation de chaleur, la sudation exagérée, la diarrhée, qui peuvent se montrer au cours du traitement thyroïdien, sont fort analogues aux phénomènes du même genre si fréquemment constatés dans la maladie de Basedow.

Béclère, chez une femme atteinte de myxœdème et à qui par

erreur on avait donné une dose exagérée de substance thyroïdienne, et par conséquent produit une véritable hyperthyroïdation, vit non seulement disparaître le myxœdème, mais encore survenir des symptômes de maladie de Basedow; en outre des phénomènes précités, on put constater de la glucosurie, du tremblement, de l'éclat du regard se rapprochant de l'exophtalmie (1).

Pareillement, dans leurs expériences d'hyperthyroïdisation sur des chiens, Ballet et Enriquez ont reproduit, dans une certaine mesure, un grand nombre des symptômes de la maladie de Basedow.

D'un autre côté, on reconnut que le traitement thyroïdien, que j'avais été le premier à préconiser dans la maladie de Basedow, y était contre-indiqué et donnait de mauvais résultats, tandis que les traitements chirurgicaux qui, à l'encontre du précédent, ont pour but de diminuer la quantité du liquide thyroïdien amélioraient et guérissaient la maladie.

C'est ainsi que l'excision partielle du goître basedowien qui, d'après la théorie, doit restreindre l'hypersécrétion glandulaire en diminuant le volume de l'organe, donnait des succès remarquables : 83 p. 100 d'après Putnam, 82 p. 100 d'après Birner.

De même, la ligature des artères thyroïdiennes, qui amène l'atrophie de ce goître hyperémique, était conseillée et pratiquée avec d'excellents résultats par Kocher et réussissait entre les mains d'autres chirurgiens.

Mêmes succès avec l'opération de Poncet-Jaboulay, dite *exothyropexie*, qui, consistant en l'exposition et la fixation au dehors de la tumeur thyroïdienne, provoque rapidement une atrophie du goître par une sorte de « desséchement humide ».

Tous ces faits de raisonnement, d'observations et d'expé-

(1) BÉCLÈRE, Du thyroïdisme et de ses rapports avec l'hystérie et la maladie de Basedow (*Soc. méd. des hôpitaux*, 12 octobre 1894). — P. MARIE, Nature de la maladie de Basedow (*Soc. méd. des hôpitaux*, 23 février 1894).

riences constituaient assurément des arguments plus que suffisants pour faire triompher l'idée de l'exagération de la sécrétion thyroïdienne dans la production du goître exophtalmique.

Cependant, dès la première heure, des difficultés d'interprétation surgirent, quand on considéra les lésions thyroïdiennes d'où pouvait procéder la maladie de Basedow. Un point d'abord ressortait nettement de toutes les constatations anatomiques, c'est que les lésions macroscopiques variaient à l'infini : on trouvait des kystes, des goîtres vasculaires, des goîtres parenchymateux, des goîtres fibreux, du sarcome, etc. ; en un mot, tout ce qui peut exister dans le goître vulgaire.

Nombreux aussi étaient les cas où l'hypertrophie du corps thyroïde faisait défaut ou était si peu accusée et si peu apparente qu'elle ne se traduisait pas à la simple inspection du cou et qu'un examen microscopique sur la pièce anatomique était nécessaire pour établir l'existence d'une lésion.

Les recherches histologiques se mirent donc à l'œuvre, et on trouva d'abord dans les deux tumeurs, goîtreuse vulgaire et goîtreuse basedowienne, des altérations rigoureusement identiques ; mais, tandis que, dans le goître simple, ces altérations étaient partielles et ne changeaient en rien la constitution et la formation du tissu resté sain, dans le goître exophtalmique, elles étaient généralisées à la totalité de la glande et de ce fait modifiaient du tout au tout la quantité de la sécrétion normale.

Ce premier point acquis ne suffisait pas : il fallait encore démontrer, pour que la théorie eût raison, que cette lésion généralisée était de nature à engendrer l'hyperthyroïdation. C'était, on le comprend, la clef de la question.

Eh bien ! jusqu'à ce jour on n'a pas rencontré l'hyperplasie épithéliale, seule capable d'expliquer une hypersécrétion thyroïdienne. Dans les examens histologiques, on s'est toujours trouvé en présence de lésions qui, au contraire, sont restrictives, au premier chef, de la fonction sécrétante.

Qu'a-t-on trouvé en effet? En dehors des formations kystiques qui sont purement accidentelles et peuvent faire défaut, on a constaté une sorte de cirrhose hypertrophique (Létienne, Brissaud), consistant en une pullulation de follicules au sein d'un tissu plus ou moins dense de sclérose interstitielle.

Les follicules acquièrent de place en place des proportions qui les transforment en véritables kystes ou bien ils augmentent de nombre sans devenir kystiques, ce qui, dans tous les cas, explique comment la glande s'hypertrophie; mais, kystique ou non, le follicule présente un épithélium le plus souvent aplati, au point de devenir presque invisible; son contenu n'est plus colloïde mais simplement muqueux (Brissaud). Cette disparition de la matière colloïde est des plus fréquentes et présente une grande importance.

L'altération du tissu interstitiel consiste en une véritable sclérose avec artérite des plus prononcées. Associée à la thyroïdite épithéliale dont il vient d'être parlé, cette sclérose constitue donc bien une lésion restrictive de la sécrétion.

Cette sclérose interacineuse atteint nécessairement le fin réseau vasculaire thyroïdien, et les lymphatiques en particulier subissent des modifications qui ont été parfaitement étudiées par le professeur Renaut de Lyon (1).

Si on considère, dit Renaut, un lobule thyroïdien, on constate que pas un lymphatique ne se montre dans l'intérieur du lobule. Tout le système lymphatique intra-lobulaire est anéanti. Les follicules marginaux seuls débitent leur substance muqueuse ou colloïde dans les lymphatiques interlobulaires demeurés à leur portée comme voie d'issue. Au centre du lobule, la voie sanguine veineuse subsiste seule; elle y règne

(1) Brissaud et Renaut, Corps thyroïde et maladie de Basedow (*Congrès des Neurologistes et des Aliénistes*, tenu à Bordeaux, 1er août 1895).

largement; les capillaires veineux apparaissent souvent énormes, gros en section comme des follicules thyroïdiens.

Le débit de la sécrétion thyroïdienne se fait donc par les lymphatiques sur la marge des lobules; à leur centre, il ne peut se faire que par la voie veineuse directe.

Renaut considère cet effacement des lymphatiques intralobulaires comme la lésion spéciale et caractéristique de la maladie de Basedow. Il en fait la base de sa théorie thyréogène, qui est assurément la plus complète et la plus satisfaisante de toutes celles qui ont été édifiées jusqu'à ce jour, mais qui, disons-le tout de suite, n'est nullement en faveur de l'idée d'une hyperthyroïdation.

En même temps que la thyroïdite formative interstitielle amène l'annulation centro-lobulaire des vaisseaux lymphatiques, elle détermine l'apparition d'un tissu glandulaire de nouvelle formation, dont la sécrétion diffère de celle du tissu normal.

En effet, les vaisseaux lymphatiques étant les véritables canaux excréteurs fonctionnels de la thyroïde, leur effacement va produire ce qui se passe dans les glandes dont on a lié le canal excréteur, ou dans celles dont le canal a été lentement obstrué, ainsi que c'est le cas le plus habituel dans les cirrhoses. L'activité sécrétoire se réduit alors, se simplifie; le parenchyme glandulaire prolifère, revient à des formes embryonnaires. C'est la cirrhose hypertrophique avec ses néoformations glandulaires de nature fœtale, telles que Brissaud, Letienne, Greenfied les ont tr ivées au sein du lobule thyroïdien des exophtalmiques.

Par d'habiles recherches histologiques, Renaut a démontré que tout ce parenchyme glandulaire de nouvelle formation prend naissance dans l'intérieur du lobule, tandis que les follicules d'apparence normale ou en voie d'extension par cloisonnement se trouvent à la marge du lobule. L'incitation formative a donc fixé son siège là où les lymphatiques, canaux d'excrétion naturels, n'existent plus.

Si, à l'aide de l'éosine hématoxylique qui teint en rose la matière de sécrétion, on pratique la coloration des lobules, on constate que cette matière apparaît fortement teintée dans les lymphatiques interlobulaires et dans les follicules marginaux, tandis qu'au contraire, dans les follicules centraux, la coloration est faible, et que, dans les follicules néoformés au centre du lobule, elle est nulle. On est donc en droit de conclure que les follicules centraux néoformés contiennent une matière colloïde différente de celle des follicules marginaux adultes. Cette matière jeune est la même que la substance brillante qu'on trouve dans la thyroïde d'un fœtus humain de trois mois et qui elle aussi n'est pas colorable par l'éosine.

Cette substance que sécrète l'épithélium thyroïdien quand il est à l'état embryonnaire, Renaut la nomme par convention thyromucoïne, réservant le nom de thyrocolloïne à la substance qui est sécrétée quand le follicule a son conditionnement connectivo-vasculaire normal et qui répond comme constitution histo-chimique à la matière colloïde telle qu'on la connaît.

On comprend dès lors ce qui se passe dans le goître exophtalmique. Cette thyromucoïne, produit de sécrétion anormal, fœtal, prenant naissance au centre de chaque lobule où précisément les lymphatiques, voies normales d'excrétion, ont totalement disparu, ne peut plus être débitée que par la voie veineuse, très active dans ce centre lobulaire. Ce produit tombe donc directement dans le sang où il joue le rôle d'une *substance nuisible*. Utilisable seulement dans un organisme fœtal où tout est à créer, à transformer et à détruire, cette thyromucoïne ne peut être utilisée dans un organisme d'adulte et se trouve étrangère au mouvement nutritif actuel.

Ainsi est constituée la *phase d'intoxication* et véritablement thyroïdienne du goître exophtalmique. La thyromucoïne est le poison basedowien : c'est elle qui, par son action sur le système nerveux, suscite le syndrome basedowien constitué par ses termes constants. C'est elle, à coup sûr, qui produit la fièvre bien décrite par Renaut et Bertoye.

Cependant, Renaut admet qu'au début, dans la phase inaugurale, il existe une véritable hyperthyroïdation, laquelle occasionne dans la glande le mouvement sub-inflammatoire et la thyroïdite interstitielle formative avec les lésions dont nous avons parlé. Cette hypersécrétion du début est purement fonctionnelle; elle est amenée par un *primum movens*, qui est variable suivant les causes morales ou physiques de la maladie et qui actionne les centres nerveux, probablement le centre bulbo-protubérantiel et plus précisément le point d'où se projette le complexus émotif, comme le font présager les observations de Raymond et Sérieux.

Il en est ici comme pour toutes les scléroses interstitielles formatives, qui sont généralement précédées d'une phase d'hyperfonctionnement de l'organe.

Ainsi qu'on le voit, cette théorie de Renaut, qui s'appuie sur tant de données précises, et semble se rapprocher beaucoup de la vérité, est loin de prendre l'hyperthyroïdation pour base. Dans la phase d'intoxication, qui est bien la principale de la maladie, c'est une *adultération* du liquide thyroïdien qui est en jeu, l'hypersécrétion n'est admise que pour la période inaugurale. Et encore, cette introduction partielle de l'hyperthyroïdation dans la pathogénie de la maladie de Basedow n'a été formulée par Renaut qu'en dernier lieu; car, dans la thèse de Bertoye (1), dont le chapitre principal paraît avoir été écrit par le professeur, la conclusion est que « l'agent toxique doit son existence au défaut de fonctionnement de la glande thyroïde ».

(1) Bertoye, *Thèse de Lyon*, avril 1888.

En résumé, à considérer les choses de près, la théorie de l'hyperthyroïdation, tout en s'appuyant sur des faits d'une valeur incontestable, laisse pourtant une large place au doute.

De ce que le myxœdème, manifestation certaine de la suppression de la fonction thyroïdienne, reproduit en sens inverse tous les symptômes de la maladie de Basedow, il ne s'en suit pas forcément que celle-ci soit causée par la sécrétion exagérée de la glande. N'est-il pas très commun, en pathologie, de voir des organes diminués dans leur fonctionnement, mais selon des modalités différentes, produire une phénoménalité différente suivant les cas? D'autre part, si les injections de liquide thyroïdien ont représenté quelquefois certains symptômes basedowiens, elles n'ont pas produit la maladie de Basedow; jamais non plus on n'a pu créer la maladie en excitant par un procédé quelconque l'action sécrétoire du corps thyroïde. Bien plus, on observe parfois quelques-uns des symptômes basedowiens à la suite d'injections de liquides organiques autres que le liquide thyroïdien. S'il y a des cas dans lesquels le liquide thyroïdien a aggravé la maladie de Basedow, il en existe beaucoup où celle-ci a été améliorée.

La maladie de Basedow se présente incontestablement avec les apparences d'une véritable cachexie. Appelée cachexie exophtalmique par certains auteurs, elle mérite plus proprement le nom de *cachexie thyroïdienne*, ainsi que je l'ai écrit il y a longtemps. Or, si la suppression d'une sécrétion glandulaire est capable d'entraîner un état cachectique, comme cela se voit dans le myxœdème, il est moins ordinaire et moins admissible que l'exagération d'une sécrétion normale puisse produire une cachexie. Qui dit cachexie, et surtout cachexie accompagnée de fièvre, ainsi que c'est le cas dans le goître exophtalmique, énonce qu'il y a plus que l'hyper-fonctionnement d'un élément organique normal, mais bien une adultération de cet élément, qu'il y a, par derrière la cellule vivante, celle d'un microbe ou celle d'un tissu qui fonctionne comme un ferment et qui produit des toxines.

Qu'à une ou à plusieurs périodes de la maladie il y ait hypersécrétion, c'est possible, mais nous croyons que toujours il y a altération de cette sécrétion.

Si l'on s'en rapporte aux recherches de Heurtle, les sécrétions physiologiques et pathologiques du corps thyroïde paraissent être sous la dépendance d'une composition déterminée du sang qui arrive à la glande. Ce seraient certaines modifications primitives du sang, encore obscures pour l'instant dans leur nature, qui troubleraient la fonction glandulaire en produisant la dégénérescence des processus cellulaires, et consécutivement les altérations de la sécrétion spécifiquement pathogènes de la maladie de Basedow. Il est certain cependant que des modifications quantitatives du sang (augmentation de la circulation locale thyroïdienne) accompagnent ces modifications qualitatives et se traduisent par la forte congestion artérielle, par la forme hyperémique du goître; mais cette hyperémie est consécutive à la modification qualitative.

On sait, du reste, que la théorie hématogène du goître exophtalmique a été la première en date, celle qui avait tout d'abord frappé l'esprit des observateurs (Graves, Trousseau, Aran). Hayem professe que, « dans la chlorose, le corps thyroïde est bien rarement normal, qu'il est presque toujours plus ou moins hypertrophié, que cette hypertrophie glandulaire est fréquemment accompagnée chez les chlorotiques d'excitabilité cardiaque, de troubles cardio-vasculaires, d'émotivité, de tremblement, d'équilibre instable des fonctions nerveuses, etc., de sorte qu'à voir les choses superficiellement on serait tenté de conclure que toutes les chlorotiques sont en même temps basedowiennes (1) ».

(1) HAYEM, Chlorose avec goître exophtalmique fruste (*Médecine moderne*, 1897, p. 497).

En un mot, apport à la glande thyroïde d'une quantité plus grande de sang et d'un sang qualitativement modifié, telles sont les deux conditions qui nous paraissent dominer la pathogénie du goître exophtalmique.

C'est à peu près la même idée qu'exprime Vigouroux (1) qui, faisant de la vaso-dilatation artérielle le facteur primordial du basedowisme, place cette vaso-dilatation sous la dépendance d'une intoxication intestinale, survenue sous l'influence de l'arthritisme ou d'une maladie infectieuse. L'adultération de la sécrétion thyroïdienne ne serait que consécutive; de sorte que, dans la pathogénie de la maladie de Basedow, il existerait deux intoxications d'origine différente et se superposant. La première serait l'intoxication diathésique ou infectieuse, dont la localisation se fait sur la glande thyroïde; l'autre, conséquence de la première, serait l'intoxication thyroïdienne proprement dite.

A l'appui de cette conception, on peut rapporter les diverses conditions étiologiques du goître exophtalmique.

Celles-ci peuvent être réunies sous trois chefs principaux : 1° les diathèses arthritique et nerveuse; 2° toutes les causes d'épuisement et de dyscrasie sanguine; 3° les maladies infectieuses.

1° La relation étroite qui existe entre la *diathèse arthritique* et la maladie de Basedow a été signalée depuis longtemps par un grand nombre d'auteurs. Dans un article de revue (2), j'ai écrit moi-même, il y a près de 25 ans, que « le goître exophtalmique, comme la chorée de Sydenham, a souvent le rhumatisme à sa base », et, dans une statistique, j'ai établi qu'on

(1) Vigouroux, *Académie de médecine*, 11 janvier 1898.

(2) G. Gauthier, Traitement de la maladie de Basedow, du diabète et de l'épilepsie par l'antipyrine (*Revue générale de clinique et de thérapeutique*, 1888, p. 304). — Du goître exophtalmique au point de vue de ses causes (*Revue de médecine*, 1890, t. X, p. 409).

trouve 30 fois sur 100 le rhumatisme comme cause étiologique. D'après West, la proportion serait de 21 o/o; elle serait d'un tiers, d'après Mouriquand et Bouchut (1). Vincent a bien mis en relief les rapports du rhumatisme et de la maladie de Basedow, mais il n'a pas été le premier à les établir, comme il le prétend (2).

Vigouroux estime que, dans les antécédents personnels et héréditaires des basedowiens, toutes les affections du groupe arthritique existent avec « une constance et une abondance tout à fait typiques ».

Il est vrai que l'arthritisme comporte, en général, une compréhension si étendue qu'il perd par cela même de sa valeur, quand on le considère comme facteur étiologique; mais, en vérité, il existe des données plus précises en faveur de cette relation de l'arthritisme et de la maladie de Basedow.

Le foie, sur lequel l'arthritisme se manifeste avec tant de prédilection, n'est pas sans relation avec la thyroïde. Dans certaines expériences de Heurtle, la ligature du cholédoque a déterminé l'apparition de symptômes nettement basedowiens et l'augmentation de la formation de la matière colloïde dans le corps thyroïde. Dans plusieurs cas d'ictère chronique par compression du cholédoque, Lindemann (3) a constaté, par l'examen histologique, que la glande thyroïde présentait les signes d'une suractivité fonctionnelle, caractérisée par une quantité considérable de substance colloïde dans les follicules de la glande.

Antérieurement à ces faits, Bronner avait signalé l'influence des affections hépatiques sur le développement de la maladie de Basedow.

(1) Mouriquand et Bouchut, Rhumatisme et maladie de Basedow (*Société médicale des hôpitaux*, janvier 1908).

(2) Vincent, Sur l'origine rhumatismale de la maladie de Basedow (*Société de Biologie*, 2 novembre 1907).

(3) Lindemann, *Virchow's Archiv*, 1897, vol. CXLIX, n° 2, p. 202.

Matton a indiqué l'existence simultanée du goître exophtalmique et d'une cirrhose hypertrophique du foie; Neusser a insisté sur la relation intime qui existe entre les affections de la thyroïde et celles du foie.

Vigouroux a constaté, chez la plupart des basedowiens qu'il a observés, les signes de l'insuffisance hépatique avant et pendant la maladie. Ne serait-ce pas à l'existence de cette insuffisance hépatique qu'il faut rattacher la fréquence de la glucosurie alimentaire chez les basedowiens?

Il existe des goîtres nettement de caractère arthritique, comme les goîtres qui surviennent quelquefois chez les gros mangeurs. Ce sont ces goîtres-là — et presque jamais les goîtres endémiques — qui peuvent se basedowifier. Sous le choc d'une émotion, un corps thyroïde d'arthritique peut donner naissance au basedowisme, tout comme l'ictère peut naître d'un foie arthritique sous l'influence du même choc. L'émotivité, cause si fréquemment déterminante de la maladie de Basedow, peut donc trouver ainsi son explication.

2° Le goître exophtalmique apparaît souvent au cours des états morbides caractérisés par l'*épuisement et les dyscrasies sanguines* : hémorragies utérines, chloro-anémie, grossesses, affections gastro-intestinales graves, surmenage de toute sorte, excès vénériens (Daubresse), excès de travail physique et intellectuel (Rey, Duncan-Bulkley), excès de danse (Wynne Foot), etc.

3° Les *maladies infectieuses* sont aussi une cause fréquente de la maladie de Basedow.

Le corps thyroïde est un organe très ouvert aux infections de toute sorte, et le fait, que les anatomistes sont unanimes à reconnaître, qu'il n'est pas d'organe dont les variations de volume soient plus sensibles trouve peut-être son explication dans cette disposition aux infections.

Tandis que la thyroïdite simple est rare, la thyroïdite infectieuse est d'une grande fréquence.

Charcot a démontré qu'il n'est guère de maladies fébriles où le corps thyroïde ne soit le siège de quelque réaction anatomo-pathologique matériellement appréciable. L'étude des thyroïdites infectieuses est un chapitre intéressant de pathologie, et nombreuses sont les observations de goitres exophtalmiques où les infections pneumonique, typhoïdique, rhumatismale, ourlienne, ont joué un rôle de tout premier ordre.

Vincent désigne, dans le rhumatisme articulaire aigu, sous le nom de *signe thyroïdien*, une tuméfaction du corps thyroïde avec sensibilité parfois très vive qui annonce que l'organe est touché.

Des expériences d'infection artificielle sur la thyroïde, pratiquées par Roger et Garnier (1), ont démontré que la lésion du corps thyroïde, en cas de survie, consiste en une véritable sclérose avec endartérite et disparition d'une grande partie des vésicules, en un mot des lésions telles que nous venons de les décrire dans la maladie de Basedow.

D'après ces auteurs, il est de règle que la thyroïde subit des modifications histologiques dans le cours des fièvres infectieuses. « Il existe alors des troubles sécrétoires plus ou moins profonds dans la thyroïde comme dans les autres glandes de l'économie. Après une période de suractivité, survient une diminution ou une altération des fonctions. De même qu'en pareille circonstance le foie sécrète des pigments anormaux, la thyroïde forme une matière colloïde atypique et particulière... Si le plus souvent les lésions sont légères et doivent se réparer d'une façon suffisante pour permettre le rétablissement des fonctions, on conçoit qu'il n'en est pas toujours ainsi. Des altérations peuvent subsister qui, au bout d'un temps variable,

(1) ROGER et GARNIER, *Soc. de Biol.*, 1er octobre 1898. — La Glande thyroïde dans les maladies infectieuses (*Presse médicale*, 19 avril 1899). — Garnier, *Thèse de Paris*, 1899.

de plusieurs années peut-être, ayant évolué pour leur propre compte, se traduisent par des troubles fonctionnels. »

Et, point important sur lequel nous insistons, ce n'est pas seulement le tissu glandulaire thyroïdien qui est atteint, mais encore celui des glandules parathyroïdes, ainsi que le font remarquer ces auteurs.

Il n'est pas jusqu'à cette hypertrophie du thymus, si fréquente dans la maladie de Basedow et considérée très justement par P. Marie comme une *reviviscence* du thymus, qui ne s'explique par le fait d'une infection causale. Des recherches poursuivies par Roger et Ghika établissent en effet que le thymus tend, au cours des infections, à reprendre l'aspect qu'il présente dans le jeune âge.

Dans la *tuberculose*, l'hypertrophie thyroïdienne n'est pas rare et des jeunes tuberculeux présentent souvent des signes de basedowisme. J'en ai vu récemment deux cas, où le diagnostic offrait même de sérieuses difficultés d'interprétation (1). On se rappelle la malade de Trousseau, qui avait de la fièvre, une dyspnée extrême, de la toux sans expectoration, de l'aménorrhée, de la diarrhée, de l'amaigrissement, et qui fut, pendant plusieurs jours, considérée comme atteinte de tuberculose aiguë.

La *syphilis* a été souvent signalée dans l'étiologie de la maladie de Basedow, comme du reste aussi dans celle du myxœdème. Une femme, que je viens d'observer, a présenté, à la fin des accidents secondaires d'une syphilis grave, la symptomatologie complète du goitre exophtalmique. Sous l'influence du traitement hydrargyro-ioduré, qui fut institué à ce moment, le complexus basedowien ne tarda pas à disparaître, sauf l'exophtalmie, qui persiste encore actuellement à un certain degré.

(1) Le diagnostic du goitre exophtalmique et de la tuberculose est quelquefois d'une grande difficulté. — RENAUT, les Troubles de l'appareil respiratoire dans le goitre exophtalmique (*Journal des Praticiens*, 1898, p. 357).

Or, on sait qu'en général l'iodure de potassium a une action plutôt défavorable sur le goître exophtalmique, et le succès obtenu dans cette circonstance semble confirmer l'étiologie syphilitique de ce cas de maladie de Basedow.

Le corps thyroïde est aussi un organe qui supporte mal les actes opératoires. Avant les applications de la chirurgie antiseptique, il était considéré comme un *noli me tangere*, et actuellement encore il est rare de pouvoir y porter le bistouri sans voir, malgré toutes les précautions, se produire une réaction fébrile. Cette fièvre thyro-toxémique (Poncet, Jaboulay), qu'on a mise généralement sur le compte d'une résorption du liquide thyroïdien, peut tout aussi bien, à la rigueur, être rapportée à une susceptibilité spéciale de l'organe à recevoir les germes infectieux, en dépit de tous les moyens antiseptiques mis en usage. Elle se produit souvent après toute intervention sur le corps thyroïde, mais elle a son maximum de fréquence et d'intensité dans le goître exophtalmique, à tel point que, dans une statistique, Allen Start a trouvé sur 190 basedowiens opérés 33 morts rapides.

Et remarquez que cette impatience aux actes chirurgicaux existe chez les basedowiens, non seulement quand on s'adresse à leur corps thyroïde, mais encore à propos de toute intervention opératoire portant sur n'importe quel organe [De Bruck et Vanderlinden (de Gand)]. En cela, ces sujets ne se comportent pas différemment des intoxiqués des autres catégories (alcooliques, brightiques, acétonuriques, saturnins, etc.).

Ne voit-on pas encore, dans certains cas, après l'extirpation du goître vulgaire, les opérés présenter pendant quelques jours des symptômes tout à fait semblables à ceux de la maladie de Basedow ?

En plus de ces faits, qui sont des arguments plus ou moins directs en faveur de l'altération de la sécrétion thyroïdienne dans le goître exophtalmique, il en existe encore d'autres qui ne sont pas sans importance. Les lésions thyroïdiennes, dont nous avons parlé précédemment, ne sont pas les seules qu'on trouve à l'autopsie des basedowiens : fréquemment, en même temps que le thymus est hypertrophié, il existe un gonflement très notable des ganglions cervicaux et thoraciques. Ces lésions ganglionnaires, signalées déjà par Guéneau de Mussy, sont considérées par F. Müller comme ne faisant jamais défaut et la sécrétion adultérée que produit le corps thyroïde basedowien serait la cause essentielle de ces adénopathies cervico-thoraciques (1).

Cette tuméfaction ganglionnaire a été observée aussi à la suite du traitement thyroïdien et a été considérée comme un accident d'empoisonnement infectieux dû à des préparations impures de glande thyroïde altérée (Conche) (2).

A tous ces faits, qui sont en faveur d'une adultération plutôt que d'une suractivité de la sécrétion thyroïdienne, on peut ajouter le suivant, qui est très important : c'est la fréquence du syndrôme de Basedow apparaissant dans des cas de tumeurs de la thyroïde dont le tissu normal a subi une transformation néoplasique à peu près complète. Les observations de ce genre sont si nombreuses que Bérard (de Lyon), dans une statistique, relève des signes de goître exophtalmique dans le 6e des cas de cancer thyroïdien qui ont été publiés. Il ne peut évidemment dans ces cas être question de sécrétion thyroïdienne normale exagérée, mais bien vraisemblablement d'une sécrétion viciée.

(1) N. Guéneau de Mussy, Clinique médicale, t. IV, p. 223. — P. Muller, *Deutsche Arch. f. klin. Med.*, LI, 4 et 5, 1893. — Schnitzler, *K. K. Gesellschafft der. Ærtze in Wien*, mai 1894. — Grube, *Neurol. Centralblatt*, 1894, no 5. — W. Hirschlaff, *Zeitsch. f. klin. Méd.*, 1898, XXVI, 3, 4.

(2) Conche, Préparations thyroïdiennes (*Lyon médical*, 14 août 1898, p. 539).

En quoi consisterait cette altération de la sécrétion thyroïdienne susceptible d'engendrer le goître exophtalmique? C'est un point que les recherches expérimentales ne sont pas encore parvenues à déterminer, pas plus du reste qu'elles n'ont pu démontrer jusque-là l'hypersécrétion elle-même.

Le liquide thyroïdien des basedowiens diffère-t-il du liquide normal? Présente-t-il un degré de toxicité plus marqué?

Hutchinson (d'Édimbourg)(1), utilisant un corps thyroïde de basedowien, a constaté que la substance de cette glande, administrée à des animaux, produisait des phénomènes de thyroïdisme beaucoup moins marqués que ceux obtenus avec des doses équivalentes de corps thyroïde de mouton.

Soupault (2), ayant pratiqué l'autopsie d'une jeune basedowienne morte à la suite de la thyroïdectomie (cas de Debove et Lejars), a institué des expériences dans le même sens. Il administra comparativement à des cobayes : 1° du corps thyroïde de mouton ; 2° du corps thyroïde d'une jeune femme morte de traumatisme ; 3° du corps thyroïde de la basedowienne. Le corps thyroïde de mouton se montra de beaucoup le plus actif ; celui de la jeune fille morte de traumatisme donna des résultats comparables, mais à un plus faible degré, et enfin le corps thyroïde de la malade atteinte du goître exophtalmique fut beaucoup moins actif.

Mais il est à noter que des expériences reprises dans ces dernières années ont donné des résultats tout différents. Déjà L. Bérard et Rauzy, comparant l'action du suc thyroïdien du goître à celui du suc normal, avaient constaté après une injection de suc de goître une élévation de température plus prononcée (3). Klöse (de Francfort-sur-le-Mein) a réussi à pro-

(1) Hutchinson, *Ass. brit. med.*, 61e session, juillet 1896.
(2) Soupault, *Rev. de neurologie*, 30 novembre 1897, p. 630.
(3) Rauzy, Intoxication thyroïdienne dans les opérations de goître (*Thèse de Lyon*, décembre 1897).

voquer un basedow-type, avec la plupart des symptômes de la maladie, en injectant à des chiens du suc *frais* d'une glande basedowienne, obtenu par expression de la glande. « Au bout de huit jours, cette réaction basedowienne a disparu, mais elle est si évidente qu'elle constitue un élément de diagnostic différentiel dans les cas où l'on resterait hésitant entre la maladie de Basedow et le goître simple. » Lampé et Liesegang ont pleinement confirmé ces expériences de Klöse (1).

L'expérimentation, sans être absolument concluante, semble donc aussi établir l'adultération du suc thyroïdien dans le goître exophtalmique.

Au milieu des obscurités qui entourent encore la physiologie du corps thyroïde, on est obligé, quand on veut édifier la théorie du goître exophtalmique, de tenir compte de toutes les connaissances acquises, et, depuis la découverte de Baumann, de faire intervenir l'iodothyrine, qui paraît être la véritable substance active du tissu thyroïde.

J'ai dit, dès 1885, que, dans le goître vulgaire, existent des troubles du chimisme de la glande, pouvant déterminer, à un moment donné, les symptômes de la maladie de Basedow. Ces goîtres, qui se basedowifient, sont d'observation fréquente, et cette particularité a été nettement mise en relief depuis (Maude, Brissaud, Broca, Lamy, Joffroy, Marie, etc.). Du reste, en dehors de toute manifestation basedowienne proprement dite, les goîtreux sont souvent sujets à des accélérations du pouls et aux palpitations.

Il est plus fréquent qu'on ne saurait le dire de rencontrer des femmes à qui l'étiquette banale de nervosisme est appliquée parce qu'elles ont des palpitations, de l'excitation psy-

(1) Klose, *40e Congrès de la Soc. allemande de chirurgie*, Berlin, 19-22 avril 1911. — Lampé et Liesegang, *Beiträge z. klin. Chir.*, 1912, et *Semaine médicale*, 1912, p. 232.

chique, etc., alors que, dans leur passé pathologique, aucun état nerveux ne s'est jamais manifesté. Ces phénomènes apparaissent et disparaissent par périodes : on les met alors souvent sur le compte du retour d'âge. Mais qu'on se donne la peine de palper le cou, on y sent très nettement une hypertrophie de la thyroïde. C'est cette hypertrophie, le plus souvent légère et par conséquent inaperçue, qui est la cause de tout. Le prétendu nervosisme n'est qu'une adultération passagère de la sécrétion thyroïdienne. Les travaux de Kraus et Minnisch sur le « cœur goîtreux » se rapportent à ce genre de faits. On connaît aussi, depuis que Rilliet a signalé la fréquence de l'iodisme constitutionnel dans le goître, la susceptibilité des goîtreux à l'égard de l'iode.

D'après ce dernier auteur, quelques centigrammes d'iode administrés à l'intérieur ou même en friction à des goîtreux, un simple séjour sur les bords de la mer suffisent pour produire de la boulimie, des troubles nerveux divers et surtout une tachycardie violente et permanente. Ces prétendus phénomènes d'intoxication iodique à très petites doses avaient été déjà justement interprétés par Trousseau, comme des cas de goître exophtalmique latent que l'administration de l'iode rendait plus manifestes.

Cette prédisposition à acquérir le syndrôme de Basedow sous l'action d'une très faible dose d'iode peut exister en dehors de la présence d'un goître : elle peut être héréditaire ou acquise ; elle peut être de nature nerveuse (émotions, traumatismes psychiques). Elle est la caractéristique de ces sujets que Stern appelle des *basedowoïdes*, qui ne sont pas encore des basedowiens, mais qui sont en marche vers le basedowisme ; chez lesquels, après des périodes d'excitation et d'accalmie successives, à l'occasion d'une maladie intercurrente, d'une émotion, etc., on voit le syndrôme de Basedow se dessiner et finalement se constituer.

Ce sont, pour ainsi dire, des *déséquilibrés* de la thyroïde, chez lesquels il existe un thyroïdisme latent. On peut supposer que, dans ces cas, la thyroïde, au moment d'emmagasiner l'iode dans le but de le transformer en iodothyrine, forme chez ces sujets avec cet iode une substance différente et spéciale qui provoque le syndrôme de Basedow.

L'iode par lui-même ne peut créer ce syndrôme sans le secours de la thyroïde. C'est ainsi que, chez un individu privé de thyroïde, le traitement iodé ne peut déterminer du basedowisme, tandis que le traitement thyroïdien en est capable.

On peut supposer encore que la thyroïde a perdu le pouvoir de fixer l'iode organique, que cet élément est déposé sous forme inorganique, et que, versé ainsi dans la circulation, il provoque des phénomènes d'anaphylaxie se traduisant par de l'iodisme ou maladie de Basedow.

Il convient par conséquent, comme je l'ai déjà dit, de réunir par un lien commun, ainsi que le fait remarquer Jaunin, les termes suivants de la même série : iodisme-thyroïdisme, thyroïdisme-maladie de Basedow, iodisme-maladie de Basedow (1).

Donc, dans le goître exophtalmique, comme dans le goître vulgaire, l'iode que contient le corps thyroïde ne doit pas être une quantité négligeable dans l'évolution pathogénique, et, au sein de la glande thyroïde, le complexus basedowien peut être actionné par une modification de l'iodothyrine.

(1) Jaunin, Iodisme constitutionnel ; thyroïdisme et maladie de Basedow (*Revue de la Suisse romande*, juin 1899, p. 301). — Kraus, le Cœur des goîtreux (*Wien. klin. Wochens.*, 13 avril 1899 ; *Semaine médicale*, 1900, pp. 814 et 818). — W. Minnich, Das Kropfherz (le Cœur goîtreux). Vienne, 1904. — L. Bernard et Cawadias, le Cœur des goîtreux (*Presse médicale*, 13 nov. 1907). — Stern, *Jahrbücher f. Psych. u. Neurol.* 1909, XXIX, p. 179. — Felix Rose, Formes frustes de la maladie de basedow (*Semaine médicale*, 1910, p. 469). — Claude, les États Basedowiens (*J. des Praticiens*, 1910, p. 807). — His, Formes légères du cœur goîtreux (*Semaine medicale*, 1906, p. 210). — Gautier, Encore l'iode et la thyroïde (*Revue méd. de la Suisse romande*, octobre 1899).

On sait que l'iodothyrine est un composé chimique, faisant partie d'une série de substances protéiques iodées (albumine iodée de Renaut, de Blüm, caséine périodée, etc.), dont les propriétés actives peuvent varier suivant que les deux éléments, iode et albumine, sont combinés de façons différentes, absolument comme on voit avoir des actions différentes, la plupart des composés chimiques de même nom (protochlorure et bichlorure de mercure, par exemple).

Le corps thyroïde, pour préparer sa combinaison albuminoïde iodée, se sert naturellement de molécules d'albumine que lui fournit l'organisme. Or, on sait combien sont nombreuses les variétés d'albumine et combien elles se modifient suivant les perturbations de la crase sanguine. On comprend donc qu'en certaines circonstances, celles précisément que nous avons énumérées comme causes étiologiques du goitre exophtalmique, le composé thyroïdien albumino-iodé puisse différer de son type normal.

De même, l'élément iodé peut présenter des modifications quantitatives qui ne sont peut-être pas sans influence sur la composition de l'iodothyrine et la font dévier de ses propriétés normales.

En résumé, on peut admettre que le corps thyroïde fabrique une iodothyrine normale et une iodothyrine anormale, toutes deux identiques peut-être aux regards de l'analyse chimique et de la médecine expérimentale, mais différentes de par leurs réactions biologiques; l'une, physiologique, agissant comme régulatrice des échanges nutritifs, l'autre, anormale, perturbatrice de ces mêmes échanges et aboutissant à la cachexie basedowienne et que, faute de connaissances plus exactes, on pourrait désigner pour le moment du nom d'*iodothyrine du basedow*.

Dans cette hypothèse, on s'explique comment le goitre vulgaire, qui, comme nous l'avons dit, représente un état d'insuffisance sécrétoire, peut, à un moment donné, se basedowifier. Plus qu'une glande thyroïde intacte, le goitre est susceptible, en effet, de subir une adultération de la sécrétion.

On s'explique aussi que les symptômes du myxœdème succèdent assez souvent au basedowisme, parce que, à fournir une sécrétion anormale pendant un certain temps, l'organe tend fatalement à l'atrophie fonctionnelle.

L'efficacité de certaines interventions sur le corps thyroïde des basedowiens, l'exothyropexie en particulier, s'expliquerait de la façon suivante :

On sait que, dans les affections néoplasiques intra-abdominales, la simple laparotomie produit quelquefois de très heureux résultats, et on explique ceux-ci par l'action de l'air sur ces néoplasmes. C'est ainsi que l'entrée de l'air dans le péritoine atteint de tuberculose est souvent suivie de guérison. Ainsi que l'a démontré Hirschfelder (1), la tuberculine existant dans l'exsudat se transforme en oxytuberculine, et l'oxydation produite par l'air change de la sorte la toxine en antitoxine. Pareil phénomène peut se produire sur le corps thyroïde, quand il est exposé à l'air, et, sous cette influence, une iodothyrine anormale peut devenir une iodothyrine normale.

A ce propos, on peut faire une remarque d'ordre général. Dans les expériences où l'on se propose de rechercher les principes organiques au niveau des tissus, la présence ou l'absence de ces principes ne peut prouver leur présence ou leur absence dans l'économie active. Il est même impossible de savoir si les manipulations de l'expérimentateur ont eu pour résultat de mettre en liberté des corps, tels qu'ils existent réellement dans la constitution de la molécule vivante, ou si elles ne les ont pas modifiés dans leur composition et même formés de toutes pièces au moyen de la matière organique.

(1) HIRSCHFELDER, *Therap. Beitr. der deutschen med. Wochen.*, n° 4, 1897.

D'où il suit que, dans ces sortes de recherches physiologiques, les faits expérimentaux, pour importants qu'ils soient, peuvent être impuissants à faire la lumière, et que souvent il faut se contenter de données hypothétiques.

A notre avis, la sécrétion thyroïdienne, viciée par une lésion glandulaire récente ou ancienne, est donc la véritable cause des symptômes de la maladie de Basedow, et il est de toute évidence que l'agent nocif mis en circulation se fixe et localise ses effets d'abord et de préférence sur la région bulbo-protubérantielle, car le plus grand nombre de ces symptômes relèvent d'un mécanisme bulbaire. Mai en même temps qu'elle exerce une action sur les centres nerveux, l'iodothyrine basedowienne modifie profondément le mouvement des échanges intra-organiques. Les phénomènes relevant d'une exagération du métabolisme sont dus directement à l'action chimique et médicamenteuse de cette iodothyrine anormale : tels sont la fièvre, les crises d'amaigrissement, les troubles nutritifs variés.

Dans cette étude des fonctions du corps thyroïde, c'est donc à propos du goitre exophtalmique qu'il convient de prononcer le mot intoxication, parce que, du fait de sa dénaturation, l'iodothyrine devient une substance toxique.

Dans cette question de savoir par quel procédé, par quelle déviation histo-chimique, la sécrétion adultérée de la thyroïde produit le syndrôme de Basedow, je me suis uniquement renfermé jusqu'à présent dans l'hypothèse physiologique d'un corps thyroïde fabriquant à l'état normal une substance *utile* à l'organisme. Or, on sait qu'une autre hypothèse est également envisagée dans la physiologie de l'appareil thyro-parathyroïdien, celle de la neutralisation ou de la destruction par cet appareil de substances *nuisibles* se produisant normalement dans l'organisme.

Naturellement, ce rôle antitoxique dévolu à l'appareil thyro-parathyroïdien devait servir de base à des interprétations sur la pathogénie de la maladie de Basedow. Il me reste donc à parler de ce côté de la question.

Je dirai plus loin que, dès 1900, j'ai pensé moi-même à rattacher la maladie de Basedow à l'altération des glandules parathyroïdes auxquelles paraît dévolue, comme on le sait, une fonction antitoxique.

Mais quelle serait la toxine à neutraliser? Beaucoup d'hypothèses sont permises.

Iscovesco, considérant que le corps thyroïde renferme des lipoïdes, pense que la maladie de Basedow est due à l'accumulation dans le sang des lipoïdes thyroïdiens qui s'y trouvent, ou bien parce que l'organisme en fabrique trop, ou bien parce que la thyroïde devient incapable de les fixer.

Iscovesco, en effet, parmi les lipoïdes du corps thyroïde, en a signalé trois particulièrement intéressants, l'un, soluble dans l'éther et insoluble dans l'acétone, qui provoque de la tachycardie, des convulsions, de l'amaigrissement; l'autre, soluble dans l'éther et l'acétone, qui est exophtalmisant; le troisième, soluble dans l'acétone seulement, qui est tachycardique et exophtalmisant.

Lorsque la thyroïde est extirpée, il se produit parfois de l'exophtalmie (expérience de Gley), ce qui tendrait à prouver que la thyroïde fixe la substance exophtalmisante et que, la thyroïde étant supprimée, cette substance s'accumule dans le sang. Marbé a constaté que la thyroïde délipoïdée stimule mieux la phagocytose que la thyroïde normale, grâce à l'absence des lipoïdes, auxquels il reconnaît une action inhibitrice sur la phagocytose.

Suivant cette conception d'Iscovesco, la maladie de Basedow serait donc due à une insuffisance de la glande thyroïde à fixer certains produits nuisibles en circulation dans l'organisme, et permettant notamment l'accumulation dans le sang des lipoïdes thyroïdiens.

Iscovesco a vu que le lipoïde tachycardique et exophtalmisant est capable de provoquer chez le lapin la triade basedowienne. Ce lipoïde thyroïdien a, en outre, la propriété d'exciter et d'augmenter de volume les capsules surrénales ainsi que les organes génitaux femelles.

On peut penser aussi, étant donnés les rapports si étroits qui unissent la maladie de Basedow et les glandes génitales, surtout chez la femme, que cette substance toxique à déterminer dérive d'un trouble fonctionnel de ces glandes génitales.

Nous avons parlé des troubles prémonitoires qui précèdent les règles ou annoncent la ménopause et qui rappellent parfois si parfaitement les symptômes du basedowisme. Il semble qu'à ce moment il y ait une intoxication de l'organisme à laquelle les règles servent d'émonctoire. (On a prétendu d'ailleurs depuis longtemps que les menstrues servent à l'élimination d'une toxine.)

Neumann, à la suite de recherches comparatives sur la composition du sang chez des femmes dont la fonction ovarienne est ralentie ou anéantie, pendant la grossesse, après la ménopause, à la suite de l'ovariotomie, est arrivé à cette conclusion que le sang de ces femmes est plus riche en lipoïdes. Or, cette lipoïdémie, qui est diminuée par une injection d'extrait de corps jaune, est augmentée, au contraire, par l'injection d'extrait de thyroïde et d'hypophyse.

De sorte que, si on se rappelle le rôle des lipoïdes d'Iscovesco, dont nous venons de parler, on est porté à se demander si la tachycardie et l'exophtalmie qui accompagnent la maladie de Basedow ne seraient pas expliquées par la production exagérée de ces lipoïdes, et si cette surproduction ne serait pas commandée et actionnée par l'insuffisance de la fonction ovarienne (1).

(1) Iscovesco, les Lipoïdes du corps thyroïde (*Société de biologie*, 18 juillet 1808); — le Lipoïde exophtalmisant de la thyroïde (*ibidem*,

A côté de la théorie thyréogène pure que je viens d'exposer, se place une conception de la maladie de Basedow, récemment soutenue par l'Ecole de Vienne et présentée par Falta, Eppinger, Rudinger, Kraus et Friedenthal.

Cette théorie, dite *thyroïdo-surrénale*, est basée sur les relations réciproques, qui existeraient entre la thyroïde, le pancréas et le système chromaffine et qui sont résumées dans le schéma ci-dessous :

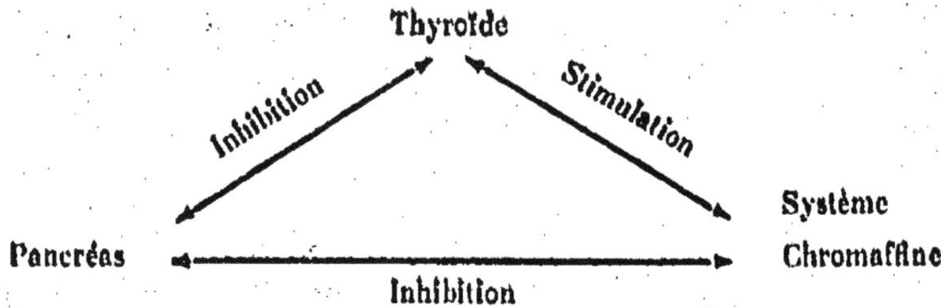

Ce qui veut dire que la thyroïde et le pancréas inhibent mutuellement leur action ; de même, le pancréas et le système chromaffine. Tandis que la thyroïde et le système chromaffine augmentent mutuellement leur action ; l'inhibition étant du reste plus intense que la stimulation.

Supprime-t-on la thyroïde, il y a hyperfonction du pancréas et hypofonction du système chromaffine. Y a-t-il hyperthyroïdisme, il se produit une insuffisance relative du pancréas, pendant que le système chromaffine fonctionne davantage.

Nous avons déjà vu, à propos de la glycosurie thyroïdienne, le rôle que jouent ces trois glandes avec leurs connexités fonctionnelles dans le métabolisme des hydrates de carbone et sans doute dans celui des graisses.

12 novembre 1910). — Lipoïde de la thyroïde et goitre exophtalmique (*Journal de médecine interne*, 30 nov. 1910, p. 331). — NEUMANN, Etudes biologiques sur l'ovaire (*Société des médecins de Vienne*, 17 mars 1911 ; *Semaine médicale*, 1911, p. 150). — ISCOVESCO, Propriétés homo-stimulantes des lipoïdes de la thyroïde et de l'hypophyse (*Société médicale des Hôpitaux*, 13 décembre 1912).

A côté de ces relations réciproques de ces glandes, il convient d'examiner aussi leurs rapports avec le système sympathique. Ces rapports sont prouvés entre le pancréas et le sympathique par les recherches de Lowi, qui a montré que, chez les chiens privés de pancréas, l'instillation d'adrénaline dans l'œil provoque de la mydriase, alors que, chez les animaux intacts, elle est inefficace. Cela ne peut s'expliquer que par un antagonisme existant entre le pancréas et le sympathique. Si, dans le diabète humain, la réaction de Lowi est inconstante, cela tient à ce que le rôle du pancréas dans le diabète humain n'est pas constant.

Mais c'est surtout avec le système chromaffine que le sympathique présente d'étroites relations : relations de situation (les cellules chromaffines accompagnent le sympathique dans tout son trajet), et aussi proche parenté de développement. Le système chromaffine, par le produit de sa sécrétion, l'adrénaline, est l'excitant naturel du sympathique qui possède en lui son régulateur.

Par conséquent, dans l'hyperthyroïdisme, le sympathique reçoit donc une excitation de la part du système chromaffine, parce que celui-ci est lui-même en état d'excitation pour deux raisons : il est davantage stimulé par la thyroïde et moins inhibé par le pancréas.

Ainsi s'expliquent, par l'intermédiaire du système chromaffine, l'action que la thyroïde exerce sur le sympathique et l'apparition des symptômes se rattachant nettement à l'hyperexcitation de ce dernier : exophtalmie et autres symptômes oculaires, tremblement, tachycardie, sueurs, diarrhées et autres symptômes vaso-moteurs.

Mais, dans l'hyperthyroïdisme, il existe également des symptômes d'excitation du système nerveux central. Et comme les deux systèmes nerveux, sympathique et central, sont franchement antagonistes, on ne peut concevoir qu'une seule et même substance puisse agir en même temps et dans le même sens sur ces deux systèmes.

Il faut donc admettre que, dans l'hyperthyroïdisme, l'excitation de ces deux systèmes est sous la dépendance de deux sécrétions.

Ce que nous venons de dire explique en effet l'influence de ces deux sécrétions indispensables dans la pathogénie du goître exophtalmique : l'une, directe, autonome, thyroïdienne tenant sous sa dépendance l'augmentation des échanges nutritifs et de la désassimilation ; l'autre, indirecte (par hypersécrétion du système chromaffine et inhibition du pancréas), expliquant, d'une part, les symptômes sympathiques par l'hypersécrétion de l'adrénaline et, d'autre part, la mobilisation exagérée des hydrates de carbone mal utilisés par le pancréas insuffisant (glucosurie basedowienne, glucosurie alimentaire des basedowiens, glucosurie par opothérapie thyroïdienne).

Je n'ai exposé de cette théorie que ce qui est nécessaire pour en comprendre le mécanisme. On la trouvera complètement développée dans une thèse récente, celle de V. M. Cléret (1) inspirée par Gley et Launois. L'auteur fait la critique de cette théorie thyroïdo-surrénale et aussi de la théorie de l'hypersécrétion thyroïdienne de Möbius. De ses recherches et de ses expériences, il conclut : 1° que le goître exophtalmique n'est pas une manifestation d'hyperthyroïdie ; il est, au contraire, vraisemblable qu'il y a hypofonction de la thyroïde qui ne jouerait plus son rôle antitoxique ; 2° que le sérum des malades atteints de goître exophtalmique renferme une substance toxique qui n'est ni du suc thyroïdien normal sécrété en excès, ni de l'adrénaline.

Ce travail est un document précieux en faveur des idées que j'ai toujours défendues.

(1) V.-M. Cléret, Pathogénie du goître exophtalmique (*Thèse de Paris*, 1911, n° 382).

CHAPITRE V

THYROIDOTHÉRAPIE DIRECTE (*suite*)

GOITRE EXOPHTALMIQUE (*suite*).

SOMMAIRE. — Opothérapie thyroïdienne dans le goître exophtalmique. — — Goîtres basedowifiés. — Goîtres basedowiens myxœdémateux. — Observations. — Opothérapie parathyroïdienne. — Traitement par les humeurs d'animaux éthyroïdés. — Traitement par les sérums thyro-toxiques. — Opothérapie hypophysaire. — Opothérapie thymique. — Opothérapie ovarienne.

Le corollaire des idées que je viens de développer dans le chapitre précédent sur la nature et la pathogénie du goître exophtalmique devait être naturellement le traitement de cette maladie par l'opothérapie thyroïdienne.

Mes premiers essais de cette médication datent de 1887, bien avant la 1er cas publié par Ranson en 1892.

Pendant une assez longue période, l'opothérapie thyroïdienne fut d'un usage presque habituel dans le goître exophtalmique ; mais peu à peu son emploi s'est restreint et les détracteurs de la méthode sont devenus plus nombreux et plus puissants.

Ewald, Beclère, Faure, Marie, Eulenburg, Dreyfus-Bressac, Albert Robin, Hascovec, Gilbert, Dana, Spillman, Grasset, Arnozan, Buschan, Joffroy, etc., lui sont hostiles à des degrés divers (1).

(1) EWALD, *14e Congrès allemand de méd. interne*, Wiesbaden, 11 avril 1896. — BECLÈRE, *Société de Méd. des hôpitaux*, 1894. — FAURE (Maurice), *Gazette des hôpitaux*, 8 août 1896. — MARIE, *Soc. méd. des hôpitaux*, 15 janvier 1897. — EULENBURG, *Congrès de neurol. de Bruxelles*, 1897. — HASCOVEC, *Société des médecins tchèques*, Prague, 1894. —

Cependant la méthode a encore des partisans, et nombreux sont les cas de succès remarquables qu'elle a fournis.

Ewald a constaté trois cas d'amélioration passagère; Schuster, une guérison; von Noorden, des effets temporairement défavorables, mais suivis d'amélioration très nette; Hock, une guérison complète; Bruns, quatre cas de diminution notable; Morin (de Neufchatel), Fergusson, Arnozan, chacun une guérison; J. Voisin, une très grande amélioration dans sept cas; Owen, un succès complet après divers accidents; Silex, une guérison; Bogroff, des améliorations tout à fait remarquables dans 12 cas; F. Müller (de Marbourg), Ingals et Ohls, Ch. Tood, plusieurs bons effets dans des cas très graves; Savolle, deux cas de guérison; Caussin, une guérison; Variot, Rendu, chacun une amélioration; O. Martin (de Montpellier), Weiller (de Saint-Dié), Mossé, chacun des succès remarquables; Bosc, Massé, Mairet, Etienne, Klempereur ont publié plusieurs résultats pleinement satisfaisants, etc., etc. (1).

Grasset, Thérapeutique des maladies nerveuses, 1907, p. 418. — Joffroy, *Congrès de neurol.*, Bordeaux, 1895. — Pollet, Thyroïdothérapie dans le goitre exophtalmique (*Thèse de Lille*, 1902).

(1) Ewald, *14e Cong. all. de méd. int.* à Wiesbaden, 11 avril 1896. — Schuster, *ibidem.* — Von Noorden, *ibidem.* — Hock, *Soc. imp. roy. des médecins de Vienne*, 14 janv. 1895. — Silex, *Soc. de méd. de Berlin*, 20 juin 1896. — J. Voisin, *Semaine médicale*, 1894, p. 472. — F. Muller, *15e Cong. all. de méd. int.* à Berlin, juillet 1897. — Ingals et Ohls, *New-York med. Journ.*, 7 septembre 1895. — Tood, *Brit. med. Journ.*, 1896. — Savolle, *Thèse de Montpellier*, 1897. — Caussin, *Gazette méd. de Picardie*, 1895, p. 223. — O. Martin, *Presse médicale*, 13 juillet 1898. — Weiller, *ibidem*, 27 août 1898. — Mossé, *ibidem*, 31 août 1898. — Philippen, *la Clinique*, 25 juin 1896. — Schulz, *Berliner klin. Wochens.*, juin 1897. — Traezki, *Neurol. Centralblatt*, 15 oct. 1897. — Auld, *British med. Journ.*, juillet 1897. — Variot, Rendu, *Société méd. des hôpitaux*, 6 déc. 1901. — Lowitz, *Thèse de Bordeaux*, 1894. — Lefilliâtre, Sur les divers traitements de la maladie de Basedow (*Thèse de Paris*, 1900). — Vlachanis, même sujet (*Thèse de Paris*, 1897). — Tillé, *Thèse de Lyon*, 1901. — Goldschmidt, Goitre basedowifié guéri par l'opothérapie thyroïdienne (*Soc. méd. des hôpitaux*, 10 janvier 1908).

Eulenburg lui-même, qui passe pour être un adversaire irréductible de ce traitement, s'exprimait ainsi au Congrès de Bruxelles en 1897 : « Tous les cas ne sont pas justiciables de cette médication ; mais il en est beaucoup pour lesquels elle donne des résultats tout aussi brillants que telle autre méthode, y compris les méthodes chirurgicales. »

Pour ma part, je reste convaincu que l'opothérapie thyroïdienne, judicieusement appliquée, peut rendre de réels services dans cette maladie où la pauvreté des moyens thérapeutiques employés jusqu'à ce jour n'est pas à démontrer.

En compulsant mes notes, je trouve 60 cas pouvant être utilisés à une statistique, c'est-à-dire des cas suivis et observés attentivement avec résultats connus :

Guérisons ou états équivalents à une presque guérison définitive	18
Améliorations très notables	25
Aggravations	8
Résultats négatifs	12

Les cas où il y a eu guérison et améliorations notables comprennent plus particulièrement : 1° des cas de goître basedowifié, ou tout au moins dans lesquels le goître préexistait au syndrôme basedowien ; 2° des cas où la maladie marchait vers le myxœdème ; 3° des cas survenus à la suite d'une infection ou d'une intoxication.

Les cas où l'aggravation a été constatée sont ceux où il existait un éréthisme nerveux très prononcé.

Des symptômes cardinaux basedowiens, le plus favorablement influencé m'a paru être la tachycardie, et, en second lieu, le tremblement. Quand le goître est volumineux, il diminue souvent considérablement, mais disparaît rarement complètement. L'exophtalmie, quand elle est très prononcée, a souvent très notablement rétrocédé, mais jamais totalement disparu.

Il n'y a donc pas que des insuccès et des accidents dans la médication thyroïdienne du goitre exophtalmique, et, quand ce traitement cessera d'être moins redouté, les succès deviendront plus fréquents.

Le thyroïdisme assurément est plus à craindre chez les basedowiens que chez les autres malades soumis à la thyroïdothérapie, mais on peut toujours, quand la surveillance attentive du malade est facile, éviter les accidents en commençant par de faibles doses, très prudemment administrées, progressivement augmentées, cessées rapidement, si le thyroïdisme apparaît, et en tous cas interrompues de temps à autre suivant l'indication.

Je crois, pour ma part, que les accidents de la médication thyroïdienne, si redoutés dans le goitre exophtalmique, ont tenu souvent à l'emploi de préparations sèches et de spécialités diverses, qui, par leur état d'impuretés, sont capables de produire du thyroïdisme. Ce thyroïdisme se produira d'autant plus facilement ici que les malades atteints du goitre exophtalmique constituent en général un terrain extraordinairement favorable à la réceptivité des germes infectieux de toute sorte. C'est donc surtout dans le traitement de la maladie de Basedow qu'il convient de faire usage, à l'exclusion de toutes autres, des préparations de glande fraîche ou d'iodothyrine.

Mais ce qu'il importe avant tout, ainsi que le fait aussi remarquer Léopold-Lévi, est d'employer de très petites doses. C'est un point capital sur lequel je ne saurais trop insister.

L'efficacité de la médication thyroïdienne dans beaucoup de cas de goitre exophtalmique s'explique facilement.

Il existe d'abord des cas assez fréquents (j'en ai observé plusieurs), où le goitre exophtalmique marche vers le myxœdème, ainsi que le démontre l'association assez fréquente des deux maladies (Babinski, Sollier, Baldwin, Félix, etc.), (1). Cette association du myxœdème et de la maladie de Basedow s'explique par le fait que, dans ces cas, le corps thyroïde basedowien est en grande partie, en raison de son état scléreux, annihilé pour toute fonction et qu'il n'en reste qu'une partie plus ou moins importante pouvant fonctionner, et encore d'une façon anormale. On comprend donc aisément pour ces cas l'utilité de l'opothérapie thyroïdienne (Obs. II, où il existait des pseudo-lipomes sus-claviculaires).

Il y a aussi les goitres basedowifiés, c'est-à-dire les cas où le goitre vulgaire a préexisté plus ou moins longtemps à la manifestation du complexus basedowien. On comprend bien que ceux-là encore soient améliorés par l'alimentation thyroïdienne qui amène la régression du goitre vulgaire préexistant. C'est du reste l'interprétation que P. Marie donne aux cas de goitres exophtalmiques où la médication réussit.

Les goitres exophtalmiques d'origine infectieuse ne sont pas les moins nombreux. Charcot a démontré qu'il n'est guère de maladies fébriles où le corps thyroïde ne soit le siège de quelque réaction anatomo-pathologique. L'étude des thyroïdites infectieuses est un chapitre intéressant de pathologie, et nombreuses sont les observations de goitre exophtalmique où les infections influenzique, typhoïdique, rhumatismale, ourlienne,

(1) G. Gauthier (de Charolles), Cachexie thyroïdienne dans la maladie de Basedow (*Lyon médical*, 27 mai 1888). — Sollier, *Revue de médecine*, décembre 1891, p. 1000. — Félix, *Thèse de Paris* (1890). — Baldwin, *The Lancet*, 10 janv. 1895. — Howard et Morow, Myxœdème et goitre exophtalmique (*British Journal of dermatologie*, juillet 1899). — Meige et Allard, Maladie de Basedow et Myxœdème (*Soc. de Neurol.*, 8 mars 1900). — Maurice Faure, Maladie de Basedow et coexistence du myxœdème (*Presse medicale*, 1899, 23 sept., p. 174). Il est cité une observation où la médication thyroïdienne, poussée jusqu'à l'apparition de phénomènes toxiques, améliora le myxœdème, mais non le syndrome de Basedow. — Howard et Morrow, Myxœdème associé au goitre exophtalmique (*Brit. Journ. of dermatol.*, juillet 1899). — Meige et Allard, Maladie de Basedow et myxœdème (*Société de Neurologie*, 8 mars 1900).

etc., ont joué un rôle de tout premier ordre (Rendu, Praël, Pillet, Fouët, Chwostek). Eh bien, pour ce genre de goître exophtalmique, l'efficacité de l'opothérapie s'interprète encore facilement. Je crois avoir démontré dans le chapitre précédent qu'en réalité il n'y a pas hypersécrétion, mais toujours adultération de la sécrétion thyroïdienne, dans le syndrôme de Basedow. Dès lors, on est conduit à admettre que, pour ces goîtres exophtalmiques infectieux, l'ingestion du suc thyroïdien *normal* détruit vraisemblablement les toxines que le corps thyroïde malade verse dans l'économie, ou mieux, pour être conforme aux idées théoriques que nous avons développées plus haut, cette ingestion supplée au suc thyroïdien qui, étant adultéré, a perdu ses propriétés normales.

Reste le goître exophtalmique *neuro-arthritique*, à début brusque, c'est-à-dire le goître exophtalmique émotif, qui constitue, pour certains auteurs, la vraie maladie de Basedow, celle où, dans tous les cas, d'après eux, le traitement thyroïdien doit être contre-indiqué.

Il existe en effet des goîtres nettement de caractère arthritique, constitués souvent par une simple hypertrophie peu apparente : une sorte de goître fruste. Ce sont ces goîtres-là qui ont le plus de tendance à se basedowifier. Sous le choc d'une émotion, un corps thyroïde de neuro-arthritique peut donner naissance au basedowisme, tout comme l'ictère peut naître d'un foie arthritique, sous l'influence du même choc émotif.

Il y a lieu de remarquer que les émotions peuvent produire des battements de cœur, du tremblement, des troubles vaso-moteurs, de l'éclat des yeux, qui quelquefois, dans la colère, sont exorbités, de la diarrhée, etc., et que tous ces symptômes constituent un basedowisme passager.

Les émotions, causes si fréquemment déterminantes de la maladie de Basedow, peuvent donc trouver ainsi leur explication étiologique. Le goître exophtalmique peut ainsi être souvent envisagé comme un goître arthritique qui se basedowifie brusquement à la suite de la modification subite de sa sécrétion. Le traitement thyroïdien peut donc, à la rigueur, lui être appliqué.

En résumé, j'estime que les appréciations qui ont été portées jusque-là sur le traitement thyroïdien du goître exophtalmique ont été influencées par des considérations théoriques relatives à la notion de l'hyperthyroïdisation basedowienne plutôt que par une véritable et saine observation des faits, et je pense avec Vires (de Montpellier) (1) qu'il faut lever l'ostracisme immérité qui pèse en bloc sur ce traitement pourtant si efficace dans un grand nombre de cas.

Il appartient au clinicien de savoir distinguer les cas opportuns au traitement. Tout le secret du succès est-là!

Qu'il me soit permis de citer quelques observations d'une longue pratique de cette médication, qui remonte à 1887 :

I. — Une femme de 50 ans, très corpulente, se met à maigrir en même temps qu'elle présente les symptômes du basedowisme: palpitations, excitation psychique, insomnie, tremblement, effondrement des jambes qui la met souvent dans l'impossibilité de sortir, exophtalmie légère, petite tumeur goîtreuse, dure, à droite. *Ce petit goître préexistait depuis de longues années*. La malade présente cet état depuis plus de dix mois et a déjà suivi divers traitements lorsqu'elle vient me consulter.

Elle reçoit *pro die* deux cuillères à café de notre extrait thyroïdien représentant environ 2 grammes de tissu glandulaire, en même temps qu'on lui donne en lavement 12 gouttes de liqueur de Fowler. Au bout de quinze jours, l'effondrement des jambes, qui est le symptôme le plus pénible, disparaît complètement, les autres symptômes s'amendent.

(1) Vires, Leçons de clinique médicale, 1900.

Pendant six mois, on donne, pendant quinze jours par mois, la même dose de thyroïde, et la guérison s'établit d'une façon définitive et se maintient depuis plusieurs années. Le traitement n'a jamais donné lieu à aucun accident.

II. — Une demoiselle, âgée de 45 ans, atteinte, depuis plusieurs années, de palpitations, tumeur goîtreuse, exophtalmie prononcée, tremblement, toux d'irritation très pénible, *pseudo-lipomes sus-claviculaires*, est soumise au traitement thyroïdien. Celui-ci est d'abord mal supporté et la dose doit être réduite à deux grammes de tissu glandulaire.

Après deux mois de traitement à cette faible dose, cette personne, qui est institutrice, a pu reprendre ses fonctions, qu'elle a continuées régulièrement pendant deux ans et qu'elle vient de cesser à nouveau pour se marier.

III. — Une dame, âgée de 35 ans, sans enfants, ancienne névropathe, est prise des symptômes basedowiens, à la suite de chagrins domestiques coïncidant avec *l'invasion d'une influenza infectieuse*. Hypertrophie thyroïdienne droite, éclat du regard, tremblement, tachycardie, plaques de vitiligo, insomnie, accès de mélancolie. Cet état existe depuis trois ans lorsque je vois la malade pour la première fois.

Le traitement thyroïdien fut très bien supporté, pendant cinq mois consécutifs; pendant vingt jours par mois, 2 à 3 grammes de glande. Aucun autre moyen ne fut adjoint. Actuellement, cette personne jouit d'une bonne santé depuis un an.

IV. — Une dame, âgée de 42 ans, mariée à 16 ans, a eu douze enfants. A la septième grossesse, elle fut atteinte d'un petit goître qui ne disparut pas. Quand je la vis pour la première fois, elle présentait de la tachycardie à 130 pulsations, du tremblement, une très légère exophtalmie, un amaigrissement extrême, des sueurs profuses, une toux paroxystique intense. Ces derniers symptômes la faisaient considérer comme tuberculeuse (quoiqu'elle n'eût pas de phénomènes thoraciques en rapport avec son état cachectique), et elle était traitée en conséquence. Au traitement arsenical qui était déjà institué par un confrère, j'adjoignis l'usage du liquide thyroïdien. Au bout de six semaines, l'amélioration était telle que la malade se déclarait complètement guérie. Actuellement, il n'y a plus qu'une légère tachycardie : ni l'exophtalmie ni le goître n'ont été modifiés.

V. — Un jeune homme âgé de 22 ans, porteur d'un goître plus prononcé à droite, depuis l'âge de 16 ans ; d'un tempérament très nerveux, il devient basedowien sans cause déterminée : tachycardie à 130 pulsations, tremblement, amaigrissement prononcé et rapide, sueurs si abondantes qu'en une journée il dut changer jusqu'à 10 fois de chemises ; boulimie, vertiges, céphalée, diarrhée paroxystique, etc. Le traitement thyroïdien dut être cessé au bout de trois jours, par suite de l'intolérance habituelle du malade à l'égard de toute espèce de médicament et réellement par suite de l'augmentation des palpitations. Je prescrivis alors des lavements de cacodylate de soude, l'état s'améliora pendant quelques jours ; j'adjoignis alors deux cachets par jour de 0,05 cent. d'iodothyrine et, six semaines après, le malade reprenait ses occupations, paraissant tout à fait rétabli.

VI. — Mme P..., 65 ans, petit goître, tachycardie, tremblement, pas d'exorbitis ; température légèrement élevée ; soif, dyspnée ; dérobement des jambes ; amaigrissement considérable, diarrhée paroxystique avec melœna qui avait fait diagnostiquer un cancer de l'intestin. Guérison après deux mois de traitement.

VII. — Mme G.., 45 ans, est atteinte d'un petit goître depuis l'âge de 22 ans. Au moment de la ménopause, on voit survenir la tachycardie, le tremblement, l'éclat du regard ; toux paroxystique excessive ; amaigrissement. Guérison après cinq mois de traitement ; mais récidive à 52 ans.

VIII. — Mme T..., 30 ans, a un lobe thyroïde hypertrophié depuis 8 ans. A la suite d'un accouchement, elle présente de l'exophtalmie et de la tachycardie ; toux et dyspnée paroxystiques, démangeaisons intenses. Amélioration notable après six semaines de la médication.

IX. — Mme G..., 33 ans. Adénome arrondi de l'isthme depuis 12 ans, à la suite de la 1re grossesse. Mariée à 16 ans, 8 enfants, tous allaités ; deux fausses couches. Tachycardie avec pulsations incomptables, tremblement très prononcé, exophtalmie. Abolition des réflexes. Pas d'appétit, soif. Amaigrissement. Température : 38° le soir. Est prise pour une tuberculeuse. Amélioration considérable après deux mois de traitement et guérison définitive à l'heure actuelle.

X. — Mme Duc..., 40 ans, bien menstruée, 4 enfants. Contracte une *dipthérie* grave en février 1905, reçoit 50 cent. cubes de sérum. Est prise de dysphagie violente (légère thyroïdite aiguë), mais sans paralysie du voile du palais. En mai, elle présente les symptômes basedowiens complets. Elle est soumise immédiatement au traitement thyroïdien. Guérison complète après 4 mois.

XI. — Mlle Bas..., 28 ans, atteinte d'un petit goître depuis longtemps. Elle est atteinte d'un rhumatisme vertébral contre lequel elle prend de l'iodalose. Au cours de ce traitement elle présente des symptômes de la maladie de Basedow, qui disparaissent complètement après deux mois de traitement thyroïdien (0,05 cent. d'iodothyrine par jour).

Deux ans plus tard, à la suite d'une vive émotion causée par la mort subite de son père, elle voit reparaître les symptômes basedowiens, mais beaucoup plus prononcés et accompagnés d'un délire mélancolique avec confusion mentale.

Cette fois, en raison de l'état psychique, je m'abstiens du traitement thyroïdien que je remplace par l'hémato-éthyroïdine qui jusqu'à présent n'a pas donné de résultat bien marqué.

A noter qu'à la même époque le frère de cette malade était atteint aussi d'un goitre exophtalmique très grave (observation III, p. 288).

XII. — Mme Aub..., 50 ans. A été atteinte, il y a 10 ans, de troubles psychiques lypémaniaques avec impulsions au suicide. Après une guérison complète, une récidive s'est produite des mêmes troubles mentaux, en même temps qu'apparaissaient les symptômes de Basedow : goitre à droite, exophtalmie prononcée, 160 pulsations, tremblement, sueurs, insomnie, etc. Aggravation par le traitement.

XIII. — Mme Col..., 45 ans, est atteinte d'une légère exophtalmie congénitale qui a augmenté beaucoup ces derniers temps. Petit goitre pulsatile à gauche, 120 pulsations, tremblement menu ; névralgies diffuses. Toux quinteuse. Est en même temps atteinte d'un squirrhe du sein droit.

Grande amélioration par le traitement thyroïdien.

Opothérapie parathyroïdienne. — Les glandules parathyroïdes jouent-elles un rôle dans la pathogénie du goitre exophtalmique ?

Il y a longtemps, en 1900, je posais déjà la question, et je disais (1) :

« On a bien étudié dans le goître exophtalmique les lésions « de la glande thyroïde, du thymus et des ganglions lymphatiques circonvoisins, mais a-t-on songé à connaître l'état des « parathyroïdes ? Et pourtant, d'après les plus récents travaux, grande serait l'importance de ces petits organes. Leur « teneur en iode est considérable ; elle serait, à poids égal, « 10 à 15 fois plus grande que dans le corps thyroïde lui-même (Gley). Conjointement à la fonction thyroïdienne, il y « aurait une fonction parathyroïdienne, dont la suppression « entraînerait chez les animaux les accidents aigus de la cachexie strumiprive (Moussu, Vasale, Alexandri, Rouxeau). « On peut faire remarquer que les parathyroïdes ont une origine embryologique commune avec le thymus, et que, dans « la plupart des cas de maladie de Basedow, le thymus est « hypertrophié ; — que l'ingestion de glandules parathyroïdes a « produit d'heureux résultats dans la maladie de Basedow, « qu'elle fait disparaître les accidents aigus tétaniques chez « les animaux éthyroïdés, sans améliorer au même degré les « autres accidents de la cachexie strumiprive (Moussu).

« Ces accidents aigus (tétanie, tremblements, paralysies, etc.) « de la cachexie strumiprive se rapprochent beaucoup plus « des phénomènes basedowiens que de ceux du myxœdème, « et il ne paraît pas contestable que les causes générales diathésiques et infectieuses qui, dans la maladie de Basedow, « atteignent le corps thyroïde, altèrent également les parathyroïdes (Roger et Garnier).

« Pour qu'il y ait goître exophtalmique, peut-être faut-il « que tout le système glandulaire thyroïdien soit endommagé, « tandis que, dans le goître vulgaire, dont les lésions thyroï-

(1) G. Gauthier (de Charolles), Fonctions de la thyroïde (*Revue de médecine*, 1900, p. 240).

« diennes sont en somme les mêmes, l'intégrité de la fonction « parathyroïdienne empêche les phénomènes du basedowisme. « C'est approchant la distinction que Brissaud a faite entre « le myxœdème thyroïdien et le myxœdème thyroparathyroï- « dien. »

Une fois, j'ai commencé la médication parathyroïdienne chez une basedowienne, mais je dus y renoncer bientôt en raison des difficultés extrêmes que j'avais à me procurer le médicament.

Moussu, par l'ingestion quotidienne de huit glandules, continuée pendant deux mois avec repos de deux jours tous les dix jours, a notablement amélioré une basedowienne : la tachycardie, l'exophtalmie, le tremblement ont disparu. L'administration des glandules ayant été interrompue un mois, les symptômes ont réapparu et ont de nouveau diminué après quinze jours de traitement.

Marinesco a observé une jeune basedowienne atteinte aussi de tétanie, chez laquelle l'ingestion de parathyroïdes de bœuf a paru donner de bons résultats.

Mac Callum et Walsch ont également usé de ce traitement avec quelques résultats (1).

C'est le lieu de faire remarquer encore une fois qu'en administrant de l'extrait thyroïdien on donne du même coup de la parathyroïdine, puisque des glandules parathyroïdes sont forcément incluses dans le tissu de la thyroïde.

(1) Moussu, De la médication parathyroïdienne (*Société de Biologie*, 25 mars 1899). — Marinesco, Tétanie d'origine parthyroïdienne (*Revue franç. de médecine et de chirurgie*, 1903, n° 35). — Mac Callum, Opothérapie thyroïdienne et relation entre les parathyroïdes et le goitre exophtalmique (*Amer. Medic.*, Philadelphie, 1905, p 934). — Walsh, Maladie de Graves et médication thyroïdienne (*Amer. Med.*, Philadelphie, 1903, p. 815). — Alquier, Glandes parathyroïdiennes et convulsions. Revue générale (*Gazette des Hôpitaux*, 1906).

Traitement par les humeurs d'animaux éthyroïdés. — Nous avons vu que Notkine, ayant extrait du corps thyroïde une substance qu'il nomme *Thyroprotéide* et qu'il considère comme génératrice du myxœdème, l'employa pour combattre le syndrôme de Basedow et constata qu'elle « produisait des effets extrêmement favorables ». Son exemple n'a pas eu, que nous sachions, d'imitateurs.

La thyroprotéide de Notkine, étant extraite du corps thyroïde, est encore un médicament thyroïdien proprement dit. Il n'en est plus de même de l'usage de liquides organiques provenant d'animaux éthyroïdés, c'est-à-dire de liquides surchargés de thyroprotéide libre, les animaux fournisseurs étant privés de l'organe qui neutralise cette substance. Ici, le médicament, ne provenant pas directement de la thyroïde, ne peut être dit thyroïdien, mais sa mise en œuvre rentre incontestablement dans le cadre de la thyroïdothérapie et doit être classée parmi les médications thyroïdiennes, comme nous l'avons dit au début de ce livre.

A l'état normal, il se formerait dans l'organisme une substance toxique que neutraliserait la sécrétion thyroïdienne. La destruction du corps thyroïde permet l'accumulation dans l'organisme de cette substance toxique non neutralisée : ce serait la condition pathogénique du myxœdème. Dans l'hyperthyroïdisation, qui serait réalisée dans le goître exophtalmique, il y aurait au contraire excès de sécrétion thyroïdienne neutralisante, sans qu'il y ait suffisamment de substance toxique à neutraliser. Dans ces conditions ne pourrait-on pas essayer de diminuer les effets de l'hyperthyroïdisation par l'injection ou l'ingestion d'une certaine quantité de substance à neutraliser? Voilà la question qui est la base de ce traitement, pour les partisans de la théorie de l'hyperthroïdie dans la maladie de Basedow.

Ballet et Enriquez, les premiers, ont formulé et mis en pratique ce traitement du goître exophtalmique. Au moyen d'injections de sérum du sang de chiens éthyroïdés, ils ont obtenu dans neuf cas d'assez heureux résultats (amélioration de l'état général, atténuation ou disparition passagère du tremblement, rétrocession de l'exophtalmie, et même, dans quelques cas, diminution notable du goître).

Gioffredi aurait obtenu aussi de bons résultats de cette méthode. Burghart a eu, chez trois basedowiennes, sinon une guérison, du moins une amélioration notable par l'emploi du sérum provenant de chiens éthyroïdés. Il en fut de même chez une jeune basedowienne traitée par des injections de sérum sanguin provenant d'une femme profondément myxœdémateuse.

Lanz a administré le lait de chèvres thyroïdectomisées à trois basedowiennes. Chez la première, il a constaté, après quinze jours, une diminution de la fréquence du pouls, la disparition de la céphalée et de l'insomnie, la diminution du goître. Chez les deux autres il se produisit également une amélioration sensible. Ces malades prenaient deux ou trois tasses de lait par jour.

Burghardt et Blumenthal eurent également des succès avec le lait de chèvre éthyroïdée; ils employèrent même le sang de sujets myxœdémateux (1).

Depuis ces premiers essais, de nombreuses préparations, provenant d'animaux éthyroïdés et toutes destinées au traitement du goître exophtalmique, ont vu le jour. Nous en avons parlé dans un précédent chapitre (p. 55).

Mœbius, le plus ardent défenseur de l'hyperthyroïdie, devait naturellement préconiser cette médication. Il essaya même la

(1) Ballet et Enriquez, Hyperthyroïdisation expérimentale (*Médecine moderne*, 1895, n° 101). — Gioffredi, *Medicina contemporanea*, 1896 — Lanz, *Corresp. Bl. f. Schw. Aertze*, n° 23, 1899. — Burghardt, *Deuts. medicinische Wochens.*, 1899, n°s 37 et 38. — Burghardt et Blumenthal, *Therapie der Gegenwart*, août 1903.

chair de l'animal éthyroïdé, mais sans résultat. Avec le sérum, préparé par Merck, il obtint des améliorations extrêmement remarquables.

A l'étranger, un grand nombre d'auteurs ont publié les résultats de leurs essais avec ces préparations (sérum, sang desséché, lait, rodagène, etc.). Ces résultats sont variables, mais plutôt favorables à la médication (Schultes, Beck, Walter Baum, Hoegg, Schüler, Alexander, Stein, Adam, Rosenfeld, Freudenberg, Morr, Rattner, Murray, Sidnay, Kuh, Thienger, Mackensie, etc.) (1).

En France, on emploie de préférence l'*hémato-éthyroïdine* d'Hallion et Carrion, le sérum de Möbius et le sérum de Merck. Très nombreux sont les auteurs qui ont publié le résultat de eurs observations. Nous citerons, à la suite de Sainton, qui la présenté au *Congrès français de Médecine* de 1907 un remarquable rapport sur l'organothérapie du goître exophtalmique, les noms de Breton, Chauffard, Claisse, Claude, Crouzon, Delaire et Philippe, Laignel-Lavastine, Ley, Libotte, Mantoux et Gonthier de Laroche, Mauté, de Metz, Pisante, Rigoulet, Thomas, Torday, etc. (2).

(1) Mœbius, *Schmidts Jahrbücher*, 1901, p. 45, et *Münchner. med. Wochenschrift*, 1903, no 4. — Schultes, *Münch. med. Wochens.*, 1902, no 20. — Beck, *Med. Corr. Blatt. des Wurtemberg Artz. Landesvereinis*, 1905, no 26. — Hœgg, *Wurtemberg medicin. Corresp. Blatt*, 1906, no 19. — Schuler, *Deutsche medizinal Zeitung*, 1905, no 53. — Alexander, *Münch. med. Wochens.*, 1905, no 29. — Stein, *Viener klin. Wochens.*, 1905, n. 48. — Adam, *Société med. d'Hambourg*, in *Tribune médicale*, 18 mars 1903. — Rosenfeed, *Allg. med. Centralzeitung*, 1902, p. 166. — Freudenberg, *Der Frauenartz*, 1906, Heft 2. — Morr, *Reisch mediz. auz.*, 1905, no 8. — Rattner, *Neurol. Central.*, 1er mars 1907. — Murray, *Brit. med. Journ.*, 1905. — Kuh, *The Journ. of Amer. med. Ass.*, 1906, no 16. — Thienger, *Münch. méd. Wochens.*, 1906, nos 11 et 15. — Mackensie, *The Practioner*, nov. 1905.

(2) Breton, Goître exophtalmique traité par l'hémato-éthyroïdine (*Gazette des hôpitaux*, 1905, p. 1335). — Chauffard, Traitement du goître exophtalmique (*Journal des Praticiens*, 29 octobre 1906). — Claisse, Traitement du goître exophtalmique par la méthode de Ballet (*La Clinique*, 1905, p. 451). — Crouzon, Maladie de Basedow traitée par le sérum de Möbius

La nature de l'amélioration signalée est variable dans ces observations; dans la majorité des cas, c'est l'état général qui paraît le plus rapidement influencé; d'autres fois c'est la tachycardie ou le goitre. L'exophtalmie s'atténue moins facilement, et, par ce traitement comme par les autres, quand la guérison est obtenue, il persiste toujours un peu d'étrangeté du regard.

La guérison complète est du reste assez rare. Les cas les plus remarquables sont ceux de Devic et Gaidère et de Sainton et Pisante (1).

Sainton a publié une statistique portant sur 221 cas de goitre exophtalmique traités par le sang, le sérum, le lait d'animaux éthyroïdés. Sur ce nombre, il y a eu 175 améliorations, 23 guérisons et 33 insuccès.

Pour ma part, dans ces dernières années, j'ai très fréquemment administré l'hématoéthyroïdine à de nombreux basedowiens. Cette préparation a certainement l'avantage de ne pas nécessiter la surveillance étroite que comporte l'emploi du liquide thyroïdien et de l'iodothyrine; mais les résultats qu'on obtient sont certainement inférieurs à ceux que donnent ces derniers médicaments quand on les administre dans des cas *judicieusement déterminés*, comme je l'ai indiqué. J'ai rare-

(*Revue neurologique*, 1905, p. 1118). — DELAIVE et PHILIPPE, Maladie de Basedow traitée par le sérum de Mœbius (*Société médico-chirurgicale de Liège*, 1er mars 1906). — LAIGNEL-LAVASTINE, Syndrôme de Basedow avec trophœdème (*Revue neurologique*, 1905, p. 1106). — LEY, *Revue neurologique*, 1907, p 241. — MANTOUX et GONTHIER DE LA ROCHE, Maladie de Basedow traitée par l'hémato-éthyroïdine (*Tribune médicale*, 26 octobre 1906). — DE METZ, Traitement du goitre exophtalmique (*la Clinique ophtalmologique d'Anvers*, 1906, p. 213). — PISANTE, Traitement de la maladie de Basedow (*Thèse de Paris*, 1904). — RIGOULET, *Thèse de Paris*, 1905. — THOMAS, *Bulletin de Thérapeutique*, 8 mars 1907).

(1) DEVIC et GAIDÈRE, *Lyon médical*, 11 septembre 1910. — SAINTON et PISANTE, Trois cas de goître exophtalmique traités par le sérum de moutons éthyroïdés (*Revue neurologique*, 1904, p. 22). — SAINTON, Traitements actuels du goitre exophtalmique (*Revue de thérapeutique médico-chirurgicale*, 1er avril 1906). — SAINTON, les Traitements du goitre exophtalmique, 1910, 1 vol. (*Actualités médicales*).

ment vu le goître diminuer de volume, et encore moins l'exophtalmie ; le seul symptôme sur lequel l'hématoéthyroïdine m'a semblé avoir une action réelle, c'est l'éréthisme nerveux et l'excitation psychique.

En tous cas, le traitement par les produits d'animaux éthyroïdés présente un avantage, c'est qu'il peut être appliqué sans aucun danger à tous les cas de goître exophtalmique sans distinction ; il n'a pas besoin d'être étroitement surveillé, car on ne signale pas de cas d'intoxication grave pendant son emploi.

Traitement par les sérums thyro-toxiques. — L'emploi des sérums thyro-toxiques est encore actuellement dans la période des essais et des tâtonnements. La méthode ne peut être utilisée pratiquement, tant que l'on n'en connaîtra pas mieux les effets. (Voir p. 57.)

Les premiers essais sont de Murray, qui faisait ingérer des thyroïdes de mouton à des chèvres et utilisait ultérieurement le sang de celles-ci. Les résultats obtenus, soit par injection sous-cutanée, soit par ingestion, ont été négatifs.

Jean Lépine a vu, chez une basedowienne, l'injection de 2 centimètres cubes de sérum sanguin provenant d'une chèvre nourrie de thyroïdes, suivie d'accidents locaux, de poussée thyroïdienne avec tachycardie, de tremblement et d'élévation thermique fugace ; le traitement dut être suspendu.

En Amérique, Rogers et Beebe préparent un sérum thyrotoxique obtenu avec des glandes thyroïdes humaines. Des glandes recueillies soit à une autopsie, soit au cours d'une opération, on extrait les nucléo-albumines et les globulines, lesquelles sont injectées à des lapins. Le sérum sanguin de ces lapins ainsi préparés constitue le sérum de Rogers et Beebe. Administré en injections d'un centimètre cube, une fois par semaine, pendant trois ou quatre mois, ce sérum aurait donné, sur 90 cas, 23 guérisons, 52 améliorations, 11 insuccès, 4 morts.

Dana attribue à ce sérum un effet curatif spécifique dans certains cas de goître exophtalmique à thyroïdisme aigu extrême. Mais des cas de mort qui ont été signalés commandent la circonspection.

Kocher a employé sans résultats un sérum thyro-toxique, préparé à l'institut bactériologique de Berne (1).

Traitement hypophysaire. — La théorie de l'origine hypophysaire du goître exophtalmique a été soutenue par Salmon qui l'a formulée de la façon suivante. L'hypersécrétion thyroïdienne serait consécutive à une insuffisance de sécrétion de l'hypophyse ; cette hypersécrétion thyroïdienne, d'abord compensatrice de l'insuffisance hypophysaire, créerait une intoxication se localisant précisément dans les centres nerveux bulbo-protabérantiels et se traduisant par le syndrôme de Basedow.

Hallion et Carrion ont montré que l'injection d'extrait hypophysaire est suivie d'une vasoconstriction très forte et très prolongée du corps thyroïde.

Hallion et Alquier ont obtenu, en faisant ingérer à des lapins de l'extrait d'hypophyse, des modifications histologiques du corps thyroïde si accentuées qu'elles permettent de croire à une transformation et même à une diminution de la sécrétion thyroïdienne.

L'extrait hypophysaire aurait donc une action modératrice sur la fonction thyroïdienne.

(1) Murray, *The Lancet*, août 1904 ; *The British medical Journal*, 1905, p. 1245. — Beebe, *Journal of the medical Association*, 17 février 1906 ; *ibidem*, 1er septembre 1906. — John Rogers, *ibidem*. — Jean Lépine, Sérum antithyroïdien (*Société de Biologie*, 22 et 29 novembre 1902 ; *Lyon médical*, 1903, no 48). — Divers traitements du goitre exophtalmique par l'antithyroïdine (*Lyon médical*, 27 décembre 1903, p. 1030 ; *Journal des Praticiens*, 1904, p. 120 ; *Bulletin médical*, 1904, p. 1067).

Dès lors, il y aurait indication à employer l'hypophyse pour modérer le dysthyroïdisme de la Maladie de Basedow.

En agissant ainsi, on fait de l'*opothérapie indirecte*, puisqu'on cherche à modérer la fonction d'une glande au moyen d'une autre glande. Cette action syn ou antiénergétique d'une glande vis-à-vis d'une autre s'appelle un *hormone*.

Renon a ainsi traité avantageusement par l'extrait hypophysaire plusieurs cas graves de maladie de Basedow. Il fait remarquer que l'extrait thyroïdien, s'il est pris en même temps que l'extrait hypophysaire, stimulera le corps thyroïde et annulera l'effet modérateur que l'extrait d'hypophyse possède sur cette glande; mais on peut associer à l'extrait d'hypophyse qui exerce une action vaso-constrictive sur la thyroïde, l'hématoéthyroïdine, qui neutralise les produits de l'hypersécrétion thyroïdienne; on a de la sorte deux actions qui se corroborent.

Parisot, au cours de recherches analogues, a vu des améliorations se produire chez des basedowiennes par le suc hypophysaire (1).

J'associe très volontiers l'extrait hypophysaire et l'hématoéthyroïdine :

I.—M. Dum..., 40 ans, jouissait d'une bonne santé habituelle, lorsque, à la suite d'une grande colère, on remarqua de l'exorbitis, du tremblement ; quelques jours après, on constata de l'hypertrophie thyroïdienne et des palpitations. Après divers

(1) Salmon, l'Hypophyse et la Maladie de Basedow (*Revue de médecine*, 10 mars 1903); *IVe Congres italien de médecine interne*, Rome, 21-27 octobre 1901 ; *Clinica moderna*, 3 août 1901). — Hallion et Carrion, *Soc. de Thérapeutique*, 13 mai 1907, — Renon et Delille, *Opothérapie indirecte. Opothérapie associée sur le syndrôme de Basedow* (*Académie de médecine*, mai 1901 ; *Soc. de Biologie*, 16 janvier 1909; *Journal de Praticiens*, 1909, p. 23.) — Renon et Azam, Maladie de Basedow traitée par l'hypophyse (*Soc. de méd. des Hôp.*, 21 mai 1907). — Azam, *Thèse de Paris*, 1907. — Parisot, *Revue médicale de l'Est*, 15 juin 1907.

traitements suivis pendant deux ans, il est soumis à la médication suivante : trois pastilles d'hypophysine et trois cuillers à café d'hémato-éthyroïdine pendant 15 jours par mois. Au bout de cinq mois, la guérison était complète.

II.— Mme Gon..., 58 ans. Petit goître depuis l'âge de 16 ans. Grippe infectieuse grave à 50 ans. Chagrins. Début de la maladie, il y a sept mois. Yeux très brillants ; goître avec ectasie veineuse en méduse. Tachycardie violente. Réflexes abolis. Fièvre. Face vultueuse. Diarrhée paroxystique. Effondrement des jambes. Crises d'amaigrissement.

Le traitement thyroïdien ayant aggravé la maladie, j'emploie la médication hypophysaire associée à l'hémato-éthyroïdine, qui a amené une amélioration considérable.

III. — M. Bas..., 35 ans. Début par des sueurs profuses ; soif ardente, polyurie. Pas de sucre dans les urines. Forme grave de la maladie : goître volumineux et très pulsatile ; exophtalmie excessive. Pouls incomptable. Tremblement très pénible. Insomnie. Amaigrissement. Dérobement avec parésie des membres inférieurs. Diarrhée profuse. Abolition des réflexes. Tous les symptômes se sont considérablement réduits et le malade a pu reprendre ses occupations de jardinier après avoir suivi pendant 4 mois le traitement à l'hypophysine et à l'hémato-éthyroïdine.

IV. — Mme Ber..., âgée de 65 ans ; basedowienne depuis plus de 15 ans. Lobe droit hypertrophié ; tremblement menu, mais inconstant ; palpitations avec paroxysmes pendant quelquefois plusieurs semaines ; vertiges, troubles vaso-moteurs très pénibles. N'est soulagée par aucune médication.

En dernier lieu, elle a fait usage de pastilles d'hypophysine, mais sans résultat appréciable.

Opothérapie thymique. — Quel est le rôle du thymus vis-à-vis du corps thyroïde ?

Le thymus est généralement considéré comme étant l'antagoniste du corps thyroïde. La persistance ou la revivescence du thymus, fréquemment observée dans le goître exophtalmique (Möbius, Spencer, P. Marie, Mackensie, Edmunds, Soupault, Gierke, etc.), peut faire supposer en effet que cette hypertrophie thymique joue un rôle compensateur, en augmentant la sécrétion interne destinée à neutraliser l'agent toxique de la maladie.

Mais cette conception ne semble pas en rapport avec des faits plus récemment observés. Il a été remarqué, dans ces dernières années, surtout par les chirurgiens qui opèrent les goîtres exophtalmiques, que les cas à évolution grave et mortels s'accompagnent le plus souvent d'une hypertrophie persistante du thymus, le *status thymo-lymphaticus* de Kocher, et que cet état est une contre-indication formelle à la thyroïdectomie. Dans ces cas, il a été conseillé de pratiquer, au lieu de la thyroïdectomie, la thymectomie, à la suite de laquelle la gravité de la maladie s'atténuerait.

Des faits assez nombreux, d'autre part, semblent indiquer que le thymus ne serait pas sans action sur la pathogénie du goître exophtalmique. — Il a été trouvé un poison du cœur dans la substance du thymus (Klöse). — Des injections intra-péritonéales du suc thymique d'un basedowien engendrent des altérations du sang analogues à celles que produit l'injection du suc d'un goître basedowien, telles que Kocher les a décrites (p. 78). — Chez les basedowiens, après la thymectomie, on voit régresser la tumeur thyroïdienne (Garré de Bonn). — La greffe précoce du thymus arrête les manifestations de la cachexie strumiprive (Gebelé). — Enfin, E. Bircher a pu provoquer chez le chien le syndrôme de Basedow par la greffe intra-péritonéale du thymus. Ces dernières expériences d'Eugène Bircher sont très intéressantes et méritent d'être rapportées.

On introduisit dans le péritoine d'un chien un fragment de thymus. Au bout de 24 heures, le chien fut surexcité : il sautait dans sa cage et prenait peu de nourriture. Cinq jours après, les yeux parurent saillants et cette exophtalmie atteignit son maximum le 20e jour ; elle ne disparut qu'au bout de cinq mois; elle était telle que les paupières ne pouvaient être closes. Le 3e jour parut la tachycardie (180 pulsations), qui dura trois mois. La tuméfaction thyroïdienne survint vers la 4e semaine. (Au mémoire de Bircher est jointe la photographie de ce chien; il a en effet une exophtalmie très accentuée et une tuméfaction de la région thyroïdienne.)

Il est certain que ces expériences sont tout à fait extraordinaires, c'est-à-dire en contradiction avec ce que nous savons ou croyons savoir. Que des accidents aient été produits par l'introduction du thymus dans le péritoine, soit; mais on s'explique moins qu'ils aient persisté des mois, comme si ce thymus s'était greffé sur le péritoine. D'ailleurs, ce thymus ne provenait pas de malades atteint de goître exophtalmique. A noter que les animaux de ces expériences ont été montrés à des médecins et à des ophtalmologistes.

Quels que soient les rapports qui peuvent exister entre les deux organes, thyroïde et thymus, l'opothérapie par le thymus a été assez souvent employée dans le goître exophtalmique.

Le premier essai en a été fait par Owen dans des circonstances intéressantes à rapporter. Voulant donner du corps thyroïde à un malade, Owen s'aperçut que le boucher fournissait à sa place du thymus; mais, en présence du résultat brillant obtenu dans cette circonstance fortuite, il continua ses essais thérapeutiques et publia l'observation de 4 malades très améliorés (Sainton).

L'exemple de Owen fut suivi en Angleterre par Cuningham

(4 cas), Edes (6 cas), Salis Cohen et Tood (26 guérisons sur 30 cas traités), Maude (4 cas); Mackensie, sur 35 observations, ne note que des contradictions; Rushton Parker n'obtient que des résultats insignifiants.

En Allemagne, Mickulicz se montre grand partisan du traitement et rapporte 10 succès sur 11 cas : il établit les principes de la méthode (de 30 à 75 gr. de ris de veau par jour), qui est appelée en Allemagne *Méthode de Mickulicz*.

Galdi constate de bons effets; Zorzi, 2 succès sur trois cas. — Boisvert (de Montréal) ne signale qu'un demi-succès sur plusieurs cas.

En France, Blondel a publié des cas avec améliorations. Huchard s'en est montré satisfait (30 cas); Miraillé s'en est loué dans quelques cas ; Bienfait a eu une amélioration ; Taty de Guérin, un demi-succès ; Albert Robin n'a obtenu aucun résultat.

H. Dor et L. Dor (de Lyon) déclarent que l'opothérapie thymique est le traitement incomparable à employer contre le goître exophtalmique. Ils font prendre tous les jours 100 grammes de ris de veau cru roulé dans de la farine ou du sucre et ont aussi recours aux injections d'extraits.

Louis Dor, conforme à ses idées, qui lui font considérer le basedowisme comme le résultat d'une perturbation dans l'élaboration de la *fonction phosphorée* du corps thyroïde, attribue les propriétés curatives du thymus à ce que cet organe renferme un ferment phosphoré colloïdal.

D'après Zorzi, ce serait tout particulièrement chez les enfants qui peuvent aussi, quoique plus rarement, être atteints de la maladie de Basedow, qu'agirait l'opothérapie thymique (1).

(1) Opothérapie thymique dans la maladie de Basedow (*Sem. médicale*, 1907, p. 19). — Opothérapie thymique dans la maladie de Basedow chez les enfants (*Semaine médicale*, 1904, p. 288). — OWEN, *British medical Journal*, 10 octobre 1895, et *The Lancet*, 1896. — CUNINGHAM, cité par BLOTTIÈRE (*Thèse de Paris*, 1897). — EDES, *Boston. medical and surgical*

Opothérapie ovarienne. — L'opothérapie ovarienne a été aussi employée dans le goître exophtalmique. Nous avons dit les rapports d'antagonisme qui existent entre le corps thyroïde et l'ovaire (p. 113). Nous avons dit la production fréquente du basedowisme au moment de la ménopause comme aussi après l'ablation des ovaires (Perrin et Blum, Jayle) ou conjointement à des lésions utéro-ovariennes (Mathieu, Bouilly, Cheadle). On sait aussi qu'il existe de l'aplasie des organes génitaux chez les basedowiennes.

Nous avons dit en outre (p. 116) que Hallion a constaté que l'extrait ovarien injecté dans les veines produit une vaso-dila-

Journal, 1895. — Salis Cohen, *Journ. Am. med. assoc.*, 1897, p. 502. — Todd, *Brit. med. Journal*, 1896, p. 195. — Maude, *The Lancet*, 1896. — Mackensie, *American Journ. of. med. Science*, février 1897. — Ruhston, Parker, l'Extrait thymique dans le goître exophtalmique (*The British. med. Journ.*, 7 janvier 1899). — Mickulicz (de Breslau), *XXIVe Congrès de la chirurgie allemande*, Berlin, avril 1895. — Galdi, *Il manicomio moderno*, 1897, nos 1 et 2. — Zorzi, Opothérapie thymique dans la maladie de Basedow des enfants (*Pediatria*, décembre 1903). — Blondel, *Bull. de la Soc. de thérapeutique*, avril 1897, et *Congrès de 1900*. — Héchard, Consultations médicales, vol. 1. — Boisvert, *Revue médicale de Montréal*, 1899, no 17 : le thymus comme médicament. — Bienfait, Traitement par le thymus du goître exophtalmique (*Journ. de neurologie*, 5 novembre 1902). — Tayet Guérin, *Congrès des aliénistes et neurol.*, Bordeaux, août 1895. — H. Dor, Traitement de la maladie de Basedow par le thymus (*Revue générale d'ophtalmologie*, 31 oct. 1906). — Louis Dor, *Revue générale d'ophtalmologie*, 30 juin 1904. — Minckowski, *Centralblatt. f. inn. Med.*, 14 mai 1898. — Mac Lennan, *Glasgow. Med. Journ.* et *Zentralbl. f. Chir.*, 5 déc. 1898. — Capelle, Rapports du thymus avec la maladie de Basedow (*Beiträge zur klin. Chir. et Zentrabl. f. Chir.*, 5 déc. 1898 et 1911, LXXII, 1, in *Semaine médicale*, 1911, p. 425). — König, Goître exophtalmique à la suite de l'ablation des amygdales (*Société de laryngo-oto-rhino. de Paris*, 10 nov. 1909). — Bircher, *Zentralbl. f. Chir.*, 3 février 1912, et *Semaine médicale*, 1912, p. 261. — Capelle et Bayer, Thymectomie dans la maladie de Basedow (*Beiträge z. klin. Chirur.*, 1911, et *Semaine médicale*, 1911, p. 425). — Cebelle, Recherches expérimentales faites avec le thymus des basedowiens (*Beitr. z. klin. Chir.*, Bd. 7 déc. 1911). — Le Goître exophtalmique chez l'enfant (*Journal des Praticiens*, 1897, p. 501). — Steiner, Goître exophtalmique chez les enfants (*Bull. méd.*, 1897, p. 270, et *Journal de médecine et de chirurgie pratiques*, 1902, p. 514). — Raymond, Maladie de Basedow infantile (*Journal de médecine et de chirurgie*, 1901, p. 813).

tation intense et exclusive de la glande thyroïde; que ce fait suffit à démontrer que l'ovaire élabore des produits doués vis-à-vis du corps thyroïde d'une action véritablement élective et qu'ainsi peut se propager de l'un à l'autre de ces organes une réaction spéciale, sorte de *réflexe chimique*, pour employer l'expression de Starling.

Ces rapports d'antagonisme de l'ovaire et du corps thyroïde peuvent donner une explication de la fréquence du goître exophtalmique chez la femme et de sa rareté chez l'homme, car ce même rapport n'existe pas entre le testicule et la thyroïde.

La gravité toute particulière de la maladie de Basedow chez l'homme peut aussi s'expliquer par ce défaut d'antagonisme. En effet, chez l'homme, lorsqu'un trouble survient dans la sécrétion de sa glande thyroïde, aucun antagonisme ne s'élève du côté de ses organes génitaux pour atténuer les fâcheux effets de ce trouble sécrétoire.

Malgré qu'il soit très rationnel, en raison des rapports fonctionnels existant entre le corps thyroïde et l'ovaire, d'employer, dans le basedowisme, l'opothérapie ovarienne, celle-ci a été assez rarement mise en usage jusqu'à ce jour.

Muret a amélioré momentanément une basedowienne atteinte en même temps d'un fibrôme utérin.

Jayle a signalé la diminution des phénomènes basedowiformes, chez une malade de 27 ans, présentant de l'hyperesthésie ovarienne; Jouin, de même chez deux malades arrivées à la ménopause.

Seeligmann a indiqué l'emploi et les succès de l'ovarine chez les basedowiennes, dont les organes génitaux sont atteints d'atrophie ou d'hypoplasie: deux cas remarquables.

Dalché, Delaunay, Mossé ont vu s'amender des accidents basedowiens qui se produisaient au moment de la ménopause.

Jardry a obtenu un résultat favorable dans un cas de syndrôme de Basedow au cours d'une grossesse.

Sainton a eu une amélioration notable chez une jeune fille atteinte d'un retard de la puberté.

Bandler s'est servi fréquemment et avec succès de l'ovarine dans la maladie de Basedow (1).

Très fréquemment, j'ai associé les préparations ovariennes à l'iodothyrine ou à l'hémato-éthyroïdine dans le traitement du goître exophtalmique, quand des troubles de la sphère génitale sont en jeu.

I. — Mme Lamb..., 28 ans, est enceinte de six mois. Elle présente au complet les signes cardinaux et la plupart des petits signes de la maladie de Basedow. L'excitation psychique est très intense au point que l'internement dans une maison est envisagée. En attendant l'accouchement, je prescris l'hémato-éthyroïdine et des pastilles d'ocréine (extrait de corps jaune). Une notable détente se produit. Accouchement avant terme. Les crises d'éréthisme nerveux se reproduisent, mais elles sont chaque fois calmées par le même traitement.

II. — Mlle P..., 19 ans, d'aspect chlorotique, présente depuis huit mois les symptômes complets de la maladie de Basedow.

(1) Jayle, Opothérapie ovarienne (*Revue gynécologique et de chirurgie abdominale*, juin 1903, p. 437). — Jouin, Médication ovarienne dans la maladie de Basedow et dans les troubles du système génital féminin (*Bull. de la Soc. d'obstétrique et de gynécologie*, octobre 1896). — M. Mossé, Opothérapie ovarienne (*Gazette des hôpitaux*, 7 octobre 1899). — P. Mossé, *Thèse de Toulouse*, 1899. — René Moreau, Opothérapie ovarienne dans la maladie de Basedow (*Thèse de Paris*, 1899). — Lloyd Roberts, *Semaine médicale*, 6 janv. 1904, p. 8. — Seeligman, *Allgemeine med. Centralzeitung*, 1898. — Maladie de Basedow consécutive à l'ablation des ovaires (*Bulletin médical*, 1906, p. 61). — Lebreton, Opothérapie ovarienne (*Thèse de Paris*, 1899). — Bestion, le Suc ovarien (*Thèse de Paris*, 1898). — Gomès, Opothérapie ovarienne (*Thèse de Paris*, 1898). — Muret, Organothérapie par l'ovaire (*Revue médicale de la Suisse romande*, juillet 1896). — Lessac, Opothérapie ovarienne (*Thèse de Paris*, 1896). — R. Martin, De l'opothérapie ovarienne dans la maladie de Basedow (*Thèse de Paris*, 1899). — Mossé, Etat actuel de l'opothérapie ovarienne (*Thèse de Toulouse*, 1899).

État aggravé d'abord par l'iodothyrine, mais grandement amélioré ensuite par l'hémato-éthyroïdine associée à l'ovarine.

III. — Mme Leb..., 32 ans. Goître héréditaire depuis 15 ans. Une grossesse. Mal menstruée. Apparition de la maladie de Basedow à la suite d'une émotion violente; excitation psychique très marquée se reproduisant périodiquement. Se trouve beaucoup améliorée chaque fois qu'elle prend de l'ovarine.

IV. — Mme Ig..., 45 ans. Trois enfants. Ménorrhagies abondantes du retour d'âge. Très longtemps chlorotique dans sa jeunesse. Début de la maladie, il y a deux ans : petit goître vasculaire à droite ; éclat des yeux ; tremblement, tachycardie, 150 pulsations ; insuffisance tricuspidienne, dyspnée. Insomnie, excitation psychique.

Amélioration très notable par l'ovarine.

V. — Mme Ram..., âgée de 48 ans. Menstruation supprimée depuis 6 mois. Pas d'enfants. Goître parenchymateux existant depuis plus de 25 ans. Il y a 4 ou 5 mois, a été prise de tachycardie, d'exorbitis très marqué, d'un tremblement menu. Elle présente, en outre, de l'effondrement des jambes, une chaleur subjective et des sudations très gênantes.

Elle s'améliore en 20 jours de ces différents symptômes à la suite de l'adminisration de tablettes d'ocréine. Récidive l'année suivante.

CHAPITRE VI

THYROIDOTHÉRAPIE INDIRECTE

TROUBLES DU CÔTÉ DU SYSTÈME OSSEUX

Sommaire. — Système osseux : arrêts de la croissance, infantilisme, nanisme ; acromégalie, gigantisme ; retard de consolidation des fractures ; troubles trophiques des os ; rachitisme ; ostéomalacie.

L'Opothérapie indirecte s'applique aux états morbides, troubles des organes ou troubles des fonctions en corrélation avec le corps thyroïde, conduisant à admettre un trouble fonctionnel de la glande sans altération physique évidente.

Nous avons indiqué la corrélation qui existe, à l'état physiologique, entre la fonction du corps thyroïde et le trophisme général.

Nous avons dit que cette action trophique de la glande porte principalement :

a) Sur le système osseux (phénomènes évolutifs de la croissance, consolidation des fractures) ;

b) Sur le système génital, utéro-ovarien surtout (phénomènes évolutifs de la puberté) ;

c) Sur le système nerveux.

d) Sur le mouvement des échanges intra-organiques (formation ou désintégration de la graisse et du sucre, etc.).

De là autant de groupes d'états morbides ou de troubles

fonctionnels qui sont plus ou moins justiciables de la médication thyroïdienne et que nous allons passer en revue successivement.

I. — SYSTÈME OSSEUX

Nous étudierons séparément dans ce groupe le traitement : 1° des arrêts de la croissance (nanisme, infantilisme) ; 2° de l'acromégalie et du gigantisme ; 3° des retards de consolidation des fractures ; 4° de divers troubles trophiques du système osseux (ostéomalacie, arthrite déformante, rachitisme, etc.).

1° Arrêts de la croissance (*nanisme, infantilisme*).

La médication thyroïdienne possède une influence tout à fait remarquable sur les arrêts de la croissance.

Cette constatation date déjà de plusieurs années, mais de nombreuses observations ont été recueillies, depuis les premières communications d'Hertoghe sur ce sujet (1), et toutes sont confirmatives de cette bienfaisante action.

Parmi les nombreux symptômes du myxœdème, on avait signalé l'arrêt de la croissance qui faisait ressembler les petits myxœdémateux à de véritables nains. Tel enfant myxœdémateux et âgé de 14 ans mesure 0, 70 centimètres, ce qui est la taille d'un enfant de 15 mois ; un autre, âgé de 18 ans, ne mesure que 75 centimètres. Lorsqu'on appliqua la cure thyroïdienne aux enfants myxœdémateux, on constata que la reprise de la croissance s'opérait parallèlement à l'amélioration des autres signes de l'affection. Dès lors, il devenait possible de faire grandir ces malheureux enfants frappés de nanisme.

(1) Hertoghe, *Académie royale de Bruxelles*, 27 sept. 1895, *Bulletin de l'Académie royale de Bruxelles*, 1897, n° 9.

On a vu ainsi des nains myxœdémateux de 6, 14, 18, 20 et même 27 ans, qui tous indistinctement se sont mis à grandir dès qu'ils ont été soumis à l'opothérapie thyroïdienne (Hertoghe).

Bourneville (1), chez des enfants atteints d'idiotie myxœdémateuse et soumis au traitement, a constaté que la taille augmentait dans une proportion presque double de celle de la croissance naturelle chez ces enfants ; la tête profitait également du développement général du système osseux ; presque tous les diamètres crâniens s'accroissaient ; la dentition aussi se modifiait très avantageusement.

Moussu (2) a administré régulièrement de la glande thyroïde à des jeunes chiens en voie de croissance et a constaté que ces animaux, comparés à des témoins de la même portée, grandissaient plus vite et prenaient l'aspect de levrette.

Inversement, Roger et Garnier (3), en injectant dans les artères thyroïdiennes de jeunes chiens une émulsion de naphtol et en provoquant ainsi une sclérose du corps thyroïde, ont vu la croissance s'arrêter.

Mais tous les infantiles et tous les nains ne sont pas myxœdémateux, et si les myxœdémateux francs sont, heureusement pour l'espèce humaine, assez rares, il est un nombre considérable de sujets dont la croissance a été retardée ou arrêtée pour des causes cataloguées sous des étiquettes diverses :

(1) Bourneville, *Soc. méd. des hôp.*, 27 janv., 1897, et *Progrès médical*, 1897, pp. 145-163. — Boulenger, Action de la thyroïde sur la croissance (*Thèse de Paris*, 1890).

(2) Moussu, *Soc. de biol.*, 25 mars 1899.

(3) Roger et Garnier, Infantilisme expérimental par sclérose provoquée du corps thyroïde (*Société de biologie*, 27 déc. 1901). — Haushalter (de Nancy), Infantilisme dysthyroïdien expérimental (*Soc. de biologie*, 17 mai 1902). — Nanisme expérimental (*Semaine médicale*, 1904, 195). — Samné-Bey, les Insuffisances de la croissance (*Thèse de Paris*, 1904). — Bruno, l'Infantilisme (*Gazette degli Osped.*, 6 mars 1904). — Widal, l'Infantilisme (*Journ. des Praticiens*, 1905, p. 582). — Halmagrand, l'Infantilisme (*Thèse de Paris*, 1907).

rachitisme, hypoazoturie, infantilisme, hérédo-syphilis, végétations adénoïdes, etc.

Eh bien ! il n'est pas impossible que tous ces sujets soient victimes d'une seule et même cause : l'insuffisance thyroïdienne ou hypothyroïdie.

D'après Hertoghe, tous les arrêts de la croissance, quels qu'ils soient, dépendent d'une altération thyroïdienne. Cet auteur établit que les influences susceptibles d'enrayer la croissance portent toutes leur premier effort sur la glande thyroïde, et que celle-ci, diversement atteinte dans son fonctionnement, crée, d'après les degrés de la lésion, des obèses, des rachitiques, des chondrodystrophiques, des sujets atteints de nanisme ou d'infantilisme. Les arrêts de croissance de nature toxique (alcool, syphilis) reconnaîtraient le même mécanisme, et c'est en troublant la sécrétion thyroïdienne que les agents toxiques arrivent à ralentir l'élan de la croissance.

Dans les pays à malaria, les infantiles sont nombreux. C'est en frappant l'individu dès le jeune âge, souvent même au berceau, que l'impaludisme produit cet *infantilisme palustre*, et cela, ainsi que le dit de Brun, en provoquant une sclérose de la thyroïde, qui s'atrophie (1).

L'hypothyroïdie peut présenter tous les degrés. C'est ainsi que l'embonpoint précoce, celui qu'on constate chez certains jeunes hommes à l'approche de la puberté, relève souvent d'une hypothyroïdie. Généralement, ces jeunes sujets gras sont de petite taille. La croissance s'opère lentement et tardivement chez eux, tandis que chez les enfants maigres, probablement hyperthyroïdiques, la croissance est rapide et procède par à-coups. On entend dire parfois, lorsqu'un enfant grandit trop vite, qu'il est maigre à force de grandir. Il est plus juste de penser que l'enfant maigrit non parce qu'il gran-

(1) De Brun, Infantilisme palustre (*Revue de médecine*, 10 octobre 1910).

dit, mais en même temps qu'il grandit et sous l'influence de la même cause. Cette cause paraît être une activité thyroïdienne exagérée.

De sorte que le corps thyroïde, par suite d'un fonctionnement ralenti ou accru, peut modifier la forme extérieure du corps humain. Le myxœdémateux athyroïde, court, massif et mou, le basedowien, long, mince et sec, représentent les deux formes extrêmes entre lesquelles peuvent exister de nombreuses variétés.

La conclusion est que chaque fois que, dans un cas de retard ou d'arrêt de la croissance, on soupçonne l'hypothyroïdie, — et il faut toujours la soupçonner, — il y aura intérêt à recourir à l'opothérapie thyroïdienne, qui produira souvent des résultats surprenants et inespérés.

Il ne faudrait pas cependant croire que, dans tous les cas de retard de croissance, la médication thyroïdienne doive donner des résultats. Il est évident que toute reprise de la croissance est impossible lorsque le squelette est complètement ossifié et que les cartilages d'accroissement n'existent plus. Ainsi les achondroplases, qu'on pourrait avoir des tendances à confondre avec les myxœdémateux (Leblanc), en diffèrent en ce que chez les premiers il y a absence congénitale des cartilages d'accroissement, tandis que, chez les seconds, il y a persistance indéfinie de ces cartilages (Apert, Legry et Regnault). La médication sera donc de nul effet chez les achondroplases.

La radiographie permet d'établir le diagnostic de la possibilité d'une reprise de croissance. Les rayons X traversent très facilement les cartilages d'accroissement et impressionnent à leur niveau la plaque sensible ; celle-ci rend une ligne claire à l'épreuve positive. Il est donc facile de se rendre compte du degré d'ossification et, par suite, de savoir si la thyroïdothérapie a chance de réussir.

L'ossification est extrêmement tardive chez les myxœdémateux, et c'est ce qui explique la facilité avec laquelle ils reprennent leur croissance sous l'influence de ce traitement. Springer et Serbanesco (1) ont vu, au moyen des rayons X, que, dans le myxœdème, les cartilages de conjugaison persistent longtemps sans s'ossifier et que le traitement thyroïdien peut faire croître la taille jusqu'à 34 ans. Ganse et Londe ont fait des constatations analogues (2). Schmidt (de Francfort-sur-le-Mein) a constaté cette réalité de la croissance par la thyroïdothérapie. Des photographies de Röntgen, prises sur un myxœdémateux de 26 ans, lui ont fait voir à la partie inférieure du fémur une ligne épiphysaire d'autant plus nette que la rotule, demeurée elle-même cartilagineuse, n'avait pas intercepté les rayons. Sous l'influence du traitement, il y eut reprise de la croissance avec disparition de la ligne épiphysaire (3).

Les arrêts de la croissance dus à l'hypoazoturie constitutionnelle, où l'ossification est tardive, sont susceptibles aussi d'une bonne reprise de croissance.

Par contre, l'ossification est très précoce dans le rachitisme. Hertoghe cite l'exemple d'un enfant de 11 ans chez lequel l'ossification palmaire était à peu près complète. Chez les nains rachitiques, la thyroïdothérapie produira donc rarement une reprise de la croissance; mais elle peut, paraît-il, d'après Heubner (de Berlin), améliorer l'état général des rachitiques.

La médication thyroïdienne, dans son action sur le système osseux, peut, si elle n'est pas surveillée, produire un état inverse de celui qu'on attend. Bourneville, chez les enfants myxœdémateux soumis au traitement, a noté une tendance de

(1) Springer et Serbanesco, *Académie des Sciences*, 17 mai 1897.

(2) Ganse et Londe, *Société de Biologie*, 21 mars 1898.

(3) Schmidt, *14e Cong. all. de méd. interne*, Wiesbaden, avril 1893. — Molin (H.). Étude sur la dyschondroplasie (*Thèse de Lyon*, 1901). — Leblanc, *Société de Biologie*, janvier 1902. — Apert, *ibidem*, 1er février 1902. — Legry et Regnault, *ibidem*, 17 mai 1902.

la colonne vertébrale à s'incurver, accident qui avait déjà été signalé par Telford Smith. Ce phénomène peut bien tenir à l'emploi trop prolongé de la médication ou à l'ingestion d'une dose qui agirait plus que la thyroïde à l'état normal : il se rapprocherait de l'ostéo-arthro-malacie que nous avons signalée comme existant chez certaines basedowiennes.

L'influence du traitement thyroïdien n'est pas limitée aux cas où le tissu osseux est atteint de troubles déterminés de la croissance (myxœdème, crétinisme, etc.). Elle s'exerce sur la croissance normale des os et d'une façon élective sur leurs extrémités épiphysaires. Mais dans ce cas l'influence ne se traduira pas par un accroissement des os en longueur; elle imprime à la calcification une accélération telle qu'il en résulte un effet paradoxal consistant en une ossification prématurée et trop rapide du tissu inter-épiphysaire et, par conséquent, en un *arrêt de la croissance*.

A côté des nanismes d'origine thyroïdienne, il y a lieu de décrire un *nanisme hypophysaire* dont l'existence est démontrée par l'expérimentation, et qui, comme le nanisme thyroïdien, est produit par la suppression de la sécrétion de la glande.

L'ablation de l'hypophyse chez les animaux jeunes provoque un arrêt absolu de la croissance et des organes génitaux (Aschner, Gemelli, Fuchera, Arcoli, Legnagni). La clinique confirme l'expérimentation. A l'autopsie de nains, on a trouvé des lésions de l'hypophyse (Burnier, Benda, Hutchinson, Bartels, Nazari, Mixter, Uhltoff). Selon toute vraisemblance, c'est la suppression de la fonction du lobe antérieur (lobe glandulaire) qui est en jeu.

Nous avons déjà dit aussi qu'il y a des nains d'origine testiculaire ou ovarienne, chez lesquels, à l'inverse des précédents, il existe une suractivité des glandes génitales dont la sécrétion est restrictive de la croissance. Les femmes petites n'ont-elles pas la réputation d'être particulièrement fécondes?

J'ai bien été le premier, je crois, à faire ressortir l'antagonisme qui existe, au point de vue de l'évolution de la croissance, entre l'appareil thyroïdien et l'appareil génital. L'hypogénitalisme réunit sous sa bannière de préférence des sujets de haute stature, tandis que l'hypergénitalisme est l'attribut des races de petite taille. Il y a sur ce sujet matière à développements très intéressants que le professeur N. Pende (de Palerme) a esquissés tout récemment (1).

Il sera donc indiqué, dans les cas d'arrêt de la croissance traités par la thyroïdothérapie, d'ajouter quelquefois de l'extrait hypophysaire, et, dans tous les cas, il ne sera jamais inutile d'y adjoindre l'emploi de la décoction fraîche de céréales, comme le recommande Springer, ainsi que des éléments phosphatés organiques, tels que les lécithines.

2° Acromégalie et Gigantisme.

L'Acromégalie et le Gigantisme sont deux anomalies de la croissance squelettique se rattachant à une lésion de l'hypophyse, mais à une lésion provoquant une suractivité glandulaire, à l'inverse du nanisme hypophysaire, dont je viens de parler et qui se rattache à la suppression de la fonction de la glande.

Pierre Marie avait, au début, nettement séparé le gigantisme de l'acromégalie, mais Brissaud et Meige établirent les rapports existant entre ces deux états, qui ne forment en réalité qu'une seule et même maladie. Le gigantisme est l'acromégalie de la période de croissance proprement dite et l'acromégalie est le gigantisme de la période de croissance achevée.

En dehors du traitement hypophysaire ou conjointement avec lui, l'opothérapie thyroïdienne a été souvent employée

(1) N. Pende (de Palerme), les Glandes à sécrétion interne (*Congrès international de médecine*, tenu à Rome, octobre 1912).

dans l'acromégalie. Ces essais sont justifiés en ce sens que l'hypophyse, dont les lésions sont le fait capital, sinon indispensable, dans la production de l'acromégalie, doit être considéré, nous le répétons, comme une glande aberrante, accessoire du corps thyroïde. En outre, dans les observations d'acromégalie, on trouve mentionnées fréquemment des modifications de volume du corps thyroïde, l'atrophie le plus souvent. De même, du reste, dans cette affection, il existe des lésions du thymus, une autre glande préposée à la croissance. Dans une autopsie d'acromégalique que j'ai pratiquée en 1892 (1), j'ai trouvé la thyroïde plutôt atrophiée et l'hypophyse considérablement augmentée de volume.

On peut faire l'hypothèse que la synergie existant à l'état normal entre ces trois glandes conjuguées en vue de l'évolution de la croissance a subi, chez les acromégaliques, une déviation dont nous ignorons encore les termes, et, dès lors, il a paru rationnel d'appliquer à ces malades l'opothérapie thyroïdienne séparément ou conjointement à l'opothérapie hypophysaire.

Les résultats obtenus jusqu'à ce jour sont assez modestes. Il semble que le traitement a surtout pour effet d'amender les symptômes cérébraux : céphalée, troubles oculaires, etc., qui paraissent être sous la dépendance d'une compression exercée par la tumeur hypophysaire ; quant aux autres symptômes acromégaliques, ils sont peu ou pas du tout influencés par le traitement. En réalité, il ne serait pas impossible que les préparations thyroïdiennes et hypophysaires puissent produire une régression de la tumeur de la glande pituitaire, de la même façon qu'elles amènent une régression des tuméfactions goitreuses.

Voici, résumés, quelques résultats de tentatives de traitement thyroïdien qui ont été faites :

(1) G. Gauthier, Un cas d'acromégalie avec autopsie (*Progrès médical*, 1892, 2 janvier, p. 4).

Ludwig Bruns, chez une femme de 24 ans, acromégalique depuis 3 ans, a obtenu des résultats assez encourageants.

Baylac et Fabre (de Toulouse) ont obtenu un amaigrissement qui a diminué le volume des pieds et des mains, mais la cyphose et le prognathisme ont paru augmenter (1).

Mossé, dans un cas d'acromégalie avec altération du corps thyroïde, a eu une amélioration (2).

Rolleston signale dans deux cas une amélioration par l'association d'extraits de thyroïde et d'hypophyse (3).

A. Schiff cite un cas où, le traitement hypophysaire ayant échoué, la thyroïdine amena une notable amélioration.

Favorsky a eu une amélioration avec l'hypophysine (4).

E. de Cyon, chez trois frères acromégaliques, a obtenu d'excellents résultats avec l'hypophysine (5).

Parson a noté une diminution notable de la céphalalgie « qui pourrait bien être due à la suggestion plutôt qu'à l'extrait thyroïdien (6) ».

Mendel a obtenu une amélioration à peine sensible par l'association des deux extraits (7).

Marinesco, chez trois acromégaliques, a pratiqué le traitement hypophysaire et a constaté une diminution notable de la céphalée (8).

Comini a obtenu, par l'extrait thyroïdien seul, un assez bon résultat dans un cas où la thyroïde était atrophiée (9).

(1) Baylac et Fabre, *VIIIe Congrès français des médecins aliénistes et neurologistes* à Toulouse, août 1897.
(2) Mossé, *Société de biologie*, 25 octobre 1895.
(3) Rolleston, *The Lancet*, 1897, 4 décembre, p. 1443.
(4) Favorsky, *VIIe Congrès de médecins russes*, à Kasan, 1899.
(5) E. de Cyon, *Académie de médecine*, 22 novembre 1898.
(6) Parson, *Société de neurologie de New-York*, 2 janv. 1894.
(7) Mendel, *Société de médec. de Berlin*, 27 novembre 1895.
(8) Marinesco, *Société médicale des hôpitaux*, 8 novembre 1895.
(9) Comini, *Arch. par le scienze med.*, XX, 4, 1896.

Magnus Lévy a eu un résultat à peu près nul avec des tablettes de corps pituitaire (1).

Breward, Jackson et Sattock ont eu quelques bons effets par l'extrait thyroïdien (2).

Fränkel n'a constaté que la diminution des doigts dans un cas traité par la thyroïdine (3).

Gubler cite un cas d'acromégalie aiguë légèrement amendée par les préparations de thyroïde (4).

Foss n'a obtenu aucun résultat (5).

3° Retard dans la consolidation des fractures

L'efficacité de la médication thyroïdienne sur le développement du tissu osseux devait naturellement suggérer l'idée d'employer cette médication dans les cas assez fréquents de consolidation retardée des fractures.

Depuis longtemps j'avais songé à la possibilité de cette nouvelle application de la thyroïdothérapie sans en avoir rencontré l'occasion, lorsqu'au commencement de 1897 le hasard des séries pathologiques me mit en présence de deux cas favorables à cette expérimentation.

Quoique la littérature médicale en ce qui touche le corps thyroïde me fût assez familière, je n'avais trouvé trace nulle part de l'application de ce traitement.

Je fus donc bien, en réalité, le *premier* à mettre en pratique ce moyen qui, depuis, a été souvent employé.

Voici ces deux premières observations :

I. — Le 20 décembre 1895, une jeune fille de 15 ans, bien

(1) Magnus-Lévy, *Société de méd. int. de Berlin*, 5 avril 1897.

(2) Breward, Jackson, Sattock, *The Lancet*, 1898, 24 juillet, p. 193. — Roy, Etude sur le gigantisme (*Thèse de Paris*, 1903). — Ballet, Gigantisme et goître exoptalmique (*Bulletin médical*, 1905, p. 63). — Garnier, articles Nanisme et Gigantisme, in fasc. XXXIX du Traité de médecine de Gilbert et Thoinot.

(3) Frankel, *Société de méd. int. de Berlin*, avril 1897.

(4) Gubler, *Corresp. Bl. f. Schw. A.*, 15 décembre 1900.

(5) Foss, *Société médico-chirurg. de Saint-Pétersbourg*, 11 janv. 1901.

menstruée depuis deux ans, extraordinairement développée pour son âge, d'une excellente constitution, sans adipose exagérée, se fait une fracture de la jambe gauche au tiers inférieur, avec chevauchement des fragments, sans lésions appréciables des tissus.

La réduction est faite facilement. Un appareil plâtré est appliqué, ne provoque pas de douleurs, n'exerce pas de constriction gênante et ne mérite pas d'être relâché ou resserré après sa première mise.

La double attelle plâtrée avec étrier est enlevée au bout d'un mois et l'on constate la coaptation parfaite des fragments, mais l'absence absolue de consolidation. La crépitation est très nette ; pas de cal fibreux. Du phosphate de chaux est prescrit alors et continué jusqu'à la guérison.

L'appareil, remis en place, est enlevé à nouveau le 25 février : même état que la première fois.

Le 15 mars, je revois la blessée avec mon ami, le docteur Chevalier, et nous constatons le même défaut absolu de consolidation ; le foyer de la fracture est toujours douloureux à la pression. Nous pratiquons ensemble le frottement des fragments et nous conseillons d'appliquer successivement deux vésicatoires au niveau de la fracture.

Je revois la malade le 10 avril, et je ne constate toujours aucun changement. Il y a exactement *cent dix* jours que le membre est en appareil.

C'est alors que je me décidai à recourir à la médication thyroïdienne, dont j'avais jusqu'à ce jour repoussé l'emploi à cause des dangers que ce traitement était réputé occasionner chez les *jeunes sujets*.

Je me procurai moi-même des lobes thyroïdiens de jeunes moutons dont je fis préparer un suc glycériné de façon à ce qu'une cuillerée à café de cet extrait correspondît à un gramme de substance thyroïde.

La malade en prit de six à dix cuillerées à café par jour. Les premiers jours, elle se plaignit de vives céphalées, de rougeurs à la face, de vertiges, d'étouffements.

Sachant que la médication thyroïdienne produit en général son effet dès la première quinzaine de son emploi, je revis la malade le 25 avril, et j'avoue que ma surprise fut grande en constatant une consolidation nettement établie. Une dose totale, équivalente à environ 120 grammes de substance thyroïde, avait été absorbée.

Le 20 mai, la malade, maintenue au lit jusqu'à ce jour par mesure de précaution, se lève et sent sa jambe très forte.

Je note qu'au palper on reconnaissait au corps thyroïde de cette jeune fille un volume absolument normal.

Cette première observation me parut presque concluante, si tant est qu'on puisse établir une conclusion sur un fait unique. Une fracture ne s'est pas consolidée le 110e jour, malgré une réduction et une immobilité parfaites; on a essayé en vain d'activer le processus ostéogénique en frottant les fragments et en mettant des vésicatoires. On essaie la médication thyroïdienne en conservant l'appareil plâtré; rien n'est changé à la façon de traiter la malade, si ce n'est qu'on lui donne du corps thyroïde, et, au bout de quinze jours, la consolidation est obtenue.

S'agissait-il pourtant d'une de ces surprises comme en réservent souvent les consolidations retardées? Notre deuxième cas vint bientôt confirmer notre idée que la consolidation rapide que nous avions constatée ne tenait pas à une simple coïncidence, mais que le traitement thyroïdien avait bien réellement joué un rôle efficace.

II. — Un homme de 48 ans, bien portant, si ce n'est qu'il présente quelques signes de dégénérescence mentale, se fait, le 10 janvier, une fracture, par choc direct, du tiers supérieur du radius; le cubitus paraît intact.

Léger appareil plâtré pour empêcher les mouvements de pronation et de supination.

Au bout de trois mois, il n'y a pas de consolidation. La crépitation dans les mouvements de torsion de l'avant-bras est très nette; le foyer de la fracture est douloureux et tuméfié; le malade ne peut se servir de son avant-bras.

Du 20 avril au 15 mai, la médication thyroïdien. e est employée; 800 gr. de liquide thyroïdien sont absorbés, soit 160 gr. environ de substance active.

Après ce traitement, la crépitation disparaît, ainsi que l'enflure et la douleur du foyer. Le malade n'éprouve plus qu'un peu de gêne dans les mouvements de pronation et de supination; mais le bras est presque aussi fort que l'autre.

La glande thyroïde de cet homme était normale.

Depuis la publication de ces deux observations (1), j'ai employé le traitement thyroïdien, avec un égal succès, dans d'autres cas de consolidation retardée.

III. — Un homme de 32 ans, né de parents morts tuberculeux, mais très bien portant lui-même, gras sans obésité, d'un tempérament mou et apathique, se fracture la jambe au milieu de sa longueur; chevauchement considérable. Réduction facile. Appareil plâtré ordinaire, appliqué au 5e jour.

Cet appareil est laissé en place jusqu'au 50e jour; à ce moment, il n'existe pas encore de consolidation.

Le membre est remis dans un nouvel appareil plâtré; un mois après, la crépitation des fragments est nettement perçue.

A partir de ce jour, le 85e après l'accident, je fais prendre le liquide thyroïdien : 25 à 30 grammes par jour. Après 20 jours

(1) G. Gauthier (de Charolles), Médication thyroïdienne dans les fractures à consolidation retardée (*Lyon médical*, 27 juin et 11 juillet 1897).

de ce traitement, je constate que les os sont repris, que le cal n'est plus douloureux.

Le malade se lève le surlendemain et ne tarde pas à marcher.

Le corps thyroïde de cet homme est peut-être un peu gros.

IV. — Un ouvrier terrassier, 30 ans, grand, très vigoureux, cou long et maigre, pas alcoolique, se fracture l'avant-bras droit au tiers supérieur.

Un premier appareil plâtré est laissé en place 30 jours. Comme la consolidation manque, je remets l'appareil pendant 30 nouveaux jours. Résultat négatif encore une fois.

Un second appareil, plus solide que le premier, est alors appliqué. Le blessé, qui ne tient pas précisément à guérir vite, parce qu'il est assuré contre les accidents, reste 70 jours sans venir à la visite. Je retrouve l'appareil tel qu'il a été placé, mais sans aucune consolidation.

La fracture datait donc de 130 jours quand le traitement thyroïdien fut commencé. Après 10 jours, il semble déjà que la consolidation s'opère et que les mouvements de latéralité dans le foyer de la fracture sont moins prononcés.

Comme le blessé se plaint de mal supporter le liquide thyroïdien, on cesse pendant 5 jours. Après une reprise du traitement pendant 15 jours consécutifs, la consolidation est définitive.

V. — Homme de 52 ans, cultivateur, habitant un village où le goître n'est pas rare, mais ayant une thyroïde normale, fils d'un père atteint de lypémanie, ayant présenté lui-même à deux reprises des crises de cette vésanie, atteint de varices des jambes, se brise la jambe au tiers inférieur. Le fragment supérieur du tibia a perforé les tissus et sa pointe fait légèrement issue au travers de la peau.

La réduction de la fracture est assez pénible à obtenir, et, le lendemain de l'accident, on met un appareil plâtré.

Au 60e jour, cet appareil est enlevé, et, comme il semble que la consolidation est suffisante, n'est pas remis en place.

Vingt jours plus tard, je revois le malade et je constate une déformation de la jambe, de la rougeur et de la douleur au niveau du foyer de la fracture en même temps que des mouvements de latéralité assez étendus : en réalité, il n'existe pas de consolidation.

Le membre est de nouveau immobilisé dans un appareil plâtré solide, qui est enlevé, à son tour, au bout de 40 jours. On constate alors que le cal est gros, douloureux, et qu'il y a encore de la mobilité entre les fragments.

Je donne alors, 4 mois exactement après l'accident, le liquide thyroïdien à la dose ordinaire. Celui-ci dut être continué pendant un mois, pour que la consolidation complète fût obtenue ; il fut cessé pourtant pendant 5 jours, le blessé s'étant plaint de troubles digestifs qu'il attribuait au traitement.

VI. — Jeune homme de 25 ans, étant en état d'ivresse, tombe de sa hauteur, se fracture la jambe, et, par suite des mouvements désordonnés qu'il fait pour se remettre en marche, aggrave sa blessure : l'extrémité supérieure du tibia traverse les chairs d'une longueur de plusieurs centimètres. Pour établir la réduction, il faut largement débrider la plaie et réséquer l'extrémité pointue du tissu osseux.

Le membre est laissé 15 jours dans une gouttière, où il est incomplètement immobilisé. Un appareil plâtré, laissant la plaie à nu, est appliqué ; l'immobilisation est parfaite, la plaie est fermée au bout de 20 jours.

Il y avait 60 jours que la jambe était en appareil, et on constatait au niveau de la fracture de la douleur à la pression et un cal gros et mou.

Craignant que la consolidation ne se fasse trop attendre, en raison de la gravité de la fracture, et ne voulant pas, pour constater l'état actuel de la consolidation, enlever l'appareil qui est parfait au point de vue de l'immobilisation, je donne sans plus attendre l'extrait thyroïdien pendant 15 jours.

L'appareil est enlevé alors, c'est-à-dire trois mois après l'accident et 75 jours après la mise en appareil; la consolidation ne paraît pas complète et suffisante. On ne remet pas d'appareil; mais pendant 20 jours, on donne à nouveau du liquide thyroïdien et on constate que la consolidation est définitive.

VII.— Un confrère, à la suite de la publication de mes premières observations, m'écrit, à propos d'une dame atteinte d'une fracture du tiers inférieur de la cuisse, qui, arrivée au 4e mois de sa fracture, n'a pas encore de consolidation. Il me prie de lui donner des indications sur la mise en œuvre, en pareil cas, du traitement thyroïdien.

Je conseille huit cuillers à café *pro die* du liquide thyroïdien; 760 grammes sont pris en 40 jours, mais assez *irrégulièrement*, paraît-il, et, en définitive, la consolidation a été obtenue deux mois après le début du traitement et sept mois après l'accident.

Ces sept observations nous paraissent bien avoir une certaine valeur pour la démonstration de l'efficacité de la médication thyroïdienne dans les retards de consolidation des fractures. Dans tous ces cas, à part le VIe, la fracture était simple, sans complications pouvant favoriser le retard de la formation du cal. Aucune des causes généralement indiquées comme susceptibles d'occasionner ce retard n'existait; il s'était écoulé un temps relativement long (150, 130, 125, 120, 110, 95, 90 jours) sans qu'il y eût la moindre trace de consolidation, lorsque le traitement a été commencé. La durée de ce traitement a toujours été relativement courte, de 10 à 25 jours; une seule fois, elle a été de 40 jours, probablement parce que le médicament était pris irrégulièrement.

Les essais qui ont été faits, après les nôtres, par les divers expérimentateurs qui ont publié leurs observations, n'ont pas donné des résultats moins remarquables.

Nous résumons ces observations dans le tableau suivant :

NOMS des AUTEURS	Sexe, Age	NATURE de la FRACTURE	Ancienneté	Durée du traitement	RÉSULTATS OBTENUS
VIII. Reclus.	H. 43 ans	Simple, 1/3 inférieur du fémur.	6 mois	25 jours	Consolidation complète
IX. Quénu	F. 24 ans	Compliquée, 1/3 inférieur du fémur, résection d'un fragment, suppuration.	6 mois	5 jours	Consolidation complète
X. Folet.	H.	Simple, 1/3 inférieur de la jambe.	75 jours	14 jours	Consolidation complète
XI. Folet.	H. 45 ans	Simple, sus-malléolaire du tibia.	3 mois	10 jours	Consolidation complète
XII. Folet.	H.	Fracture jambe.	»	10 jours	Consolidation complète
XIII. Feria.	F. 46 ans	Compliquée, 1/3 inférieur de la jambe, résection de 8 cent. du tibia, greffe d'un fragment d'humérus.	3 mois	30 jours	Consolidation complète
XIV. Feria.	H. 53 ans	Simple, milieu du radius.	3 mois	30 jours	Consolidation complète
XV. Tronchet (de la Rochelle).	H. 50 ans	Compliquée, 1/3 inférieur de la jambe.	3 mois	15 jours	Consolidation complète
XVI. Tronchet.	H. 56 ans	Simple, fracture de côte	35 jours	10 jours	Consolidation complète
XVII. Dejace.	H. 14 ans	Fracture de cuisse avec pseudarthrose.	4 ans	30 jours	Consolidation complète
XVIII. Dejace.	H. 17 ans	Simple, humérus.	2 mois	45 jours	Consolidation complète
XIX. Guinard.	H.	Compliquée, jambe.	26 mois	40 jours	Résultat négatif.
XX. Poirier.	H.	Compliquée, cuisse.	»	30 jours	Résultat négatif.
XXI. Poirier.	H.	Compliquée, jambe.	3 mois	50 jours	Consolidation complète
XXII. Rochard.	H.	Compliquée avant-bras	»	30 jours	Résultat négatif.
XXIII. Stahel (cité par Steinlein)	»	Pseudarthrose.	»	»	Résultat négatif.
XXIV. Kappeler (cité par Steinlen)	»	Pseudarthrose.	»	»	Consolidation complète
XXV. Ser. (Observations recueillies dans le service du profes- Ollier).	F. 14 ans	Simple, 1/3 moyen de la jambe.	45 jours	8 jours	Consolidation incomplète.
XXVI. *Ibidem.*	H. 22 ans	Fracture de cuisse restée un an sans appareil.	15 mois	3 mois	Consolidation complète
XXVII. *Ibidem.*	H. 36 ans	1/3 inférieur de la jambe, simple.	3 m. 1/2	12 jours	Consolidation complète
XXVIII. *Ibidem.*	H. 47 ans	Fracture transversale de la rotule, suture.	4 mois	8 jours	Consolidation complète
XXIX. *Ibidem.*	H. 62 ans	Milieu de la jambe.	2 mois	45 jours	Consolidation lente.

NOMS des AUTEURS	Sexe, Age	NATURE de la FRACTURE	Ancienneté	Durée du traitement	RÉSULTATS OBTENUS
XXX. *Ibidem.*	H. 20 ans	Simple, 1/3 inférieur de la cuisse.	11 mois	21 jours	Résultat négatif.
XXXI. CHAPELLIER. (Observations recueillies dans le service du professeur Poncet).	H. 55 ans	Simple, 1/3 moyen de la jambe.	56 jours	10 jours	Consolidation complète
XXXII. *Ibidem.*	F. 58 ans	Fracture extra-capsulaire du col du fémur.	30 jours	12 jours	Consolidation complète
XXXIII. *Ibidem.*	H. 17 ans	Résection du genou.	50 jours	12 jours	Consolidation complète
XXXIV. *Ibidem.*	F. 46 ans	Fracture diaphysaire de la jambe.	21 mois	2 mois	Consolidation complète
XXXV. *Ibidem.*	H. 45 ans	Compliquée, extrémité inférieure du péroné.	67 jours	12 jours	Consolidation complète
XXXVI. *Ibidem.*	F. 35 ans	Bi-malléolaire.	3 mois	1 mois	Résultat négatif.
XXXVII. *Ibidem.*	H. 40 ans	Compliquée, jambe.	5 mois	20 jours	Consolidation complète
XXXVIII. LEVEL.	F. 40 ans	Fracture de jambe au niveau d'une carée.	6 1/2 mois	15 jours	Résultat négatif.
XXXIX. *Ibidem.*	H. 20 ans	Jambe; paquet aponévrotique entre les fragments.	45 jours	20 jours	Résultat négatif.
XL. *Ibidem.*	H. 34 ans Syphilis	Humérus et rotule.	75 jours	30 jours	Consolidation des deux fractures.
XLI. *Ibidem.*	H. 20 ans Rachitique	Tibia.	60 jours	10 jours	Consolidation complète
XLII. *Ibidem* (1).	H. 11 ans Rachitique	Tibia.	?	10 jours	Consolidation complète

(1) RECLUS, *Archives générales de médecine*, t. II, 1898. *Soc. de chirurgie*, 30 nov. 1898. — QUENU, *Soc. de chirurgie*, 30 nov. 1898. — FOLET (de LILLE), *Echo méd. du Nord*, 29 juin 1899. — VAN HEDDEGHEM, *Thèse de Lille*, 1899. — LAVARET, *Echo médical du Nord*, juin 1899. — FERRIA, *Gazzetta medica di Torino*, 1899, nº 24, p. 461 ; et *Presse médicale*, 1899, p. 296, 15 novembre. — TRONCHET (de la Rochelle), *Soc. de chirurgie*, 28 novembre 1899. — DÉJACE, *le Scalpel*, 8 octobre 1899, et *Médecine moderne*, 8 nov. 1899. — GUINARD, POIRIER, ROCHARD, *Soc. de chirurgie*, 27 décembre 1899. — STEINLEIN, *Thèse de Lausanne*, 1899. — A. SER, la Médication thyroïdienne dans les retards de consolidation des fractures. (*Thèse de Lyon*, janvier 1900.) — E. CHAPELLIER, De la thyroïodine dans les retards de consolidation (*Thèse de Lyon*, décembre 1900). — LEVEL, Traitement du retard de consolidation des fractures par l'extrait thyroïdien (*Thèse de Bordeaux*, 11 juillet 1905).

A ces 42 cas, je puis en ajouter 20 autres, observés par moi-même et par des confrères qui m'ont consulté sur ce sujet et m'ont tenu au courant des résultats qu'ils ont obtenus. Dans ces 20 nouveaux cas, dont il serait trop long de donner les détails, la consolidation de la fracture qui se faisait attendre depuis plusieurs mois a presque toujours été obtenue par l'emploi du liquide thyroïdien.

Elle n'a manqué que dans deux cas : dans une fracture de bras à la suite de laquelle il se produisit une atrophie musculaire considérable, chez un alcoolique; dans une fracture de jambe, chez un diabétique arrivé à la dernière période de sa cachexie (il mourut un an après sa fracture).

De cette dernière série d'observations, je ne veux citer que la suivante :

Un accidenté du travail était atteint d'une fracture de l'avant-bras au 1/3 inférieur, non consolidé au bout de 8 mois. Il était en instance devant les tribunaux en vue d'une indemnité pour incapacité permanente à servir par une Compagnie d'assurance, *l'Urbaine*, lorsque celle-ci me pria de soumettre le blessé à l'opothérapie thyroïdienne. Au bout de 25 jours du traitement, la consolidation fut complète et le blessé dut retirer sa demande d'indemnité en rente viagère.

En résumé, dans ces 62 observations, 53 fois la médication thyroïdienne a donné des résultats positifs, les uns paraissant bien dus exclusivement au traitement, les autres pouvant être attribués aussi à d'autres moyens curateurs employés en même temps. Dans les 9 cas où la méthode a donné des résultats négatifs, il s'agissait soit de fractures compliquées où la suture des fragments avait été pratiquée, soit d'anciennes pseudo-arthroses ou d'os cariés, soit d'états dyscrasiques profondément accentués.

Les résultats négatifs, loin d'infirmer l'efficacité de la méthode, en précisent au contraire les indications.

Il est bien entendu que la substance thyroïde ne peut agir qu'en activant la formation du tissu osseux : il serait absurde de la prescrire dans le cas où une cause locale empêche la consolidation. Que peut faire en effet la thyroïdothérapie dans les cas fréquents où, par exemple, un faisceau musculaire interposé entre les fragments s'oppose à la consolidation ? La médication n'a d'effet qu'en modifiant les déviations des processus biologiques sous l'influence desquels l'ostéogénèse est ralentie.

Beaucoup de ces causes de ralentissement ostéogénique sont inconnues : on voit souvent des sujets robustes, d'une santé florissante, dont les os ne se soudent pas ou se soudent très lentement.

Que de causes de non-consolidation n'a-t-on pas cataloguées? La chlorose, la grossesse, l'allaitement, les intoxications industrielles, l'alcoolisme, la syphilis, les maladies infectieuses, le rachitisme, les diabètes et surtout la phosphaturie, etc. Eh bien ! si on se reporte à ce que nous avons dit précédemment du rôle du corps thyroïde dans l'économie, on voit que, dans ces états divers, la glande offre une insuffisance ou une altération de la sécrétion. La chlorose, la grossesse, la lactation correspondent à une hypothyroïdie. Capitan a guéri des chloroses rebelles par la thyroïdothérapie, qui active aussi la sécrétion lactée. Les intoxications de toute sorte produisent certains de leurs effets sur l'organisme en portant leur premier effet sur le corps thyroïde, ainsi que le prétend Hertoghe en ce qui concerne l'évolution de la croissance.

Etant admises ces vues nouvelles, on conçoit que l'hypothyroïdie ou la dysthyroïdie dont relèvent les états généralement signalés comme causes de non-consolidation des fractures soient justiciables de l'opothérapie thyroïdienne.

Dans les observations qui me sont personnelles, les sujets ne présentaient, en apparence, aucune des causes provocatrices du retard de consolidation. Il faut noter pourtant que l'un, celui de l'observation II, était un dégénéré présentant des aberrations du sens génital (exhibitionniste de Lasègne), et qu'un autre (obs. V) était un lypémaniaque héréditaire. Ne peut-on pas admettre que, chez certains cérébraux, l'ostéogénèse soit entravée ? Et aussi nous verrons plus loin que la médication thyroïdienne a donné des résultats remarquables dans certaines psychoses.

Il serait intéressant de savoir comment un fracturé qui aurait nettement des signes d'insuffisance thyroïdienne réparerait sa lésion ; comment les myxœdémateux, par exemple, guérissent leurs fractures. Vanverts (de Lille) a fait une enquête sur ce sujet auprès des médecins spécialement placés pour observer des hypothyroïdiens (pays à goitres et à myxœdème). Les résultats de cette enquête ont été peu instructifs : la seule vraie conclusion à en tirer est que, sur cette question neuve, l'attention des praticiens a été insuffisamment fixée pour qu'un avis puisse être formulé (1). On ne connaît donc pas d'observation se rapportant à un myxœdémateux ayant eu une fracture à réparer. Le seul fait qui peut être intéressant à ce point de vue est mentionné par Quénu (2). Il s'agit d'une femme atteinte des accidents du myxœdème, à la suite d'une extirpation complète du corps thyroïde pratiquée deux ans auparavant pour un goître exophtalmique, qui se fit une fracture bimalléolaire. Cette fracture se consolida en six semaines, probablement parce que cette malade usait régulièrement de capsules de thyroïdine.

(1) Vanverts, Des fractures chez les hypothyroïdiens (*Nord médical*, 15 janvier 1901 ; et *Bulletin médical*, 1901, p. 151).
(2) Quénu, *Soc. de chirurgie*, 30 novembre 1898.

Il serait intéressant aussi de vérifier, au moyen d'expériences sur les animaux : 1° Comment les animaux éthyroïdés consolident leurs fractures. Nous savons, par les recherches de Hanau et de Steinlein, que, chez eux, la formation, l'accroissement et la résorption définitive du cal se font d'une façon défectueuse, moins bien que chez les animaux normaux;

2° Si ces mêmes animaux thyroïdectomisés consolident mieux leurs fractures quand on leur injecte du liquide thyroïdien. Steinlen nous promet des expériences dans ce sens. Veillon (de Toulouse) les a faites et conclut que les injections thyroïdiennes ne paraissent atténuer que faiblement le retard apporté dans la consolidation par l'état strumiprive (1);

3° Si, sur des animaux normaux auxquels on a pratiqué des fractures, les injections thyroïdiennes hâtent la formation du cal. Carrière et Vanverts (2) prétendent que le résultat est peu sensible. Des expériences entreprises dans le service de M. Ollier par MM. Gayet et Ser n'ont pu être poursuivies assez longtemps pour fournir une conclusion.

Fractures sans retard de consolidation. — Sur ce dernier point, l'opothérapie thyroïdienne, appliquée à la chirurgie, a fourni quelques données. La thyroïdothérapie a été employée en effet dans le but de hâter la consolidation des fractures ordinaires.

Depuis longtemps, j'ai songé bien des fois à administrer systématiquement la substance thyroïdienne à toutes les fractures que j'aurais à traiter. Ce n'est en effet qu'en expérimentant sur un grand nombre de cas et en prenant une moyenne, qu'on peut se faire une idée juste des effets de la méthode, car rien n'est plus variable que le temps que mettent à se

(1) Veillon, *Thèse de Toulouse*, 1896.
(2) Carrière et Vanverts, *Presse médicale*, 1900, n° 45.

consolider deux fractures se présentant dans des conditions semblables en apparence.

Mais, ici, la mise en œuvre de l'expérimentation est plus difficile à faire accepter, on le comprend, par le blessé que dans les cas de consolidation tardive; le praticien lui-même doit naturellement mettre moins d'insistance à conseiller la méthode.

J'étais pourtant autorisé à multiplier mes essais par les heureux résultats que j'ai obtenus dans trois cas où l'opothérapie fut appliquée dès les premiers jours de la fracture.

Un enfant de 10 ans se fait une fracture du tiers inférieur du fémur. L'appareil de Hennequin est appliqué dès le lendemain et le même jour on donne trois cuillerées à café de liquide thyroïdien dont l'usage est continué pendant 10 jours consécutifs. A ce moment, on constate que le siège de la fracture n'est plus douloureux.

Le membre est sorti de l'appareil, l'enfant le soulève facilement ; on reconnaît la formation d'un cal solide. Par mesure de précaution, l'enfant est encore maintenu au lit pendant 10 jours, après lesquels ils marche sans difficulté.

Un homme de 30 ans se fracture le tiers inférieur de la jambe gauche. Appareil plâtré ordinaire ; trois grandes cuillerées à bouche de liquide thyroïdien, consolidation complète avec cal indolore le 23e jour. Le blessé se lève et marche assez facilement avec un bâton, sans appareil.

Homme de 40 ans ; fracture du 1/3 inférieur de la jambe, gonflement notable avec phlyctènes. Mise en appareil plâtré cinq jours après l'accident. Trois cuillerées à bouche de liquide thyroïdien. Consolidation parfaite au 27e jour de l'accident.

Des essais du même genre ont été faits par d'autres auteurs.

Lambret cite un cas de fracture de la jambe gauche et

fracture de la cuisse droite où la consolidation se fit dans les deux membres en 18 jours ; un second cas de fracture de jambe consolidée en 17 jours; enfin un troisième cas de fracture de jambe où l'action du traitement ne parut donner aucun résultat.

Déjace, dans une fracture de jambe, a vu le blessé marcher sur un membre solide le 17e jour.

Kottmann n'a observé aucun effet hâtif de consolidation dans plusieurs cas de fractures ordinaires.

Dans les hôpitaux de Lyon (services de Poncet, Jaboulay, Gangolfe), d'assez nombreux essais ont été faits, ainsi que le rapporte E. Chapellier dans sa thèse si complète et si documentée. La consolidation a paru s'effectuer quelquefois hâtivement, et toujours dans le délai minimum. On a même remarqué deux fois ce fait curieux : la consolidation a bien marché pendant qu'on administre le médicament, puis le cal rétrocède quand on le cesse, et ainsi à deux ou trois reprises.

Quoique, au total, ces résultats soient plutôt satisfaisants, je ne pense pas que, dans les fractures, la thyroïde doive être donnée dès le début, systématiquement, sans indication, et l'indication, c'est précisément le retard de la consolidation. Dans tout retard de consolidation, sans cause locale, on doit toujours soupçonner l'hypothyroïdie du sujet, et dès lors l'opothérapie a sa raison d'être.

Mais si la glande thyroïde fonctionne normalement, l'ingestion du suc thyroïdien sera-t-elle utile et toujours inoffensive? Ne pourra-t-elle pas être nuisible en introduisant dans l'économie un excès de thyroïdine? Il ne faut pas oublier que le suc thyroïdien provoque l'accélération des échanges organiques, avec prédominance habituelle de la dénutrition ; qu'il augmente l'excrétion des phosphates non seulement dans les urines (Roos, Canter), mais encore dans les fèces (W. Scholz) au point de constituer un véritable diabète phosphatique intestinal. Il faut se rappeler aussi que le traitement thyroïdien intensif peut amener des déformations osseuses (Bourneville, Telfort Smith). En un mot, il convient d'en revenir toujours à cet axiome : la médication thyroïdienne n'a d'action que quand il y a hypothyroïdie évidente ou latente, et, dans les cas dont il s'agit, c'est le retard de la consolidation qui seul peut faire soupçonner l'hypothyroïdie.

Pour ces raisons, je crois que la thyroïdothérapie appliquée systématiquement dans les fractures ordinaires, en vue d'en hâter la consolidation, n'est pas rationnelle et ne peut avoir pour effet que de compromettre la méthode que nous jugeons au contraire si efficace dans les retards de consolidation.

Récemment, Louis Morel (1) a prétendu que, si cette méthode, proposée par moi dans le traitement des fractures retardées dans leur consolidation,donne quelquefois des résultats inconstants, cela tient à ce qu'en réalité il convient de rapporter aux *glandules parathyroïdes* tout ou partie du rôle ostéogénétique attribué à la thyroïde; ce qui revient à dire que les préparations thyroïdiennes qui ne contiennent pas de la substance parathyroïdienne sont d'une action douteuse sur la consolidation des fractures.

Sans me prononcer sur les recherches de cet auteur, je puis déclarer que mon expérience m'a permis en effet de constater que le liquide thyroïdien (thyroïde et parathyroïdes), tel que je l'emploie, donne des résultats infiniment préférables à ceux fournis par l'usage de l'iodothyrine; et que, dans tels cas où celle-ci ne me donna pas de résultats, le liquide thyroïdien (extrait glycériné) m'en donna toujours.

Dès le début de mes recherches sur cette intéressante question, je me suis demandé comment agirait la médication *hypo-*

(1) Traitement des fractures par la médication parathyroïdienne. Louis Morel (*Archives gén. de chirurgie*, 25 mai 1911).

physaire, étant connu le rôle de la glande pituitaire dans l'acromégalie et le gigantisme.

Dans deux cas de fracture de jambe au 1/3 inférieur, dans lesquels la consolidation n'était pas achevée, pour l'une, au 50e jour, et pour l'autre au 90e, j'ai administré des pastilles d'hypophysine. Dans le 1er cas, la consolidation n'avait fait aucun progrès au 20e jour, et, dans le second, au bout du 25e, il fallut recourir au liquide thyroïdien pour obtenir, après une quinzaine de jours, l'achèvement de la consolidation.

Ces deux observations auraient plus de valeur si la substance hypophysaire en nature avait pu être employée; mais celle-ci est réellement difficile à se procurer.

Les *capsules surrénales* ne seraient pas sans action sur la réparation osseuse et l'évolution du cal.

P. Carnot et Slavu ont conclu d'une série d'expériences que l'adrénaline, administrée déjà non sans succès dans l'ostéomalacie, était susceptible aussi d'achever la réparation des os sains (1). Le Dr E. Viguier, médecin militaire, vient de rapporter deux cas où il a eu recours à cette médication. Le premier cas est en somme assez peu démonstratif: il s'agissait d'une fracture de la rotule gauche, chez un jeune soldat, traité par le cerclage; pendant trente-huit jours, le blessé reçut « une potion journalière de XV gouttes de solution d'adrénaline à 1 p. 1000, portée progressivement à XXX gouttes »; la guérison fut excellente, mais elle s'obtient couramment, dans les conditions de ce genre, sans adrénaline. Dans le second cas, notre confrère avait affaire à un fracas de l'extrémité inférieure de l'humérus, résultant d'une plaie par balle et remontant à sept mois; pas de consolidation; après une large esquillotomie, et la plaie extérieure une fois suffisamment rétrécie pour permettre l'application d'un plâtre, on immobilisa, de la sorte, le

(1) Carnot et Slavu, Influence de l'adrénaline sur la réparation osseuse et l'évolution du cal (*Soc. de Biologie*, 14 mai 1910).

bras, l'avant-bras et le coude, pendant qu'on administrait une potion journalière de XX gouttes d'adrénaline au millième. Au bout d'un mois et demi, l'os s'était « repris », et le cal était solide. Comme le note lui-même M. Viguier, on ne saurait oublier ce qui revient, dans ce résultat, à l'immobilisation régulièrement établie.

Le *thymus* exerce lui aussi une influence sur la formation et le développement du squelette. D'après les expériences de Basch, de Soli, de Klöse et de Vogt, les os des animaux thymectomisés présentent un grand retard de la croissance longitudinale et de l'ossification ; ils offrent un aspect assez semblable à celui du rachitique, avec leur flexibilité, leur pauvreté en chaux, leur richesse en tissu ostéoïde, la brièveté des anses vasculaires et, plus tard, les fractures spontanées dues à l'ostéo-porose (1).

Comme conséquence de cette association fonctionnelle de plusieurs glandes sur le développement des os, il sera indiqué, lorsque l'apothérapie par la thyroïde sera insuffisante à produire ses effets, de lui adjoindre l'administration de ces autres extraits glandulaires.

4° Troubles trophiques des os (*ostéomalacie, rachitisme*).

Ostéomalacie. — La thyroïdothérapie a donné quelques résultats, mais peu marqués, entre les mains de Fehling, Jolly, Senator, dans l'ostéomalacie (2). L'ostéomalacie est, en effet,

(1) Klose et Vogt, Rapport du thymus avec le système osseux (*Beiträge z. klin. Chir.*, 1910, LXIX, I ; *Semaine médicale*, 19 oct. 1910). — Soli, Modifications des os chez les animaux privés du thymus (*Arch. ital. de Biol.*, 1909, LII, 2).

(2) Senator, *Soc. de méd. de Berlin*, janv. 1897, et *Médecine moderne*, 1897, p. 85. — Jolly, *Soc. de méd. de la Charité de Berlin*, décembre 1899.

une maladie qui relèverait d'un trouble trophique dont le point de départ serait l'ovaire et l'on connaît les relations de la glande thyroïde avec les organes génitaux de la femme. Les glandes génitales et la thyroïde exercent également une action sur le développement du squelette.

L'ostéomalacie s'associe souvent avec des troubles thyroïdiens : coexistence avec le syndrôme de Basedow, mentionnée par Möbius, Revilliod, Köppen, Hamig, Hofmeier, Tolot et Sarvonat ; coexistence avec le goitre simple (Hoennicke, Parhon et Minéa). Cette association de l'ostéomalacie aux goitres simple et basedowien est fréquente, à tel point que Hoenicke a dit : « L'ostéomalacie est une maladie du corps thyroïde. » Tolot et Sarvonat (*loc. cit.*) font remarquer que la région lyonnaise, que les travaux de Poncet et Mayet ont fait connaître comme une région goitreuse, semble être aussi un pays à ostéomalacie et ils citent à ce propos les travaux de Fochier, Mondan, Chabalier, Gayet et Bonnet, Courmont et Paviot.

Les échanges nutritifs dans l'ostéomalacie sont toujours très altérés. Bar prétend que, dans l'urine et dans les fèces des ostéo malaciques, on trouve du calcium en grande quantité, quand la maladie est en pleine évolution et que cette quantité diminue quand le mal est en voie de guérison. Goldthwait, Painter et Osgood ont confirmé le fait. Nous rappelons les rapports existant entre la fonction thyro-para-thyroïdienne et le métabolisme du calcium (1).

D'après des recherches récentes, les *capsules surrénales* méritent une mention spéciale dans le traitement de l'ostéomalacie.

(1) Bar, *Soc. d'obstétrique de Paris*, 17 janvier 1907, et *Presse médicale*, 1907, n° 7. — Hoennicke, *Berl. klin. Wochen.*, 1904, n. 44. — Marinesco, Parhon et Minea, l'Ostéomalacie dans ses rapports avec les altérations des glandes endocrines (*Nouvelle iconographie de la Salpêtrière*, n. 1, 1905). — Tolot et Sarvonat, Ostéomalacie et goitre exophtalmique (*Revue de médecine*, 10 mars 1906).

Bossi a expérimenté que l'extirpation unilatérale des capsules surrénales provoque la raréfaction des os. Cette ostéoporose est surtout marquée du côté où l'extirpation est faite ; elle s'accompagne de phosphaturie. Bossi constata, en outre, que cette ablation détermine une dégénérescence des ovaires.

Encouragé par ces résultats expérimentaux, il pratiqua des injections sous-cutanées d'adrénaline dans un cas d'ostéomalacie grave, et nota dès les premières injections une diminution franche des douleurs osseuses et un raffermissement des os eux-mêmes, de sorte que la malade, jusque-là immobilisée dans son lit, put commencer à marcher.

Archangeli explique l'action de l'Adrénaline dans l'ostéomalacie par la vaso-constriction, qui amènerait une diminution de la congestion dans les moelles osseuses et, par suite, une atténuation des douleurs (1).

Rachitisme. — Les nombreuses déformations osseuses qui existent dans le Myxœdème devaient conduire, par une pente naturelle, à rattacher le rachitisme à une origine thyroïdienne. Hertoghe, poussant la question jusqu'à ses dernières limites, prétend que tous les rachitiques sont des hypothyroïdiens. Sans aller à cette conclusion extrême, il y a lieu de penser que certaines formes du rachitisme, ou plutôt de pseudo-rachitisme, ont cette origine.

Les courbures des membres, et particulièrement des membres inférieurs, les nouures épiphysaires, la persistance de la grande fontanelle, le rétrécissement du bassin (bassin thyroïdien, Commandeur et Trillat), le genu-valgum bilatéral, la déviation des pieds en varus (Raymond), la scoliose vertébrale

(1) R. DE BOVIS, Adrénaline et ostéomalacie (*Semaine médicale*, 20 mai 1908, p. 241). — BOSSI, *Arch. f. Gynækol.*, 1907, LXXXIII, 3 ; — *Policlinico* et *Morgagni*, 19 janvier 1908. — ARCHANGELI, *Semaine médicale*, 1908, p. 241. — NOVAK, Traitement de l'ostéomalacie par l'adrénaline (*Arch. f. Gynækol.*, 1911, XCIII, 2, et *Sem. méd.*, 1911, p. 393).

(Chipault) sont autant de symptômes qui diffèrent peu, soit qu'ils existent dans le myxœdème soit qu'on les rattache à un rachitisme vrai (1).

Il est à remarquer aussi que la tétanie et la spasmophilie sont fréquentes chez les nourrissons rachitiques, et ces combinaisons des deux affections sont intéressantes si on se rappelle les travaux de Mac Callum et de Vœgtlin sur le rôle des parathyroïdes dans l'assimilation des sels de chaux.

Les deux états rachitiques le vrai, et le thyroïdien, diffèrent assurément par certains points; mais, dans la pratique, on trouvera un grand nombre d'enfants dont le rachitisme se rattache à une dystrophie thyroïdienne. Chez ces enfants-là, l'opothérapie produira souvent des effets merveilleux : elle arrêtera les déviations commençantes et hâtera les calcifications en retard.

C'est ainsi que la plupart des auteurs expliquent les bons résultats qu'ils ont obtenus (Lanz, Knepfelmacher, Heubner, Hertoghe, Bourneville, Concetti, Muggia et Troja, Bozzoli, Meynier, etc.).

Récemment, Variot et Pironneau (2), qui ont employé la médication thyroïdienne avec succès chez plusieurs rachitiques, prétendent que de bons effets peuvent être obtenus même dans le rachitisme vrai et que ces effets thérapeutiques sont dus

(1) Commandeur et Trillat, Bassin thyroïdien (*Société des sciences médicales de Lyon*, 20 mars 1907). — Chipault, Scoliose myxœdémateuse (*Société de Pédiatrie*, 18 mars 1902). — Mihallié, Scoliose dans le myxœdème (*Gaz. méd. de Nantes*, 13 avril 1901). — Silgent, le Prétendu rachitisme dans l'idiotie myxœdémateuse (*Arch. de méd. des enfants*, déc. 1900, p. 731). — Parhon et Jiano, Goître et scoliose de l'adolescence (*Nouvelle iconographie de la Salpêtrière*, n° 1, 1900). — Dubreuil-Chambardel, Un cas de maladie de Basedow avec scoliose (*Province médicale*, 25 mai 1907). — Opothérapie thyroïdienne dans le rachitisme (*Semaine médicale*, 1905, p. 370).

(2) Variot et Pironneau, Influence du traitement thyroïdien sur la croissance staturale et pondérale des rachitiques (*Société de Pédiatrie*, avril 1911).

vraisemblablement à une stimulation de la nutrition générale, réagissant surtout contre le facteur hypotrophie.

On peut rattacher au rachitisme une intéressante dystrophie osseuse que Pierre Marie et Sainton ont désignée sous le nom de *Dysostose cléido-cranienne héréditaire*, caractérisée schématiquement par des déformations craniennes (non fermeture des fontanelles) et par une aplasie des clavicules, auxquelles viennent s'ajouter d'autres dystrophies osseuses variées.

Actuellement, on a des tendances à rattacher la pathogénie de cette dysostose à des lésions des glandes endocrines, et plus particulièrement de la thyroïde (Porak et Durante, Macé et Lepinay et Infroit) (1).

Cette curieuse dystrophie, comme l'achondroplasie, la dysplasie périostale et toutes les autres formes du *rachitisme fœtal*, soulève le problème extrêmement intéressant du rôle des sécrétions internes pendant la vie embryonnaire.

L'opothérapie *hypophysaire* a été aussi employée dans le rachitisme comme elle l'a été également dans l'ostéomalacie.

Klotz a obtenu des résultats réellement remarquables chez une série d'enfants rachitiques, et il émet l'opinion, qui serait intéressante si elle était démontrée, que le métabolisme du

(1) Pierre Marie et Sainton, Sur la dysostose cleido-cranienne héréditaire (*Revue neurol.*, 1898, nº 3; *Soc. méd. des hôpitaux*, 20 mai 1908). — P.-A. Marie, *Thèse de Paris*, 1898. — Couvelaire, *Journal de Physiol. et de Pathologie générales*, 1899, nº 4. — Hirtz et Lousté, Dysostose cleido-cranienne (*Soc. méd. des hôpitaux*, 12 mai 1903). — Villaret et Francoz, Une famille de 4 sujets atteints de dysostose cleido-cranienne héréditaire (*Nouvelle iconographie de la Salpêtrière*, 1905, p. 302). — R. Voisin, Macé de Lepinay et Infroit, Etude clinique et radiographique d'un cas de dysostose cleido-cranienne (*Nouvelle iconographie de la Salpêtrière*, mai-juin 1907). — Porak et Durante, les Micromélies congénitales (*ibidem*, 1905). — Maldaresco et Parhon, Sur un cas de dysostose cleido-cranienne (*ibidem*, nº 3, mai-juin 1912).

phosphore est dirigé par l'hypophyse de la même façon que celui de calcium est dirigé par les glandules parathyroïdes. Ce métabolisme du phosphore, compromis dans le rachitisme, est rétabli par l'administration de la substance hypophysaire (1).

L'*opothérapie surrénale* a été aussi employée dans quelques cas. Nous avons dit que les surrénales sont des agents de recalcification (expériences de Carnot et Slavu). Greco décrit un rachitisme surrénalien qui peut être amélioré par l'adrénaline (2).

(1) Klotz, Etiologie du rachitisme basée sur l'action thérapeutique de l'extrait d'hypophyse (*Münch. med. Wochens.*, 21 mai 1912).

(2) Les capsules surrénales dans le traitement du rachitisme (*Presse médicale*, 1899, nº 91, p. 220, et *Semaine médicale*, 1899, p. 320). — Greco, *Revue d'hygiène et de médecine infantiles*, nº 1, 1908.

CHAPITRE VII

THYROIDOTHÉRAPIE INDIRECTE (*suite*)

B) TROUBLES GÉNITAUX

SOMMAIRE. — Métrorragies et ménorragies. Hyperplasies utérines. Chlorose. Retard de la puberté. Infantilisme. Infantilismes partiels. Cryptorchidie. — Impuissance et infécondité. Incontinence nocturne d'urine.

Nous avons exposé, dans la 1re partie de cet ouvrage, les rapports étroits existant entre la thyroïde et le système utéro-ovarien.

L'emploi de la médication thyroïdienne est donc bien indiqué dans les troubles de la zone utéro-ovarienne.

L'action produite sur les organes génitaux pelviens est considérée comme une action inhibitrice, anémiante, vaso-constrictive et se traduit par la diminution progressive du sang épanché pendant la menstruation.

Le suc thyroïdien peut donc être conseillé dans les **ménorragies profuses**, celles surtout qu'on constate chez certaines jeunes filles au moment de la puberté. Je l'ai prescrit avec un réel succès à une jeune fille de 22 ans, atteinte depuis quatre ans de pertes mensuelles tellement abondantes et si prolongées qu'elle « était à peine huit jours par mois sans être baignée dans un flot de sang ». Trois cachets contenant 0,05 centigr. d'iodothyrine de Bayer lui furent donnés par jour, pendant 15 jours par mois. Après trois mois de ce traitement, les pertes ont si notablement diminué que la jeune fille, quoique perdant encore beaucoup, se considère comme étant guérie.

Dans les **métrorragies de la ménopause**, surtout quand elles ne sont pas liées à une métrite hémorragique, des succès remarquables ont été également obtenus.

Il importe cependant de remarquer que, dans les hémorragies utérines, l'hypophyse a une action beaucoup plus marquée que la thyroïde, à tel point qu'à l'heure actuelle beaucoup de gynécologistes, à l'étranger, préfèrent l'extrait hypophysaire à l'ergotine et le donnent en injections sous-cutanées comme l'ergotinine. (Voir p. 165.)

Dans la **dysménorrhée**, on obtiendrait un résultat heureux dans 80 o/o des cas, d'après Coplin Stinson (1). Du reste, les auteurs s'accordent pour vanter dans la dysménorrhée les bons effets des iodures.

Cette action inhibitrice du molimen congestif utéro-ovarien peut se traduire par des effets plus imprévus encore. On cite des observations d'**hyperplasies utérines**, de myomes, de fibro-myomes qui ont rétrocédé sous l'influence du traitement thyroïdien et pour lesquelles les interventions chirurgicales habituelles ont pu être évitées.

Mais, par contre, cette action inhibitrice peut avoir des dangers. Jouin a vu une hématocèle se produire par la suppression brusque du flux menstruel chez des femmes soumises au traitement thyroïdien pour leur obésité et qui n'en suspendaient pas l'emploi au moment des règles (2).

D'après Hertoghe, le suc thyroïdien exalte les **fonctions mammaires**. De là, l'action favorable de la thyroïdine chez les nourrices qui voient diminuer leur lait et revenir leurs règles. Jusque-là, cette médication a été plutôt théorique que

(1) Coplin Stinson, *Occidental med. times*, 1902, p. 256, et *Bulletin médical*, 1902, p. 762. — Bouilly, *Journal de médecine et de chirurgie pratiques*, 1903, p. 25.

(2) Jouin, Médication thyroïdienne contre les états congestifs des organes utéro-ovariens (*Congrès de Moscou*, août 1897).

pratique; il ne semble pas qu'elle ait été souvent appliquée par d'autres médecins.

La **chlorose**, qui se rattache à la fonction utéro-ovarienne, a été traitée aussi par les préparations thyroïdiennes (Ewald, Capitan) (1). Dans la chlorose, d'après Hayem (2) et Moriez (3), le corps thyroïde est assez rarement normal : il est presque toujours plus ou moins hypertrophié. Cette hypertrophie glandulaire est souvent accompagnée, chez les chlorotiques, d'excitabilité cardiaque, de troubles cardio-vasculaires, d'émotivité, de tremblement, d'équilibre instable des fonctions nerveuses, etc., de sorte qu'à voir superficiellement on serait tenté de conclure que « la plupart des chlorotiques sont en même temps basedowiennes ». D'après Hayem, à côté des chloroses sans thyroïdation, il y aurait des chloroses avec légère thyroïdation (chlorose vulgaire avec son cortège névropathique habituel), des chloroses avec thyroïdation assez accentuée pour constituer le syndrôme de Basedow atténué, enfin, plus exceptionnellement, des chloroses avec vraie maladie de Basedow.

Si à ces malades, atteintes d'une véritable *chlorose thyroïdienne* et soignées inutilement depuis longtemps au moyen des médications ordinaires de la chlorose, on prescrit une solution iodo-iodurée un peu forte, on constate souvent une amélioration considérable et rapide de tous les symptômes. Mais il y a plus : lorsqu'à de telles malades on administre exclusivement l'iodothyrine, on voit les phénomènes de chlorose s'a-

(1) Capitan, la Chlorose thyroïdienne (*Soc. de biol.*, 18 décembre 1897 et 9 juillet 1898). — Demange, Chlorose et opothérapie ovarienne (*Thèse de Nancy*, 1898). — Jeulain, la Chlorose thyroïdienne (*Thèse de Paris*, 1898). — Anémie myxœdémateuse (*Journal des Praticiens*, 1902, p.591). — J. Lépine, Hypoglobulie thyroïdienne (*Semaine médicale*, 1902, p. 401).

(2) Hayem, Chlorose et goitre exophtalmique (*Médecine moderne*, 1897, p. 479).

(3) Moriez, la Chlorose (*Thèse d'agrégation*, 1880, Paris).

mender ainsi que ceux du basedowisme et disparaître presque complètement après un traitement de quatre à cinq semaines.

Ewald prétend qu'en général le traitement thyroïdien fait merveille chez les chlorotiques.

Si on voulait pénétrer plus profondément dans les relations qui unissent la chlorose à la fois aux fonctions utéro-ovariennes et aux fonctions thyroïdiennes, on pourrait se reporter à ce que j'ai dit précédemment (p. 265). D'après des recherches récentes, le corps jaune est riche en lipoïdes. Or, certaines de ces lipoïdes ont une action hémolytique qui expliquerait l'incoagulabilité du sang menstruel signalée par certains auteurs et aussi l'incoagulabilité du sang des chlorotiques. De sorte que la chlorose pourrait être causée par une intoxication produite par ces lipoïdes des corps jaunes. D'autre part, les recherches d'Iscovesco, dont j'ai parlé, sur les lipoïdes du corps thyroïde et dont l'un est également très hémolytique, permettent de se demander si les relations de la chlorose avec le corps thyroïde ne doivent pas être recherchées dans la même voie.

D'après ces indications, il conviendra, dans le traitement opothérapique de la chlorose, d'associer ensemble l'ocréine et la thyroïdine.

La médication thyroïdienne a donné d'excellents résultats dans les **retards de la puberté et l'infantilisme**, qui accompagnent souvent, du reste, les retards de la croissance. L'hypertrophie de la thyroïde, qui est si souvent chez les jeunes filles le premier signal du réveil de la puberté, n'est pas une simple coïncidence ; mais l'activité thyroïdienne est nécessaire à l'évolution des phénomènes sexuels.

Les sujets à puberté retardée se présentent sous des aspects très variés que Brissaud (1) a réunis sous deux types : l'un,

(1) Brissaud, Leçons sur les maladies du système nerveux, 2e série. Paris, 1899.

l'infantile dysthyroïdien ou myxœdémateux fruste; l'autre, l'infantile type Lorrain ou faux infantile. Eh bien! tous ces sujets : infantiles du type Lorrain, maigres, élancés, graciles, immobilisés dans une perpétuelle adolescence, — certains obèses eunuchoïdes à face arrondie, à graisse exubérante, à développement génital nul, — d'autres sujets encore, des efféminés, des gynécomastes à sexe indifférent, — certains nains avec ou sans chondrodystrophie, — en résumé des sujets de tout genre, à développement retardé ou anormal, ont pu, par le traitement thyroïdien, renaître à la normale virilité.

C'est qu'en réalité, au point de vue pathogénique, toutes les variétés d'infantilisme se rencontrent sur le même terrain. A leur origine existe toujours un trouble de la fonction thyroïdienne.

Chez le myxœdémateux, la dysthyroïdie est primitive ; chez l'infantile type Lorrain, elle est secondaire.

Dans ce dernier cas, la maladie primitive, tuberculose, syphilis, rachitisme, etc., a porté son action sur la glande thyroïde au même titre que sur les autres organes; la fonction troublée a eu ici pour conséquence l'arrêt de développement de l'organisme.

Il en résulte qu'au lieu de distinguer un infantilisme myxœdémateux et un infantilisme type Lorrain on devrait décrire un infantilisme dysthyroïdien primitif et un infantilisme dysthyroïdien secondaire.

Mais il importe de remarquer que infantilisme n'est pas synonyme de nanisme, puisqu'il peut y avoir de l'infantilisme associé au gigantisme (Launois, Meige, Sainton).

Ce qui distingue l'infantile thyroïdien proprement dit de l'infantile orchidien, c'est que le premier est de courte et le second de grande taille.

L'infantile orchidien est grand parce que la dystrophie testiculaire, contrairement à la dystrophie thyroïdienne, est caractérisée par une suractivité anormale du processus d'ossification épiphysaire qui se traduit par l'allongement des membres inférieurs.

Pour que l'infantilisme orchidien soit constitué, il faut qu'il y ait insuffisance diastématique du testicule, c'est-à-dire lésion des *cellules interstitielles* dont l'ensemble forme une véritable glande à sécrétion interne, la *glande interstitielle* du testicule. Une lésion qui ne serait pas assez profonde pour atteindre cette glande interstitielle serait incapable de produire l'infantilisme; c'est pourquoi l'orchi-épididymite blennorragique n'a pas généralement semblable résultat et qu'elle se borne à créer l'insuffisance spermatique, ou sécrétion externe, avec simple infécondité du sujet.

Chez la femme, l'infantilisme dysovarien, par lésion du corps jaune, peut exister, quoique plus rarement. On note alors, en plus des signes ordinaires, la disparition des règles et l'atrophie des seins; cette atrophie d'ailleurs peut se trouver masquée par le développement anormal d'un tissu adipeux de la même façon que, chez l'homme, cette adiposité peut donner à l'infantilisme le caractère et l'aspect du féminisme.

Il est permis de considérer comme une sorte d'infantilisme myxœdémateux ce que, sous le nom de *gérodermie génito-dystrophique*, Rummo et Ferranini ont décrit comme une « entité morbide ». Ce syndrôme est caractérisé par l'état glabre de la figure, la tendance à l'adipose, parfois la gynécomastie; il coexiste parfois avec d'autres dystrophies telles que le myxœdème, l'acromégalie, la myopathie pseudo-hypertrophique. Ce trouble de la trophicité serait, par rapport aux testicules, ce que le myxœdème est par rapport à la thyroïde et l'acromégalie par rapport à l'hypophyse (1).

(1) Rummo et Ferranini, Gerodermia genito-distrofico (*Riforma medica*, 1897). — Ferranini, Gerodermie genito-dystrophique chez deux adoles-

Nous avons vu (p. 164) que l'*infantilisme d'origine hypophysaire* a sa place marquée à côté de l'infantilisme thyroïdien, et que la superposition des faits expérimentaux et cliniques est complète; nous n'avons donc pas à y revenir.

L'infantilisme thyroïdien présente naturellement des variétés correspondantes à l'époque d'âge où le corps thyroïde a été arrêté dans son fonctionnement. L'infantile du type Bourneville a été arrêté au stade bébé, celui du stade Brissaud au stade enfant, celui du stade Lorrain au stade adolescent (celui-ci, par conséquent, mériterait mieux le nom de juvénilisme).

L'infantilisme thyroïdien ne se constitue pas seulement dans l'enfance ou au moment de la puberté. Il peut arriver que l'insuffisance thyroïdienne se produisant à un âge plus avancé, longtemps même après la puberté, il se manifeste non plus un arrêt de la croissance, puisqu'elle est achevée, mais un véritable état réversif portant principalement sur les organes génitaux. De tels sujets reviennent pour ainsi dire à un état prépubère : ce sont des *infantiles réversifs*.

Un pareil infantilisme se produit généralement à la suite des maladies infectieuses qui, on le sait, atteignent si fréquemment le corps thyroïde. On voit alors la convalescence se prolonger, le sujet perdre sa barbe, ses cheveux, les poils du pubis et des aisselles. On constate en même temps une espèce de boursouflement général et on voit l'aspect du féminisme apparaître. Parallèlement, les testicules et la verge s'atrophient en même temps que les désirs vénériens et les sécrétions disparaissent (1).

cents (Xe *Congrès de la Société de médecine interne*, 25-28 oct. 1899; *Supplemento al Policlino*, 1898). — Rosolimo, Gerodermie genito-distrofico (*Riforma medica*, 1899, n° 8; *ibidem*, 1899, n° 4). — Souques et Jean Charcot, Geromorfisme cutané (*Nouvelle Iconog. de la Salpêtrière*, 1891, p. 169).

(1) Launois, Meige, Sainton, Nains et géants (*Journal des Praticiens*,

Dans ces cas encore, le traitement thyroïdien donne les meilleurs résultats et on voit ces infantiles reversifs se transformer souvent comme par enchantement.

Dans les formes d'infantilisme avec gigantisme, le traitement thyroïdien n'est pas moins efficace.

A côté des différents infantilismes généraux, il y a des *infantilismes frustes et partiels*, infiniment variés, également justiciables du traitement thyroïdien.

D'après Hertoghe, il existe un *infantilisme vocal* avec persistance du timbre enfantin ; un *infantilisme pileux* avec la

1909, p. 393; *l'Anthropologie*, 1895, t. XV ; *Tribune médicale*, 3 mai 1909). — E. LEVI et FRANCHINI, Gigantisme et féminisme (*Congrès de la Soc. ital. de médecine*, Milan, oct. 1909). — Infantilisme réversif, GANDY, DALCHÉ, SAINTON, DUPRÉ, BRISSAUD et BAUER, CLAUDE et GOUGEROT (*Société de Biologie*, 28 déc. 1907; *Société médicale des hôp.*, 16 juin 1911). — BERTRAND, Infantilisme dysthyroïdien (*Thèse de Paris*, 1902). — CORDIER et JOSSERAND (*Lyon médical*, 1911). — GALLAVARDIN et REBATTU, Infantilisme tardif (*Lyon médical*, 1910). — APERT, Juvénilisme pur (*Soc. méd. des Hôp.*, 12 juillet 1912). — SOUQUES, Infantilisme hypophysaire (*Académie de médecine*, 12 janvier 1912). — L. LEVI, Obésité avec infantilisme ; traitement hypophyso-testiculaire (*Société médicale des hôpitaux*, 12 juillet 1912). — GADE, les Grands types cliniques d'infantilisme (*Province médicale*, 13 avril 1912). — MAUDENIER, l'Infantilisme prolongé (*Thèse de Lyon*). — MEIGE, l'Infantilisme (*Gazette des hôpitaux*, février 1902). — L'Infantilisme chez la femme (*Nouvelle iconographie de la Salpêtrière*, 1895, p. 219). — Infantilisme myxœdémateux et maladie de Recklinghausen (*Revue neurologique*, 1903, p. 857). — VIVIER, *Thèse de Paris*, 1898. — PATRY, *Thèse de Paris*, 1897. — ANCEL et BOUIN, l'Infantilisme et la glande interstitielle du testicule (*Académie des sciences*, 1er février 1904). — THIBIERGE, Infantilisme myxœdémateux (*Soc. méd. des hôpitaux*, 10 février 1899 et 28 oct. 1898). — GUINON, Infantilisme (*Soc. de Pédiatrie*, 14 mai 1901). — DELBET, Effets de la castration, in *Pathologie générale* de BOUCHARD, t. X. — LORTET, Allongement des membres inférieurs du à la castration (*Arch. d'anthrop. criminelle*, Lyon, 1886, p. 361). — PIRCHE, Influence de la castration sur le développement du squelette (*Thèse de Lyon*, 17 décembre 1902). — VILLEMIN, le Corps jaune (*Thèse de Lyon*, 1908). — RAOUL DUPRÉ, les Enfants arriérés (*Congrès pour l'avanc. des sciences*, Nimes, août 1912, in *Journ. de méd. de Paris*, 1912, p. 895). — MORLAT, Infantilisme et insuffisance surrénale (*Thèse de Paris*, février 1903). — MONTRIBOT, l'Infantilisme (*Thèse de Toulouse*, 1902).

face restant glabre et imberbe; un *infantilisme dentaire;* un *infantilisme vésical* (incontinence d'urine dite essentielle); un *infantilisme visuel* (certains strabismes, certaines formes de nyctalopie). On peut y joindre un *infantilisme viscéral* dont l'*infantilisme cardiaque* (Huchard) est le plus remarquable.

Tous ces infantilismes partiels peuvent être, d'après Hertoghe, améliorés par l'opothérapie thyroïdienne.

La **puberté précoce** peut être considérée comme l'opposé de l'infantilisme. Elle peut se rencontrer dans l'un et l'autre sexe; mais elle semble plus fréquente chez la femme que chez l'homme.

Dans certains cas, ce syndrôme, dont le point de départ est le plus souvent obscur, peut être rattaché aussi à la fonction thyroïdienne. Brissaud a émis la pensée qu'il pouvait être dû à une exagération précoce et prématurée de cette fonction. On sait en effet que la puberté normale est précédée d'une hypertrophie du corps thyroïde et que des phénomènes de basedowisme accompagnent souvent son arrivée. Monéry, en examinant le corps thyroïde de filles non menstruées, mais arrivées à l'âge de la puberté, y a trouvé une quantité d'iode beaucoup plus grande que chez des autres filles déjà menstruées ou déjà loin de l'époque de la puberté.

Nous allons mentionner maintenant certains syndrômes se rapportant à la sphère génitale et à l'infantilisme et pour lesquels l'opothérapie thyroïdienne a été mise en usage.

1° **Cryptorchidie.** — D'après Apert, le corps thyroïde peut agir comme excitant de la sécrétion interne du testicule, de même qu'il agit sur les fonctions des autres tissus. Cet auteur cite plusieurs observations de *cryptorchidie* disparaissant à la suite du traitement thyroïdien. La migration du testicule a pu se produire sous l'action de la mise en train de la sécrétion testiculaire et de la reprise de la croissance.

Hertoghe et Hollbner ont ainsi traité plusieurs enfants atteints de cryptorchidie. Jacques Bonnes préconise un traitement systématique, précoce, à doses intensives, et prétend obtenir rapidement la descente testiculaire. Parhon et Mihartesco ont obtenu également de bons résultats.

2° **Impuissance.** — La médication a réussi également dans quelques cas d'*impuissance génésique* (Poncet et Rivière). Inversement on a signalé quelquefois l'*agénésie* sous l'influence du thyroïdisme, comme elle existe chez certains basedowiens : d'où le conseil de donner les préparations thyroïdiennes pour calmer l'excitation génésique (Conche).

3° **Infécondité.** — L'infécondité des jeunes femmes peut aussi, dans certaines circonstances, avoir recours à la médication thyroïdienne. La stérilité chez la femme est due souvent à une dystrophie ovarienne, à cet état que Jayle appelle atonie ovarienne, caractérisée par un mélange d'hypo et d'hyperfonctionnement de l'ovaire. Contre cet état, Dalché conseille l'opothérapie ovarienne en y associant, suivant les indications spéciales, la synergie thyroïdienne (1).

Des expériences de Perrin et de Remy tendent à démontrer l'action de la thyroïde sur la fécondité :

Chez de jeunes lapines hyperthyroïdées, l'aptitude à la fécon-

(1) Apert, Traitement thyroïdien de l'infantilisme et de la cryptorchidie (*Bulletin médical*, 1901, p. 349; — *Société de Pédiatrie*, 14 mars 1901). — P. Marie, Myxœdème fruste ou infantilisme (*Société méd. des hôpitaux*, 7 et 14 mars 1902). — Apert, les Enfants retardataires, un vol. in-12 (*Actualités médicales*, 1901, et *Journal de méd. et de chir. pratiques*, 1902, p. 81). — M. Breton, *Thèse de Lille*, 1901. — Poncet et Rivière, Thyroïdine et impuissance génésique (*Soc. de méd. de Lyon*, avril 1898). — Jacques Bonnes (*Gazette hebdomadaire de Bordeaux*, 1909). Traitement de l'infantilisme et de la cryptorchidie par les préparations thyroïdiennes (*Bulletin medical*, 1901, p. 349).

dation paraît se manifester plus tôt que dans les conditions habituelles;

Quant aux plus âgées et recevant depuis longtemps des injections, elles ont toujours paru être fécondées plus facilement;

Les lapines, issues de mères hyperthyroïdées avant et pendant la gestation et pendant l'allaitement, mais non hyperthyroïdées expérimentalement elles-mêmes, paraissent présenter une aptitude à la fécondation plus précoce encore.

Des expériences analogues faites avec les autres glandes endocrines n'ont donné aucun résultat.

Il convient de faire remarquer que, dans les cas se rapportant à la sphère génitale, le traitement synergique polyglandulaire doit être mis en œuvre et qu'à la thyroïdine il est judicieux d'ajouter l'ovarine ou l'orchitine.

Observation personnelle. — Un enfant, âgé de 14 ans, dont la mère est goîtreuse, présente les symptômes de l'infantilisme. La face est bouffie et lunaire. Organes génitaux petits; monocryptorchidie. La miction est difficile et souvent il est besoin d'efforts pressants pour uriner. Cet état s'est amélioré, surtout en ce qui regarde l'aspect infantile, par l'administration, pendant deux mois consécutifs, de pilules d'iodothyrine, 0,05 centigr. par jour.

4° **Végétations adénoïdes.** — Chez les jeunes sujets qui présentent des symptômes d'infantilisme, il n'est pas rare de constater l'existence de *végétations adénoïdes*, d'une *hypertrophie des amygdales*, d'une *rhinite hypertrophique* et *d'affections du cavum*. Hertoghe déclare que, contrairement à ce que prétendent les laryngologistes, ces affections, au lieu d'être la cause de cet arrêt de développement, ne seraient, comme celui-ci, qu'une manifestation de l'insuffisance thyroïdienne. Rivière et Boyer ont noté la grande fréquence des végétations adénoïdes dans les pays à goître endémique. Wingrowe, chez des enfants atteints de rhinite hypertrophique, a constaté dans la moitié des cas que la glande thyroïde était impalpable.

De là, des résultats heureux obtenus par la thyroïdothérapie dans quelques affections du nez, du pharynx et des oreilles (1).

5° **Incontinence nocturne d'urine.** — L'incontinence nocturne d'urine, dite essentielle, doit être considérée quelquefois comme un phénomène d'hypothyroïdie de l'infantilisme et peut être améliorée par la thyroïdine.

Cette infirmité, contre laquelle tout remède échoue, et qui fait le désespoir des enfants et de leur famille, mérite bien qu'on s'y intéresse par l'essai de toute médication nouvelle.

Williams (de Londres) dit avoir traité 25 cas d'incontinence d'urine chez des enfants. Dans un seul cas, il y eut insuccès; dans tous les autres, la guérison survint rapidement ou tout au moins une amélioration considérable. Firth (de Londres) sur 28 cas a obtenu 16 fois une grande amélioration; les cas qui ont paru le plus justiciables du traitement sont ceux qui persistaient depuis l'enfance et où on avait affaire à un retard général du développement. — Dans trois cas, Comby n'a eu aucun résultat appréciable (2).

(1) Hertoghe, Végétations adénoïdes et myxœdème (*Académie de médecine de Belgique*, 26 mars 1898). — Myxœdème fruste (*ibidem*, 25 mars 1899, et *Nouvelle iconographie de la Salpêtrière*). — Thomas, Végétations adénoïdes et myxœdème (*Marseille médical*, 15 novembre 1900). — A. Rivière, la Surdi-mutité thyro-adénoïdienne (*Lyon médical*, 13 janvier 1901, p. 57, et 27 janvier, p. 137). — Estelberg, *Arch. f. Ohrenheilkunde*, XLI, 1, 1898. — Brecke, *Zeitsch. f. Ohrenheilkunde*, XXII, 1897. — Hermann, *Deutsche med. Wochens.*, 8 décembre 1898. — Obstruction nasale myxœdémateuse (*Lyon médical*, 1901, p. 209). — Polypes des fosses nasales, goitre, infantilisme (*Lyon médical*, 1903, p. 138).

(2) Ausset, Traitement thyroïdien en pathologie infantile et particulièrement dans l'infantilisme (*Journal des praticiens*, 1901, nos 39 et 40. Rapport au Congrès de Nantes, 1901). — Dupré, Infantilisme dysthyroïdien (*Société de neurologie*, 6 février 1902). — Léonard Williams, *The Lancet*, 1er mai 1909. — Firth (*Semaine médicale*, 1911, p. 606). Incontinence nocturne d'urine traitée par la thyroïdine. — Végétations adénoïdes et incontinence d'urine (*Lyon médical*, 24 août 1902, p. 258).

Pour ma part, j'ai employé le traitement dans un assez grand nombre de cas d'incontinence nocturne d'urine et j'en ai eu toujours d'excellents résultats, bien supérieurs à tous les autres moyens.

Un petit garçon urine au lit toutes les nuits, souvent plusieurs fois. Depuis un an que je l'ai soumis au traitement thyroïdien, l'incontinence d'urine a presque entièrement disparu, mais elle revient quand le traitement est suspendu depuis quelques jours. Cet enfant, âgé de 6 ans, est très intelligent, bien développé et ne présente aucun symptôme dysthyroïdien.

Si on réunit dans le même faisceau les retards de la croissance étudiés dans le chapitre précédent, les retards de la puberté étudiés dans celui-ci et les retards du développement intellectuel étudiés dans le chapitre du myxœdème, on arrive à constituer le chapitre si important de l'**Arriération infantile**, qui comprend les symptômes les plus variés.

Contre chacun de ces syndrômes, l'opothérapie thyroïdienne seule ou l'opothérapie pluriglandulaire (association variant suivant les circonstances) donnent en général les résultats les plus inattendus.

Que de fois, dans ma longue pratique de la thyroïdothérapie, j'ai vu des enfants anormaux au point de vue du développement physique et moral s'améliorer d'une façon non douteuse, alors que personne, pas même les parents, ne pensait que cet état pût être amendé!

Voici un point de la plus grande importance pratique et qui devrait être retenu:

Tout ce qui est arriération infantile est le triomphe de l'opothérapie thyroïdienne.

CHAPITRE VIII

THYROIDOTHÉRAPIE INDIRECTE (*suite*)

C) TROUBLES DU SYSTÈME NERVEUX

SOMMAIRE. — Aliénation mentale et vésanies. — Neurasthénie. — Hystérie. — Tétanie et Tétanos. — Epilepsie. — Eclampsie.

L'existence des phénomènes nerveux dans le myxœdème, le crétinisme et le goître exophtalmique fait pressentir qu'en dehors de ces états certaines *maladies nerveuses* peuvent être sous la dépendance des déviations fonctionnelles du corps thyroïde.

Prenons, par exemple, les maladies nerveuses qui se combinent primitivement ou secondairement avec le goître exophtalmique; les plus importantes sont d'abord des vésanies diverses, puis l'épilepsie, l'hystérie, le tabès, la syringomyélie, la chorée. Eh bien, toutes ces névroses, qui relèvent en général d'une infection ou d'une intoxication, ne peuvent-elles pas, en certaines circonstances, avoir une origine thyréogène? L'intoxication thyroïdienne ne peut-elle pas provoquer l'épilepsie et l'hystérie ? Ne peut-elle pas produire le tabès, tout comme la toxine syphilitique ou parasyphilitique? Ne peut-elle pas agir sur la substance grise périépendymaire et y entretenir un état d'irritation chronique d'où résultera le syringomyélie? Ne peut-elle pas engendrer la chorée, puisque la chorée est une névrose de provenance infectieuse, mise en train par des toxines variées, telles que la rhumatismale, la puerpérale, la scarlatineuse, etc.? Enfin cette intoxication thyroïdienne ne peut-elle pas, comme le plomb, l'alcool et toute la série des produits d'auto-intoxication, donner naissance à la folie et à la dégénérescence mentale?

En ce qui concerne les troubles nerveux dus à l'hypothyroïdie, ils sont assurément d'une grande fréquence.

L'insuffisant thyroïdien est très souvent un simple d'esprit, un débile mental, à caractère enfantin, mais empreint d'une certaine tristesse : c'est un vieil enfant triste. A un degré moins avancé, cette débilité mentale est remplacée par une simple dépression, par un état neurasthénique.

Mordret (du Mans), examinant la glande thyroïde par le simple palper chez 150 sujets (débiles, imbéciles, idiots simples, idiots complets), a trouvé, sur 35 simples débiles, une atrophie plus ou moins prononcée de la glande dans 11 o/o des cas; sur 40 imbéciles, dans 22 o/o; sur 38 idiots simples, dans 27 o/o; enfin sur 37 idiots complets, dans 50 o/o. Dide, de son côté, a pratiqué l'examen nécroscopique de toutes les glandes sanguines chez un grand nombre de sujets morts dans les services d'aliénés auxquels il a été attaché et il a trouvé fréquemment des lésions importantes.

Il existe donc, à n'en pas douter, une relation de cause à effet entre le bon fonctionnement de la glande thyroïde et celui du système nerveux. La thyroïde n'a pas sur ce système une simple action sympathique ou réflexe, mais elle a une influence directe et intime sur le développement d'abord, la nutrition ensuite des cellules nerveuses.

ALIÉNATION MENTALE

Ce sont surtout les **vésanies** diverses qui ont paru justiciables du traitement thyroïdien.

Macphail et Bruce ont les premiers traité par la thyroïdothérapie les diverses formes de l'**aliénation mentale**. L'action exercée sur l'état mental a été fort variable suivant les cas : tantôt elle se traduisit par une dépression psychique plus ou moins prononcée, tantôt les malades devenaient émotifs et irritables. Quant aux résultats définitifs obtenus, ils auraient été vraiment remarquables puisque, au dire de ces auteurs, sur 30 sujets, 14 ont guéri et 7 ont été notablement améliorés. Dans les cas graves et améliorés, il s'agissait de formes variées de l'aliénation mentale, telles que manie, mélancolie, folie chronique et psychoses diverses, survenues sous l'influence de l'état puerpéral, de l'allaitement, etc.; chez plusieurs de ces sujets, l'affection était d'ancienne date et avait résisté à tous les traitements antérieurs.

Après Macphail et Bruce, d'autres ont expérimenté le traitement avec des résultats divers : Rheinhold, Bories, Mairet, Cross, Amaldi, Claisse, etc.

Pilez a obtenu des succès chez un grand nombre d'aliénés à formes dépressives. Leeper a employé 22 fois le traitement dans la stupeur et la mélancolie; il a eu souvent des améliorations remarquables.

Raymond explique qu'il existe des formes de myxœdème fruste qui ne se traduisent que par un état dépressif de l'intelligence et par de la psychasthénie et chez lesquelles le traitement thyroïdien est bien indiqué.

Léopold Levi a longuement décrit un nervosisme et une neurasthénie relevant incontestablement de l'instabilité thyroïdienne et dans lesquels la thyroïdothérapie, judicieusement employée, donne des résultats absolument remarquables.

On se rappelle que les recherches de Kocher, Caro, Roth, etc. (p. 78) ont montré que, dans la maladie de Basedow, la formule leucocytaire est caractérisée par une mononucléose avec diminution des polynucléaires. Parhon et Urechie ont pensé que, s'il existe réellement une relation entre certaines psychoses et le corps thyroïde, on doit retrouver une pareille formule leucocytaire chez les malades atteints de ces vésanies. Ils ont donc fait des recherches dans ce sens et ils ont trouvé 5 fois sur 6 dans les psychoses périodiques une diminution des polynucléaires avec augmentation des mononucléaires, tandis que, dans les cas de mélancolie, la mononucléose fait défaut.

Dans la *démence précoce* ou catatonie on a trouvé certains traits rappelant les symptômes soit de la maladie de Basedow, soit du myxœdème. Kraepelin, qui a été le créateur de cette synthèse psychiatrique, n'est pas éloigné de la rattacher à une auto-intoxication. Des expériences de Berger semblent confirmer ce point de vue. Des injections intra-cérébrales furent pratiquées sur des chiens avec des sérums sanguins provenant d'individus atteints de diverses psychoses, tous ces sérums restèrent inactifs, à l'exception du sérum des déments précoces, qui provoqua des phénomènes de myoclonie.

Aussi a-t-on tour à tour proposé de traiter cet état mental soit par l'opothérapie thyroïdienne soit par la thyroïdectomie suivant les cas. Kræpelin, Parhon, Paul Carnot n'ont obtenu que des résultats négatifs avec l'ingestion de thyroïde. Berkley qui a pratiqué 10 fois la thyroïdectomie, n'a eu que des succès. Th. Ioudine a obtenu deux guérisons.

Ces opérations portant sur le corps thyroïde ne se sont pas adressées seulement aux cas de catatonie ; Lugano les a proposées dans tous les cas d'affections mentales, bien après que Poncet en eut démontré l'utilité dans certains cas (1).

(1) Mordret, 1er *Congrès de méd. mentale*, 6 août 1890. — A. Macphail et Bruce, Trait. thyroïdien de la folie (*The Lancet*, 13 oct. 1894). — Kraepelin, Psychiatrie, vol. II. — Bories, *Thèse de Toulouse*, 1896. — Rheinhold, *Münch. med. Wochens*, 24 déc. 1895. — Cross, *Edinburg med. Journal.*, novembre 1897. — Amaldi, *Riv. experim. di frenat. e. di med. leg.*, XXIII, 2, 1897. — Gerver, *Revue de psychiâtrie russe.* — Claisse, Traitement thyroïdien de la neurasthénie (*Soc. méd. des hôp.*,

De ces essais, il résulte que la médication ne doit pas être employée chez tous les aliénés : elle est contre-indiquée, par exemple, dans les cas de manie aiguë où le poids du corps diminue rapidement; en un mot, chaque fois qu'il existe une excitation cérébrale et un processus de dénutrition.

Comme adjuvant à la médication, il est utile d'astreindre les malades à un repos complet au lit.

20 janv. 1899). — DEVAY, *Soc. des sciences méd. de Lyon*, 3 novembre 1897. — PILEZ, *Jahr. f. psych.*, 1901. — LEEPER, *The medical Presse*, 1905. — DIDE, *XVIIIe Congrès des aliénistes et neurol.*, Dijon, 3-10 août 1908. — BIROS, Psychoses thyroïdiennes (*Thèse de Lyon*, 1905). — LAIGNEL-LAVASTINE, Troubles psychiques par perturbation des glandes endocrines (*XVIIIe Congrès des aliénistes*, Dijon, 1908, et *Journal des Praticiens*, 1908, p. 510). — MAUREL, Troubles psychiques dans le goître exophtalmique (*J. des praticiens*, 1911, p. 452.) — LATARJET et PONCET, Des psychoses d'origine thyroïdienne et leur traitement chirurgical (*Lyon médical*, 18 sept. 1911, p. 472.) — T. IOUDINE, Thyroïdectomie pour démence précoce, (*Sovremen psykiatria*, avril 1910, et *Semaine médicale*, 1910, p. 368). — AUSTIN, Troubles psychiques d'origine thyroïdienne et leur traitement chirurgical (*Thèse de Lyon*, 1896). — SAINTON, Troubles psychiques et glandes à sécrétion interne (*l'Encéphale*, nos 3 et 4, 1906.) — PARHON et MARBÉ, Troubles mentaux et syndrome de Basedow (*l'Encéphale* n° 5); Mélancolie avec hypertrophie thyroïdienne(*Revue de Neurologie*, n° 4, 1906.) — PARHON, Glandes à sécrétions internes dans leurs rapports avec la pathologie mentale. Bucarest, 1910. — PARHON, Rôle des altérations endocrines dans la pathogénie de la dégénérescence mentale (*Congrès des aliénistes et neurologistes*, XVIIIe session, Dijon, août 1908). — PARHON et URECHIE, Sur la formule leucocytaire dans la Manie et la Mélancolie (*XXe Congrès des Médecins aliénistes et neurologistes*. Bruxelles, août 1910). — PARHON et DAN, Note sur la formule leucocytaire chez les aliénés (*XXIe Congrès des aliénistes et neurologistes*, tenu à Amiens, 1911). — A. MARIE et PARHON, Note sur l'état des glandes à sécrétion interne dans quelques cas d'aliénation mentale (*Archives internationales de neurologie*, juin 1912). — RAMADIER et MARCHANT, la Glande thyroïde chez les aliénés (*l'Encéphale*, 1908, n° 8). — PARHON et URECHIE, Note sur les rapports de la catatonie avec les altérations de l'appareil thyroparathyroïdien (*XVIIIe Congrès des aliénistes et neurologistes*, tenu à Dijon, août 1908). — PARHON et MARBÉ, les Troubles mentaux de la maladie de Basedow (*l'Encéphale*, n° 5, septembre-octobre 1906.) — LÉOPOLD LÉVI et H. ROTHSCHILD, Etude sur la neurasthénie thyroïdienne (*Revue neurologique*, 1907, XV, p. 82.) — L. CHARRIÈRE, Absence du corps thyroïde et arrêt de développement physique et intellectuel (*Thèse de Paris*, 1907).

J'ai employé plusieurs fois la médication thyroïdienne chez des aliénés.

Une première fois, chez une femme de 45 ans, issue d'une mère lypémaniaque et atteinte elle-même de lypémanie avec tendances au suicide. Depuis deux ans, elle est sujette à des métrorragies de la ménopause et ses accès mélancoliques n'ont pour ainsi dire pas disparu depuis ces deux ans. Je lui prescris pendant deux mois, pendant 15 jours par mois, 0,10 centig. d'iodothyrine. Peu à peu, l'état mélancolique disparut. L'état mental se maintient excellent depuis cinq ans.

A propos de ce cas, je fais remarquer que les vésanies les plus heureusement influencées par la médication sont celles qui se rattachent à des troubles de la sphère génitale.

Chez une autre femme, âgée de 28 ans, également lypémaniaque héréditaire, la médication thyroïdienne instituée d'une façon méthodique et suivie a donné des résultats remarquables pendant plusieurs années. La malade dut être internée dans un asile quand plus tard les circonstances ont fait interrompre définitivement le traitement.

J'observe depuis 20 ans une personne qui a toujours présenté des symptômes d'hypothyroïdie. Elle est atteinte périodiquement de crises de dépression mélancolique qui disparaissent toujours au bout de quelques jours, sous l'action du traitement thyroïdien.

Si le traitement thyroïdien améliore souvent les psychoses, il est des cas, paraît-il, où il peut en provoquer l'éclosion. Boinet (de Marseille) (1) rapporte le cas d'un jeune homme soumis à la thyroïdothérapie pour un psoriasis, qui, ayant ingéré dix corps thyroïdes de mouton par jour, présenta bientôt des troubles psychiques caractérisés par du délire de persécution avec confusion mentale, accompagnés de

(1) Boinet, *Semaine médicale*, 1899, p. 424.

tremblement des mains, de palpitations et d'augmentation notable du volume de la glande thyroïde, en un mot de tous les symptômes du basedowisme. Ces accidents se dissipèrent avec la cessation du traitement. Ferrarini (1) rapporte qu'une femme obèse, après avoir absorbé pendant quelque temps et quotidiennement jusqu'à 8 tablettes d'extrait thyroïde de 0,25 cent., présenta aussi de la confusion mentale avec agitation motrice et sensations angoissantes, symptômes qui disparurent dès que la cure thyroïdienne fut supprimée.

L'opération du *thyroïdo-éréthisme* de Poncet, que nous avons classée au début de ce travail comme une des formes de la médication thyroïdienne, a été instituée pour un cas de perversion mentale. Une petite fille, chez laquelle on soupçonnait de l'insuffisance thyroïdienne, présentait des symptômes de perversion mentale, kleptomanie, onanisme, etc. Poncet pratiqua sur elle cette opération, qui consiste à insérer dans chacun des lobes thyroïdiens un fragment d'ivoire aseptique, afin de créer dans la glande une sorte d'irritation permanente qui en stimulerait la sécrétion. Sous l'influence de ces corps étrangers qu'on avait soin de presser, de froisser de temps en temps par des frictions du cou, par une sorte de massage thyroïdien, l'intelligence s'est éveillée, puis développée peu à peu.

Cette tentative de Poncet, quoique couronnée de succès, n'a pas eu d'imitateurs, que nous sachions. Cela tient sans doute à ce qu'elle constitue une opération qui peut-être n'est pas sans danger; mais ne serait-elle pas susceptible de revêtir une allure moins chirurgicale ? Réveiller par des moyens excitants la sécrétion du corps thyroïde, tel est le but de cette forme de la médication thyroïdienne : on peut donc concevoir que de simples manipulations s'exerçant sur le

(1) Ferrarini, *Riforma medica*, 1899, vol. IV, nº 57, p. 675, et *Presse médicale*, 1900, nº 20, p. 121.

corps thyroïde auraient peut-être un certain effet pour exciter sa sécrétion (1).

NERVOSISME ET NEURASTHÉNIE

Il n'est pas douteux que certains états névrosiques et neurasthéniques sont très avantageusement traités par les préparations thyroïdiennes.

Il y a d'abord des neurasthéniques très déprimés, sensibles au froid, apathiques, souffrant de douleurs rhumatoïdes, avec un cœur en bradycardie; un rien les fatigue; leur inertie physique et mentale les rapproche des myxœdémateux. C'est aux neurasthéniques de ce genre qu'il convient de prescrire l'extrait de thyroïde et la cure de repos. La dose d'extrait thyroïdien doit être faible, et, pendant ce traitement, le poids du malade doit être surveillé. L'amélioration s'annonce par une moindre sécheresse de la peau, une sensation de froid moins prononcée, un réveil de l'activité.

On peut rapprocher des neurasthéniques précédents certaines jeunes personnes qui, à certains égards, par leur paresse, leur inertie, leur indifférence semblent être sur le chemin de la démence précoce; chez elles l'extrait thyroïdien à petites doses produit encore d'excellents effets.

Il est, au contraire, des neurasthéniques qui présentent un aspect tout différent. Ils sont inquiets, agités, anxieux; leur esprit ne se fixe pas, passant d'un objet à l'autre. Ils ont facilement trop chaud; ils se découvrent et font ouvrir les fenêtres. Ils ont le regard brillant, la peau souvent moite. Ils ont des diarrhées paroxystiques et les femmes, des menstruations profuses; leur pouls est rapide. En un mot, ils ont une série de symptômes qui les rapprochent des basedowiens. Dans

(1) Poncet, Opération du thyroïdo-éréthisme (*Lyon médical*, 1893, t. II, p. 238; 1896, 26 fév., p. 231.) — Ravé, *Thèse de Lyon*, 1894.

cette catégorie, il faudra user de l'extrait thyroïdien avec la plus extrême précaution; mais il sera préférable d'employer l'hémato-éthyroïdine ou l'hypophysine.

HYSTÉRIE

L'Hystérie est quelquefois associée à la Maladie de Basedow. Le cas de Beclère, dont nous avons déjà parlé, est particulièrement intéressant. Une myxœdémateuse, soumise au traitement thyroïdien, présente des phénomènes d'intoxication thérapeutique, accompagnés, en plus de signes de basedowisme, d'aphasie, paralysie du membre supérieur droit, hémianesthésie à limites circulaires, le tout ayant disparu subitement à la suite d'une électrisation suggestive.

Une intoxication thyroïdienne est donc capable de produire des symptômes hystériques.

Parhon et Marbé se sont même souvent demandé si ce n'est pas le trouble primitif de la fonction thyroïdienne qui crée cet état de labilité nerveuse et psychique qui constitue le meilleur terrain pour la culture de l'hystérie.

Mais il faut retenir que tout ce qui touche à l'hystérie au point de vue de sa pathogénie doit être sujet à caution en raison des phénomènes pithiatiques dont il importe toujours de tenir compte (Babinski).

Naamé propose d'attribuer l'hystérie à un réflexe généralement ovarien, inhibant les glandes parathyroïdes, lesquelles jouent un rôle frénateur et antitoxique; d'où rupture de l'équilibre thyro-parathyroïdien et crise nerveuse — due à une *hyperthyroïdie par insuffisance parathyroïdienne* — se terminant habituellement par des pleurs qui sont un indice d'hyperthyroïdie et par de l'accablement dû à un épuisement thyroïdien consécutif. D'après cette conception, le traitement des crises d'hystérie consiste à prescrire l'extrait parathyroïdien, de façon à créer un état d'hyperparathyroïdie, celle-ci permettant de résister au réflexe inhibitoire ovarien, mammaire ou testiculaire, à la suite de contrariétés, chagrins, etc. Et si la perte de connaissance se prolonge, il ne faut pas négliger d'user de l'extrait thyroïdien en injections sous-cutanées et faire inhaler du nitrite d'amyle, celui-ci congestionnant le cou et la face et activant peut-être le fonctionnement des glandes thyro-parathyroïdes (1).

Tout cela est bien compliqué et c'est pousser un peu loin l'enthousiasme pour la thyroïdothérapie !

Quoi qu'il en soit, il n'est pas invraisemblable que les diverses préparations thyroïdiennes puissent, en certaines circonstances, être données utilement dans l'hystérie.

TÉTANIE

Comme on le sait, la Tétanie est la règle chez les carnivores, à la suite de la thyroïdectomie totale, c'est-à-dire quand les parathyroïdes ont été extirpées en même temps que la thyroïde.

Les expériences de Mac Callum et de Vœgtlin démontrent que, lorsque la parathyroïdectomie est réellement complète, la tétanie ne fait jamais défaut même chez les herbivores; quand elle manque, cela tient à ce que, le nombre et la distribution des glandules étant assez variable, un peu de tissu parathyroïdien subsiste après une extirpation en apparence complète.

Les effets de l'expérimentation peuvent d'ailleurs être annihilés par une injection sous-cutanée ou intra-veineuse d'extrait parathyroïdien.

Chez l'homme, à la suite de la thyroïdectomie, des symptô-

(1) Pader, Rapports du goître exopht. et de l'hystérie (*Thèse de Paris*, 1899). — Parhon et Marbé, *loc. cit.* — Naamé, *Société de Thérapeutique*, 10 mai 1911; *Etudes d'Endocrinologie*, 1 vol. de 74 pages, chez Maloine.

mes de tétanie ont été souvent observés, surtout à l'époque où les chirurgiens pratiquaient l'ablation totale de la thyroïde. Billroth, par exemple, signale 10 cas de tétanie sur 68 extirpations totales ; Reverdin, 3 cas sur 17 ; Mickulicz, 4 cas sur 7.

L'apparition post-opératoire de ces phénomènes tétaniques fut attribuée d'abord à des causes plus ou moins hypothétiques; mais actuellement il est démontré que l'ablation des glandules parathyroïdes en est la seule et véritable cause, et par là s'expliquent les différentes conditions au milieu desquelles prend naissance et évolue la tétanie, consécutive aux thyroïdectomies. Si la thyroïdectomie totale est surtout en cause dans l'apparition de ces phénomènes morbides, c'est parce que le chirurgien enlève les parathyroïdes en même temps que le corps thyroïde. Si la thyroïdectomie partielle a été aussi quelquefois suivie d'accidents, c'est parce que cette opération, bien qu'incomplète, n'a pas ménagé les parathyroïdes. Si des thyroïdectomies totales en apparence sont restées sans produire de tétanie, c'est parce qu'en réalité des parathyroïdes ont été oubliées. Si la guérison survient après quelques accès, c'est parce que toutes les parathyroïdes n'ont pas été détruites, quelques-unes pouvant être assez éloignées du corps thyroïde. S'il y a des rémissions dans la marche des accidents, c'est que les parathyroïdes restantes se montrent par instants insuffisantes pour une cause ou pour une autre.

La *Tétanie spontanée*, tétanie-maladie, par suite de ses ressemblances avec la tétanie post-opératoire, a donc été rattachée à une insuffisance des parathyroïdes.

On admet que la tétanie dépend d'une auto-intoxication par des substances élaborées par l'organisme et provenant particulièrement du tube digestif, substances qui, à l'état normal, sont détruites par la sécrétion des parathyroïdes. Ce que sont ces substances, c'est qu'est la manière dont elles sont neutralisées ; voilà autant de problèmes à résoudre encore.

A côté de cette théorie antitoxique, on en a émis une autre d'après laquelle la tétanie est en rapport avec une insuffisance des sels de calcium dans la substance nerveuse (voir p. 149).

De même, en effet, que les injections d'extrait parathyroïdien, les injections de sels de calcium amènent la disparition des symptômes tétaniques et remettent l'animal dans un état en apparence normal. Les injections de sel de magnésium exercent une action analogue, tandis que celles de sodium et de potassium augmentent plutôt les symptômes tétaniques (Parhon et Urechie).

On peut donc concevoir le rôle des parathyroïdes et des sels de calcium dans leurs rapports avec la tétanie de la façon suivante : Ces sels exercent une influence sédative sur les cellules nerveuses, et, d'autre part, la sécrétion des glandes parathyroïdes règle en quelque sorte les échanges du calcium dans l'organisme. Il est possible qu'en l'absence de cette sécrétion il se forme des substances qui, en se combinant avec le calcium, soutirent celui-ci aux tissus et causent son élimination, alors que la sécrétion parathyroïdienne, empêchant la production de ces substances, arrête du même coup cette élimination et produit la rétention du calcium.

Quoi qu'il en soit, il est établi que, chez les animaux parathyroïdectomisés, il existe, durant la tétanie, une diminution appréciable de la teneur en calcium dans le sang et dans le tissu nerveux, et que le taux du calcium contenu dans les urines et dans les fèces est, par contre, exagérée (Parhon et Urechie).

Quest, analysant chimiquement le cerveau dans trois cas de tétanie, a trouvé une diminution du calcium, tandis que la teneur du sodium était augmentée. Ces analyses ont été faites en comparaison avec celles des cerveaux normaux d'autres enfants du même âge.

De son côté, la clinique a montré des relations très nettes entre certaines tétanies et l'état de la thyroïde et des parathyroïdes.

Par exemple, Meynett, Weiss ont constaté deux cas de tétanie chez des femmes enceintes, opérées auparavant de goître; Abt a vu une femme qui, à chaque grossesse, présentait une hypertrophie de la thyroïde et qui, pendant et après les onzième et douzième grossesses, eut des crises de tétanie; Bezy et de Bassal ont vu la tétanie chez trois enfants allaités par leurs mères atteintes d'un goître simple ou basedowien.

Dans quelques cas de tétanie chez les enfants, Erdhem et Yanase ont trouvé une altération hémorragique de parathyroïdes. Haberfeld a constaté que ces hémorragies provoquent une sorte d'hypoplasie des parathyroïdes (atrophie, cicatrices, dégénérescence amyloïde, etc.), et que, dans ces conditions, un agent d'infection (toxi-infection, gravidité, troubles intestinaux) peut provoquer l'éclosion de la tétanie.

Escherich pense que, chez les nouveau-nés, la tétanie peut être la conséquence d'une hémorragie survenue dans les parathyroïdes comprimées pendant l'accouchement.

L'opothérapie *thyroïdienne* a donné d'assez bons résultats à Jung, Breisach, Schulz, Levy-Dorn, Gottstein, Oppenheim, Lundborg, Romanow, Biedl, etc.; par contre, elle a été nulle ou nuisible entre les mains de Paul Carnot, Parhon, Alexander, Freund, Knopfelmacher, Kalschen, Mannaberg, Gottlieb.

Certains prétendent que si l'opothérapie thyroïdienne se montre parfois efficace, c'est que presque toujours les extraits de la glande thyroïde contiennent les éléments des parathyroïdes.

L'opothérapie *parathyroïdienne* semble avoir donné de meilleurs résultats (Marinesco, Vassale, Lowenthal, Wietrecht, Stœltzner, Sait, etc.). Mais parfois aussi l'insuccès a été complet (Rensbourg, Rey, Riesel, etc.). Il y a des cas de guérison obtenue par les greffes de parathyroïdes. Brown, ayant pratiqué sur une basedowienne la thyroïdectomie sans prendre la précaution de respecter les parathyroïdes, constata la production d'une tétanie grave que l'opothérapie parathyroïdienne faisait disparaître temporairement et qui disparut définitivement par la greffe parathyroïdienne.

La tétanie a été traitée aussi par les sels de calcium. Netter a obtenu très rapidement la guérison en administrant à des nouveau-nés, atteints de contraction des extrémités avec signes de Trousseau et de Chvostek-Weiss, des doses de calcium variant de 15 centigr. à 2 grammes par jour. Stone a guéri une jeune fille de 8 ans, atteinte de tétanie extrêmement grave, avec le lactate de calcium. L'emploi de ce sel a donné aussi de bons résultats à Shepherd.

J'ai observé le cas suivant :

Une petite fille, âgée de six ans, est prise régulièrement, tous les 3 ou 4 mois, depuis l'âge de 2 ans, de vomissements, accompagnés d'un grand état de dépression avec quelquefois du méningisme. Cet état alarmant dure de 8 à 15 jours et ressemble très nettement à une auto-intoxication d'origine gastro-intestinale. Pendant une de ces crises, il est survenu une tétanie violente. Potion de chlorure de calcium et pastilles de thyroïdine ; la crise de tétanie ne dura que 30 heures.

L'analogie clinique entre le *tétanos* et certaines formes de tétanie est assez frappante pour qu'on puisse se demander si les parathyroïdes ne réagissent pas à l'intoxication tétanique. L. Babonneix et P. Harvier ont examiné les glandules parathyroïdes chez trois malades morts de tétanos et ont trouvé des modifications cellulaires importantes, notamment une hypersécrétion colloïde très abondante à l'intérieur des cellules et dans les vésicules (1).

(1) Aot, le Corps thyroïde et la grossesse (*Thèse de Paris*, 1904). — Mac Callum et Voegtlin, *Semaine médicale*, 18 août 1909. — Parhon et

Il y aurait donc intérêt à essayer l'opothérapie parathyroïdienne dans le tétanos. Je me propose de le faire à la prochaine occasion.

Voici une observation où, au milieu de l'incohérence et de

Urechie, *Société de Biologie*, 11 avril 1908; *Semaine médicale*, 1907, p. 393. — Bezy, *XXIIIe Congrès internat. de médecine*, 1900.— Bassal, *Thèse de Toulouse*, 1901. — Haberfeld, *Société des médecins de Vienne*, 3 juin 1910 ; *Semaine médicale*, 8 juin 1910.— Escherich, *Wien. med. Wochens.*, 5 déc. 1908, et *Semaine médicale*, 1904, p. 112. — Harvier, Recherches sur la tétanie et les parathyroïdes (*Thèse de Paris*, 1909). — Babonneix et Harvier, *Société de Biologie*, 3 avril 1909. — Netter, *Société de biologie*, 9 mars 1907. — Stone, *Semaine médicale*, 1907, p. 143. — Parhon, Dumitresco et Nissipesco, Recherches sur la teneur en calcium des centres nerveux des animaux parathyroïdectomisés (*Soc. de Biol.*, 15 mai 1909). — Marinesco, Tétanie d'origine parathyroïdienne (*Semaine médicale*, 1905, p. 289). — Tétanie infantile et les Parathyroïdes (*Semaine médicale*, 1906, p. 592). — Brown, Tétanie et greffe parathyroïde (*Ann. of Surgery*, mars 1911, et *Semaine médicale*, 1911, p. 381). — Dupré, Tétanie, sclérodermie et maladie de Basedow (*Soc. méd. des hôpitaux*, 4 mai 1900). — Tétanie chez les nourrissons de basedowiennes (*Journal de méd. et de chirurgie pratiques*, 1901, p. 913).— Lamy, Tétanie, *in* Traité de médecine de Brouardel-Gilbert, vol. X. — Tétanie chez les nourrissons des basedowiennes (*Journal de chirurgie et de médecine pratiques*, 1901, p. 913). — Maladie de Basedow et Tétanie (*Médecine moderne*, 1896, p. 125). — Parhon, Un cas de tétanie de nature thyroïdienne (*Bull. de la Soc. des Sciences méd. de Bucarest*, 1904-1905). — Netter, Efficacité des sels de calcium dans la tétanie expérimentale (*Société de Biologie*, 22 novembre 1907). — Parhon et Urechie, Influence exercée par le chlorure de calcium et l'iodure de sodium sur les phénomènes convulsifs consécutifs à la thyro-parathyroïdectomie totale, ainsi que sur la survie des animaux ayant subi cette opération avec les injections de ces substances (*Comptes rendus de la Société de Biologie*, 1908, p. 622). — Parhon et Dumitresco, Nouvelles recherches sur la teneur en calcium du sang et des centres nerveux dans la tétanie expérimentale à la suite de la thyro-parathyroïdectomie (*XIXe Congrès des aliénistes et neurologistes*, tenu à Nantes en août 1909). — Sabbatani, Importance du calcium dans l'écorce cérébrale (*Rivista experimentale*, 1901). — Roncoroni, Augmentation de l'excitation corticale provoquée par la décalcification (*Arch. di psychiatria*, 1903 ; *Rivista experimentale di frenatria*, 1904). — Silvestri, *Gazeta degli ospedali*, 12 août 1906. — Parhon et Urechie, Recherches sur l'influence exercée par les sels de calcium et de sodium sur l'évolution de la tétanie expérimentale (*XIIe Congrès des médecins aliénistes et neurologistes*, tenu à Genève en août 1907.) — Francis Shepherd, *Annals of Surgery*, novembre 1912, et *Semaine médicale*, 1913, p. 221.

l'obscurité des phénomènes qui se sont déroulés, la tétanie et le goître peuvent être l'objet d'un rapprochement :

Une femme, âgée de 45 ans, ayant toujours été bien portante, présentant depuis quelque temps des troubles nerveux de la ménopause, est prise subitement d'une tétanie intense des quatre membres.

A ma première visite, je rattache cette manifestation inattendue à une auto-intoxication d'origine gastro-intestinale : il existe en effet une dilatation de l'estomac très nette. A une visite suivante, j'oriente le diagnostic du côté de l'hystérie, en raison de nouveaux troubles nerveux qui se sont produits. Après avoir persisté pendant 8 jours, la tétanie cesse dans les 4 membres pour être remplacée par une douleur extrêmement violente dans tout le membre inférieur gauche. Bientôt apparaissent des phénomènes d'obstruction de l'artère iliaque gauche : lividité, algidité, anesthésie avec algie, hypothermie générale, etc. Mort au bout de 24 heures. *Rien au cœur*. Rien dans les urines. Cette personne avait, depuis 25 ans, depuis sa première grossesse, un goître assez volumineux.

Il m'est impossible, pour ma part, d'ajouter aucun commentaire sur cette curieuse observation. Si je l'ai rapportée ici, c'est en raison de la coexistence de la tétanie et de l'hypertrophie thyroïdienne.

ÉPILEPSIE

L'Épilepsie est rattachée actuellement par un grand nombre de neurologistes à une intoxication ou à un trouble du métabolisme général ; aussi a-t-on recherché ses rapports possibles, dans certains cas, avec l'appareil thyroparathyroïdien.

L'association de l'épilepsie avec l'idiotie myxœdémateuse, le crétinisme et même la maladie de Basedow est un fait bien connu. Mais on a fait d'autres constatations. Beaucoup de goitreux ordinaires seraient épileptiques et des mères goitreuses donneraient naissance à des enfants épileptiques (Rapp, Jeandelize, Bézy et Bassal, Parhon et Golstein, Hertoghe, etc.). Claude et Schmiergeld (1), étudiant 17 cas d'épilepsie au point de vue de l'état des glandes a sécrétion interne, ont trouvé dans tous les cas des altérations du corps thyroïde; douze fois, sa structure était complètement bouleversée; on pouvait constater, à côté de régions étendues atteintes de sclérose atrophique, des zones limitées d'hypertrophie compensatrice.

Riedl pense que certaines formes d'épilepsie doivent dépendre d'une dégénérescence de la glande thyroïde, qui, de son côté, a une action nocive sur les centres corticaux et provoque ainsi des convulsions.

Parhon a examiné la thyroïde chez 12 épileptiques. Il a trouvé un poids moyen au-dessous de la normale, des modifications histologiques fréquentes, mais variables, et, ce qui est très intéressant, une teneur en iode le plus souvent élevée.

Il suffit donc que, chez un épileptique, un trouble de l'appareil thyro-parathyroïdien puisse être incriminé pour que la médication soit essayée. Thérapeutiquement, il ne s'agit pas d'unifier la pathogénie de l'Epilepsie, mais simplement d'en distraire les cas qui paraissent être sous la dépendance d'un trouble thyroïdien.

Sous l'influence du traitement thyroïdien, Mossé a vu les crises d'épilepsie disparaître momentanément chez une idiote goitreuse; Bastian, chez des goitreux ordinaires; Browning et Booklyn, chez 3 enfants, l'un rachitique, l'autre un peu myxœdémateux, le troisième fils d'une rachitique goitreuse; Cerf, chez deux enfants arriérés; Levi et Rothschild, chez un enfant atteint de myxœdème fruste.

Pioche a traité ainsi 17 épileptiques; il a vu quelquefois le

(1) *XVIIIe Congrès des aliénistes et neurologistes*, 3-10 août 1908; *Bull. médical*, 1908, p. 720.

nombre des attaques diminuer. Voisin, Clarke, Bourneville ont obtenu des effets négatifs.

Par contre, l'opothérapie thyroïdienne peut provoquer des crises épileptiformes, ainsi que le rapporte Henri chez une femme qui avait pris par erreur une dose énorme de corps thyroïde.

Sicard préconise la cure bromo-thyroïdienne. Dans ce cas, l'association de la thyroïdine au bromure est employée non pour combattre la diathèse épileptique, mais elle est uniquement dirigée contre la dépression et l'apathie engendrées par le bromure. On a reconnu en effet — et le Dr Claude en particulier — que l'administration d'extraits thyroïdien, ovarien, hypophysaire fait plus facilement tolérer le traitement bromuré (1).

(1) Jeandélize, *loc. cit.* — Bezy, A propos des nourrices goîtreuses (*XIIIe Congrès interne de Médecine*, 1900). — Bastian, Epilepsie thyroïdienne (*Revue de Neurologie*, 1903). — Browning et Booklyn, *Journ. of nervous and mental diseases*, 1902, p. 160. — Cerf, *Anjou médical*, 1902, p. 160. — Pioche, *Thèse de Paris*, 1903. — Clarke, Médication thyroïdienne dans les troubles mentaux (*Americ. Journ. of insanity*, 1895; *Arch. de neurol.*, 1896). — Munaron, *Il Policlinico*, 1905. — Waldmann, Epilepsie et médication thyroïdienne (*Thèse de Paris*, 1908). — Raymond, Myxœdème et crises d'épilepsie (*Journal des Praticiens*, 1907, p. 262). — Claude, Hôpital de la Salpêtrière (*J. des Praticiens*, 25 mars 1911, p. 183). — Naamé, Opothérapie thyro-parathyroïdienne dans l'Epilepsie (*Soc. de Thérap.*, 24 mai 1911). — Sicard, Cure bromo-thyroïdienne de l'Epilepsie essentielle (*Journal de Méd. de Paris*, 1911, p. 704). — Parathyroïdine dans le traitement de l'épilepsie, de l'éclampsie et de la tétanie (*Bulletin médical*, 1905, p. 473). — Toulouse et Marchant, De la Thérapeutique ovarienne chez les épileptiques (*Revue de Psychiâtrie*, 1899, p. 80). — Parhon et Urechie, Influence de la menstruation sur les crises d'épilepsie (*Société roumaine de Neurol. et de Psychiatrie*, fév. 1908). — Parhon, Dumitresco et Mlle Nicolau, Recherches anatomiques, histologiques et chimiques sur le corps thyroïde dans l'épilepsie (*Revue neurol.*, nos 17, 30 août 1912). — Zala, Glande thyroïde et hypophyse dans quelques maladies nerveuses (*l'Encéphale*, 10 oct. 1909). — Parhon et Golstein, Etat psychasthénique survenu chez une jeune fille épileptique à la suite du traitement thyroïdien (*Revue neurologique*, no 1, 1908). — Claude et Schmiergeld, les Glandes à sécrétions internes chez les épileptiques (*l'Encéphale*, 1909, no 1). — Russel, *Revue neurol.*, 1905, p. 339. — Corps thyroïde et Epilepsie (*Bulletin médical*, 1903, p. 493). — Claude, l'Opothérapie uni ou pluriglandulaire comme adjuvant du traitement bromuré dans l'épilepsie (*la Clinique*, 26 avril 1912).

Nous avons vu précédemment que, dans la physiologie de l'appareil thyro-parathyroïdien, les glandes parathyroïdes paraissent être plus spécialement proposées au bon fonctionnement des centres nerveux. L'opothérapie parathyroïdienne devait donc, par conséquent, trouver son application dans le traitement de l'Epilepsie.

Vassale a essayé sa parathyroïdine dans 3 cas graves d'épilepsie. Le résultat fut nul dans le premier cas ; il y eut diminution des crises convulsives et des troubles psychiques dans les deux autres.

Munaron a obtenu des améliorations plus ou moins marquées chez plusieurs épileptiques soumis au même traitement. Naamé aurait obtenu des résultats merveilleux.

Parhon et Golstein n'ont eu aucun effet.

Quel rapport peut-on établir entre un trouble fonctionnel de l'appareil thyro-parathyroïdien et l'apparition de l'Epilepsie?

A propos des fonctions des parathyroïdes nous avons signalé l'importance des ions métalliques en biologie et l'antagonisme existant entre l'ion calcium et l'ion sodium, le premier étant sédatif et le second stimulant des systèmes nerveux et musculaire.

Dans l'Epilepsie, dont les centres nerveux présentent une irritabilité exagérée, la crise éclatera dès que l'équilibre entre le Na et le Ca sera rompu au détriment de ce dernier.

Or, nous avons expliqué que l'appareil thyro-parathyroïdien est préposé au métabolisme du calcium, et qu'un fonctionnement défectueux de cet appareil entraîne la désintégration des éléments calciques. Cette fuite du calcium détermine donc une augmentation relative du sodium; l'équilibre entre les deux éléments est rompu, les centres nerveux moteurs se trouvent excités et la crise éclate.

Cette influence modératrice du calcium sur l'écorce cérébrale a été démontrée d'une façon très nette chez des épileptiques, par Cagliari, Sabbatani, Roncoroni et Regoli, qui ont conseillé et employé avec succès les sels de calcium dans le traitement de l'Epilepsie.

Cette action antagoniste, sur les centres nerveux, du calcium et du sodium explique à la fois les bons effets de la déchloruration dans le régime de l'épileptique, en diminuant l'apport du sodium, et ceux du régime lacté par la grande teneur du lait en sels de chaux. J'ajouterai que le bromure du calcium devrait être préféré aux autres bromures dans le traitement de l'Epilepsie (1).

On peut se demander, avec Parhon et Urechie, si l'exagération du nombre des crises pendant les règles, chez la plupart des femmes épileptiques, ne serait pas due à ce que, pendant ce temps et sous l'influence de la sécrétion interne des ovaires, l'organisme perdrait une plus grande quantité de calcium (2).

Claude et Schmiergeld (3) ont noté des altérations de l'*hypophyse* chez un certain nombre d'épileptiques. Ils ont donc administré de l'extrait hypophysaire à des sujets atteints d'épilepsie, mais avec des résultats insignifiants. D'autres essais ont également échoué (Mairet et Bosc).

Voici quelques observations personnelles qui ont peut-être quelque intérêt :

I. — Jeune fille âgée de 19 ans. Grande belle fille, bien constituée. Règles ayant fait leur apparition à 13 ans, en même

(1) Sabbatani, *Rivista sperim. de frenatria*, 1901. — Roncoroni, *Arch. di psichiatria*, 1903. — Andinino et Bonelli, Trait. de l'Epilepsie par le Ca (*Semaine médicale*, 1902, 311). — Nissipesco, Contribution à l'étude de l'Epilepsie (*Thèse de Bucarest*, 1908).

(2) Parhon et Urechie, Influence de la menstruation sur la fréquence des accès épileptiques (*Société roumaine de neurol. et de psychiatrie*, 1908, fév.)

(3) Claude et Schmierfeld, Etat de l'hypophyse, des surrénales et des ovaires dans l'épilepsie (*Société de Biologie*, 21 juill. 1908).

temps que le lobe gauche thyroïdien s'hypertrophiait d'une façon très prononcée.

A 16 ans, apparaissent des crises épileptiques franches, revenant régulièrement à l'époque des règles, et seulement à cette époque.

Il y a deux ans, je prescrivis le traitement thyroïdien qui, paraît-il, fut suivi assez régulièrement. Les crises d'épilepsie diminuent de plus en plus, et, au bout d'un an, elles disparaissent complètement en même temps qu'il y a suppression totale des règles.

Six mois environ après cette cessation des règles et des crises d'épilepsie, en mars 1911, elle se présente à moi avec tous les symptômes de la maladie de Basedow la mieux caractérisée. Tachycardie, 150 pulsations; exophtalmie; corps thyroïde très hypertrophié à gauche; tremblement; dyspnée; réflexes rotuliens exagérés; pas de sucre. Excitation psychique considérable alternant avec des périodes de mélancolie profonde et tendances au suicide; symptômes d'anémie très prononcée; aménorrhée.

Je prescris alors l'hémato-éthyroïdine associée à l'ocréine. Deux mois après, la malade est considérablement améliorée. Les crises d'épilepsie n'ont pas reparu ; les règles non plus; les symptômes de Basedow se sont notablement atténués et l'éréthisme psychique a tout à fait disparu.

II. — Une jeune fille âgée de 20 ans est atteinte, depuis cinq ans, de crises d'épilepsie très fréquentes. Pas d'hérédité.

Depuis l'âge de 12 ans, elle présente un goître parenchymateux portant sur les deux lobes. Elle est intelligente, bien développée physiquement. Règles régulières.

Depuis deux mois, les crises d'épilepsie se produisaient tous les 2 ou 3 jours, quand elle vint me consulter.

J'ajoutais la thyroïdine au traitement bromuré prescrit par

un confrère. Suivi pendant six semaines, ce traitement a paru diminuer les crises, qui ne sont revenues que deux fois pendant ce temps.

La malade a été perdue de vue.

III. — Jeune fille de 23 ans. Arriération très prononcée. Faible d'esprit.

Glande thyroïde très hypertrophiée.

Bien réglée. Elle est atteinte, depuis l'âge de 15 ans, de crises d'épilepsie qui se renouvellent très souvent. Pendant le premier mois de son séjour à l'hôpital, je constate que ces crises se sont produites 4 fois.

Elle est soumise au traitement thyroïdien pendant les quatre mois suivants qu'a duré son séjour à l'hôpital; les crises d'épilepsie n'ont pas reparu pendant ce temps.

IV. — A une petite fille âgée de 4 ans, atteinte d'idiotie, mais ne présentant aucun des symptômes du myxœdème et n'ayant pas eu encore des crises d'épilepsie, j'avais prescrit pendant cinq mois consécutifs de 3 à 5 centigr. d'iodothyrine par jour. On cessa le traitement et, au bout de deux mois, survinrent des crises épileptiques très fréquentes. Le traitement thyroïdien fut repris sous forme de liquide thyroïdien et, pendant 4 mois, les crises ne reparurent pas. Le traitement fut cessé à nouveau; six mois après, survint brusquement une série de crises subintrantes auxquelles la petite malade succomba en deux jours.

V. — Mlle Bout...., âgée de 15 ans, très arriérée, présentant de nombreux signes d'hypothyroïdie, presque myxœdémateuse; réglée d'une façon profuse depuis un an. Elle est prise de crises d'épilepsie, cinq fois du 15 septembre au 15 octobre. Le traitement thyroïdien, commencé à cette dernière date, est continué jusqu'à la fin de décembre. — Six mois après la cessation du traitement, les crises n'avaient pas reparu. Depuis, la malade a été perdue de vue.

ÉCLAMPSIE

L'Eclampsie — cela est aujourd'hui établi — est la manifestation d'une intoxication. Les convulsions éclamptiques sont l'expression d'une imprégnation spéciale du système nerveux par des poisons encore indéterminés. On n'est pas exactement fixé sur la nature et l'origine de cette intoxication. Il y a très certainement des éclampsies par insuffisance des organes d'élimination ou de dépuration. L'insuffisance rénale, primitive ou secondaire, a été considérée, jusque dans ces dernières années, comme occupant la plus large place; mais on sait qu'il y aussi des éclampsies par insuffisance hépatique (Pinard et Bouffé de Saint-Blaise), et on peut supposer très vraisemblablement qu'il y a également des éclampsies résidant dans une auto-intoxication par troubles sécrétoires des glandes endocrines (thyroïde et capsules surrénales) et qu'on peut rapprocher par leur mécanisme des éclampsies d'origine rénale ou hépatique (1).

Nous avons déjà parlé des très curieuses expériences de Lange et de Verstraeten Vanderlinden (p. 112) sur le rôle du Corps thyroïde pendant la grossesse; ces expériences projettent un jour nouveau sur l'origine jusque-là méconnue de certaines éclampsies.

Lange (2) examinant 133 femmes enceintes, dans les douze dernières semaines de la grossesse, constate une hypertrophie thyroïdienne chez 108 d'entre elles; 3 fois cette hypertrophie est douteuse, 22 fois elle est manifestement absente. Or, presque

(1) Bouffé de Saint-Blaise, les Auto-intoxications de la grossesse (*Actualités medicales*), 1899.

(2) Lange, *Zeitsch. fur Gebuert. und Gynaekol.*, 1895, XL, p. 34.

toutes les femmes chez qui s'observait cette absence de l'hypertrophie thyroïdienne étaient albuminuriques : 16 d'entre elles eurent non seulement de l'albuminurie, mais encore de la cylindrurie ; 6 présentèrent des crises éclamptiques. Par contre sur les 108 femmes qui avaient de l'hypertrophie thyroïdienne physiologique, deux seulement furent albuminuriques, et encore faut-il remarquer qu'elles étaient atteintes de néphrite antérieurement à leur grossesse. Ces faits montrent nettement le rôle de l'insuffisance thyroïdienne dans la pathogénie de certaines albuminuries graves.

En effet, de ces observations de Lange on peut tirer les conclusions suivantes :

L'hypertrophie de la thyroïde, qui survient le plus habituellement du 5e au 6e mois de la grossesse et qui régresse par l'ingestion de petites doses de thyroïdine, est l'indice d'un hyperfonctionnement glandulaire nécessaire à la bonne marche de la grossesse. Quand cette hypersécrétion bienfaisante fait défaut, il se produirait une auto-intoxication se manifestant par des crises éclamptiques.

A ce compte, les femmes myxœdémateuses qui deviennent enceintes — chose rare du reste — seraient plus exposées à l'éclampsie. Frühensolsz et Jeandelize (1) ont en effet observé une femme atteinte de myxœdème fruste congénital qui accoucha avant terme et présenta des crises d'éclampsie.

Nicholson, en vue de soumettre à la sanction thérapeutique les recherches de Lange, a traité par l'extrait thyroïdien une de ses malades, multipare, éclamptique au cours d'une grossesse ; cette malade guérit et continua sa grossesse dans des conditions normales.

Starmer donne à toutes les femmes éclamptiques 0,60 centigr. d'extrait thyroïdien, au moment de leur entrée à l'hôpi-

(1) Frühinsolsz et Jeandelize, Insuffisance des organes thyro-parathyroïdiens et éclampsie (*Presse médicale*, 25 octobre 1902).

tal, puis 30 centigr. de quatre en quatre heures. Avec ce traitement, la mortalité des éclamptiques est tombée à 12 pour 100 dans son service.

Hergott, Gomot, Valerio, Baldowski ont eu également de bons résultats.

Dans ces dernières années, j'ai l'habitude d'adjoindre le traitement thyroïdien au traitement ordinaire de l'éclampsie : saignée, lavements de chloral bromuré, inhalations de chloroforme. Je donne l'iodothyrine par doses de 10 centigr. répétées 2 ou 3 fois par jour. J'ai traité ainsi six éclamptiques. Cinq ont guéri : la sixième, qui a succombé, avait, à ma première visite, une température de 41°3. Dans ces six observations, quelle part convient-il de faire au traitement ordinaire et à la thyroïdothérapie ? Ou est-ce simplement une heureuse série ?

Si on se reporte à ce qui a été dit (p. 132) sur les rapports qui ont été établis entre l'insuffisance parathyroïdienne et l'apparition de l'albumine dans l'urine (Massaglia, Coronedi), on comprend qu'il puisse exister une éclampsie parathyréoprive. On rattache en effet plus volontiers l'éclampsie à une insuffisance parathyroïdienne plutôt qu'à une insuffisance thyroïdienne. L'éclampsie gravidique ressemble beaucoup aux phénomènes convulsifs des femelles pleines dont on a provoqué une insuffisance parathyroïdienne partielle.

Vassale administra sa parathyroïdine à une éclamptique. L'effet fut surprenant : les crises cessèrent dès la 1re dose. La malade continua à prendre la parathyroïdine pendant les jours suivants et accoucha d'un enfant de 7 mois et demi, mort depuis peu. Mais on doit se demander si la cessation des crises n'a pas été plutôt déterminée par la mort du fœtus.

Son élève, Zanfrognini, a traité de même quatre cas d'éclampsie et a obtenu la disparition des crises convulsives.

Antecki et Zakrzewski (de Varsovie) ont obtenu un succès avec l'extrait d'hypophyse (1).

(1) Nicolson, *The Scottisch med. and surgic Journ.* (mars 1903). — Stammer, *Société obstet. hongroise* (*Presse médicale*, 1904). — Hergott, Hypothyroïdie et parturition (*IXe session Soc. obst. de France*, 1902). — Gomot, *Annales med. chirurg. du Centre*, 1905. — Valerio, *Gaz. degli Osped.*, 1904. — Baldowski, *Vratschebnaja Gazeta*, 1904, p. 31, et *Bal. med.*, 1904, p. 78. — Abt, Thyroïde et grossesse (*Thèse de Paris*, 1904). — Lange, *Zeitsch. f. Geb. Gen.*, 1899, xl, p. 34. — Fothergill, *Med. Chronicle*, mars 1903. — Cerf, *Ann. méd. chirurg. du Centre*, 19 juin 1904. — A Linn, Albuminurie gravidique et traitement thyroïdien (*Soc. obst. d'Edimbourg*, 1899). — Stürner, *Soc. of. London*, vol. XII. — Massini, Eclampsie gravidique d'origine thyroïdienne (Thèse d'agrégation de Buenos-Ayres, in *Arch. gén. de Médecine*, juillet 1908). — Thyroïdothérapie dans l'Eclampsie (*Sem. médicale*, 1902 p. 176). — Vassale, *Arch. ital de Biol.*, 1905, vol. XVIII, fasc. 2. — Antecki, Ext. hypophysaire dans l'Eclampsie (*Sem. médic.*, 1912, p. 331). — Zanfrognini, la Parathyroïdina vel trattamento dell Eclampsia puerperale (*Clinica Ostitrica*, 1905, fas. IX). — Louis Morel, les Parathyroïdes et la fonction maternelle (*la Gynécologie*, 1912).

CHAPITRE IX

THYROIDOTHÉRAPIE INDIRECTE (*suite*)

TROUBLES DU SYSTÈME NERVEUX (*suite*)

SOMMAIRE. — Paralysie agitante. — Ses rapports : 1° avec la thyroïde ; 2° avec les parathyroïdes ; 3° avec l'hypophyse. — Opothérapies thyroïdienne parathyroïdienne, hypophysaire de la Paralysie agitante. — Myasthénie ou syndrome d'Erb. — Myopathie progressive.

PARALYSIE AGITANTE (1)

En suite de recherches que j'ai commencées depuis 1888 sur la paralysie agitante (2), j'ai été amené à essayer les traitements opothérapiques dans cette maladie.

Tout d'abord, j'ai pratiqué des injections de suc musculaire, et les résultats furent absolument nuls.

Je soupçonnais ensuite qu'en raison de l'impossibilité de trouver des lésions satisfaisantes dans le système nerveux, il pouvait exister pour cette affection un trouble du chimisme endocrinique, analogue à celui qui existe pour le goître exophtalmique ou le myxœdème.

En 1902, dans la 1re édition de ce livre, je publiais donc les observations suivantes :

(1) Cet article est tiré en grande partie de la thèse du Dr Jean GAUTHIER : *Recherches sur l'étiologie et la pathogénie de la Paralysie agitante* (Thèse de Lyon, 1912-1913, n° 71).

(2) G. GAUTHIER (de Charolles), Considérations sur la maladie de Parkinson (*Lyon médical*, 26 août et 2 septembre 1888) ; — Nouvelles considérations sur la maladie de Parkinson (*Lyon médical*, 20 et 26 octobre 1893).

I. — Femme, âgée de 53 ans, très laborieuse, assez nerveuse, mais sans antécédents familiaux bien notables. A longtemps vécu dans un logement humide. Donne pour cause à sa maladie une chute sur le côté droit. Malade depuis cinq ans. Raideur très marquée ; douleurs rhumatoïdes intenses. Le tremblement est plus fort à droite. Rétropulsion très pénible dans la marche. Urines irrégulières comme quantité ; sucre de 25 à 30 grammes par litre. Insomnie causée par la chaleur cutanée subjective. Abolition des réflexes patellaires.

Deux cuillères à bouche d'extrait thyroïdien par jour, pendant un mois. On ne constate aucun changement dans l'état de la malade, si ce n'est que la quantité du sucre a augmenté dans les urines.

Après 15 jours de répit, le traitement est repris pendant trois semaines. La malade déclare beaucoup moins souffrir de ses douleurs rhumatoïdes ; elle paraît aussi être moins rigide et le mouvement de rétropulsion a notablement diminué. Le mieux ne s'est pas maintenu après la cessation du traitement.

II. — Chez un homme, atteint de paralysie agitante depuis deux ans seulement, le début de la maladie étant relativement de date récente, on pouvait espérer que le traitement thyroïdien aurait peut-être plus de chance de réussite ; mais ce traitement fut mal supporté. Le malade était encore plus agité et ne pouvait rester en place ; l'insomnie devint totale.

La dose de deux cuillères à bouche d'extrait dut être réduite à trois cuillères à café. A cette faible dose on put noter pendant quelque temps une diminution des douleurs et de la raideur musculaire ; mais ce résultat fut fugitif et la maladie ne tarda pas à progresser ; la rigidité surtout devint excessive.

III. — Une demoiselle, âgée de 50 ans, ayant commencé à trembler et à devenir raide, il y a dix ans, est arrivée actuellement à la cachexie parkinsonienne complète. Elle déclare être soulagée de ses douleurs et être plus libre de ses mouvements, chaque fois qu'elle prend de la thyroïdine, pendant quelques jours consécutifs. Ce n'est pas le fait d'une suggestion; car, la thyroïdine ayant été remplacée dans les cachets par une poudre inerte, la malade a déclaré n'être pas soulagée.

Depuis, j'ai fait l'opothérapie thyroïdienne a plusieurs autres parkensoniens avec des résultats peu marqués. Dans un cas cependant j'ai obtenu un succès relatif qui mérite d'être indiqué.

Un homme, âgé de 57 ans, ressent pendant 4 ou 5 mois dans le bras droit des douleurs violentes qui sont prises pour une névralgie du plexus brachial. Puis on voit se dessiner nettement les signes de la paralysie agitante, avec persistance de ces douleurs dans différentes régions. Ces douleurs, qui ne sont pas habituelles à ce degré de violence dans la maladie, empêchaient tout sommeil et obligeaient le malade à marcher sans cesse. Les préparations thyroïdiennes avaient seules le pouvoir de calmer ses douleurs. La maladie a continué à évoluer jusqu'à la période cachectique; mais la thyroïdine n'a jamais cessé d'être le seul remède calmant les douleurs.

Il semble donc bien que j'ai été le *premier* à pressentir le rôle des glandes endocrines dans la paralysie agitante.

Depuis, l'attention des observateurs s'est portée d'une façon suivie sur les rapports qui paraissent exister entre le syndrome de Parkinson et des lésions possibles de l'appareil thyro-parathyroïdien. Il ne se pratique plus aucune autopsie de paralytique agitant, sans que les glandes endocrines, et en particulier la thyroïde et les parathyroïdes, ne soient très scrupuleusement examinées.

Dans cet ordre de recherches, on a montré ce qu'il y a de commun entre la maladie de Parkinson et 1° la thyroïde, 2° les parathyroïdes, 3° l'hypophyse.

1° Thyroïde. — La Maladie de Parkinson et la Maladie de Basedow ont de nombreux traits de ressemblance. Potain appelait la première « la névrose de la peur figée » et la deuxième « la névrose de la colère figée ». Beaucoup de symptômes sont communs aux deux maladies : le tremblement, la sensation subjective de chaleur et les transudations abondantes, l'insomnie, l'accélération du pouls et l'hypotension artérielle.

Dans la maladie de Basedow, comme dans la maladie de Parkinson, on a constaté souvent, alors que le système nerveux paraissait intact, de la dégénérescence de la fibre musculaire, de la lipomatose interstitielle. (Voir p. 98.)

La coexistence du syndrome parkinsonien avec le syndrome basedowien a été signalée par Mœbius. Parhon et Cobilovici (1) l'ont constatée également dans deux cas : dans l'un, le syndrome basedowien était en régression, quand apparut le syndrome de Parkinson ; dans l'autre cas, il s'agissait d'une femme atteinte d'une paralysie agitante et présentant nettement tous les symptômes de Basedow.

Le myxœdème se voit aussi associé à la paralysie agitante. Mœbius (2), ayant observé un de ces cas d'association, en conclut que les deux syndromes pourraient bien connaître une cause commune.

Luzzato (3) a publié des observations intéressantes de cette coexistence. Un de ces malades fut soumis à la thyroïdothérapie. Celle-ci ayant échoué contre les symptômes du myxœdème, alors qu'elle réussit habituellement contre le myxœdème ordinaire isolé, l'auteur conclut que cet insuccès semble prouver que les deux affections, ainsi associées, ont une seule et même origine.

(1) PARHON, Sur les rapports du syndrome de Parkinson avec les altérations des glandes endocrines (*XXe Congrès des médecins aliénistes et neurologistes*, Bruxelles, Liège, août 1910).

(2) MŒBIUS, Kombinaison von Morbus Basedowi und Paralysis agitans (*Memorabilien*, fas. 3, 1883).

(3) LUZZATO, *Rivista veneta di science med.*, 15 janvier 1890.

Lundborg (1) rapporte l'observation d'une malade chez laquelle étaient réunis à l'attitude et au tremblement parkinsoniens des signes de myxœdème (épaississement de la peau de la face, œdème des paupières et des membres inférieurs). A l'autopsie, il trouva une atrophie et une dégénérescence du corps thyroïde. Il estime qu'il y a là plus qu'une coïncidence : les deux affections sont liées étiologiquement l'une à l'autre; le myxœdème est l'affection initiale; les symptômes parkinsosiens lui sont secondaires et relèvent, comme lui, de l'insuffisance thyroïdienne. En outre, chez deux autres malades, Lundborg a essayé le traitement opothérapique; les résultats, peu nets dans un cas, furent plutôt défavorables dans l'autre.

Frenkel (2) a décrit chez les parkinsoniens un état spécial de la peau qui n'est pas sans intérêt.

Ces altérations sont constantes à une période avancée et manquent rarement aux stades précoces. La lésion consiste dans un épaississement de la peau et dans ses adhérences avec le tissu cellulaire sous-cutané. Ces lésions peuvent exister dans de larges étendues de la peau, aux extrémités, au dos, au visage et surtout au front. L'épaississement n'est pas égal partout, et peut être plus prononcé en certains points. Il semble qu'il y ait rétraction du tissu cellulaire sous-cutané, sans lésions épidermiques. Souvent il y a augmentation des glandes sébacées : d'où quelquefois séborrhée. Ces lésions peuvent expliquer certaines paresthésies, les douleurs, les sensations de brûlure, les troubles vaso-moteurs. Elles tendraient, dit Frenkel, à faire admettre une origine analogue à celle de la maladie de Basedow et du myxœdème.

Alquier (3) a retrouvé ces modifications de la peau signa-

(1) Lundborg, *Deuts. Zeits. f. Nervenheilk.*, 1901, t. XIX, p. 208, et 1904, t. XXVII, p. 217.

(2) Frenkel, *ibidem*, 1899, p. 423.

(3) Alquier, Recherches anatomo-pathologiques sur la maladie de Parkinson (*Thèse de Paris*, 1903).

lées par Frenkel. Il en rapproche certains œdèmes, notés par divers auteurs, que n'explique aucune lésion cardiaque ou rénale (observations de Clavaleira, de Saint-Léger, Lecorché, Talamon, Vincent, Lamarche, Souques).

Ces altérations cutanées sont intéressantes parce qu'elles sont fréquentes et qu'elles ne sont pas sans analogie avec l'infiltration des téguments qu'on observe dans le myxœdème et avec la rétraction du tissu conjonctif sous-cutané qui se voit dans la sclérodermie.

En effet, la sclérodermie, qui, comme nous le verrons, est souvent tributaire de lésions du corps thyroïde et qui est fréquemment améliorée par l'opothérapie thyroïdienne, a été vue aussi associée au syndrome de Parkinson (observations de Luzzato, Panegrossi, Palmieri, Frenkel, Lundborg, Dehu et Barthélemy) (1).

Des constatations anatomo-pathologiques confirment encore ces rapports entre la paralysie agitante et des lésions du corps thyroïde.

Castelvi (2) a constaté dans deux autopsies de parkinsoniens des altérations de la glande thyroïde : kystes multiples dans l'une, sclérose dans l'autre. Il a vu le traitement thyroïdien améliorer notablement certains symptômes de la maladie et il pense que la paralysie agitante est due à une intoxication par une sécrétion adultérée de la thyroïde.

Parhon et Golstein (3) ont noté des lésions de la thyroïde dans 3 cas de syndrome de Parkinson. Dans un de ces cas, le

(1) Luzzato, *Il Morgagni*, nº 12, 1894 ; — Frenkel, *Die Veranderungen der haut bei paralysis agitans*, 1899, vol. XIV. — Dehu et Barthélemy, Sclérodermie, myxœdème ou paralysie agitante ? (*Société française de Syphil. et de Dermatol.*, juin 1899, et *Presse Médicale*, 1899, p. 236).

(2) Castelvi, El tiroïdes et las paralysis agitans (*Rivista di med. y cir. prat.*, Madrid, 1903).

(3) Parhon et Golstein, les Sécrétions internes. 1909, p. 518.

corps thyroïde était volumineux et les follicules dilatés contenaient une grande quantité de matière colloïde. Dans les deux autres cas, le corps thyroïde présentait des altérations scléreuses et la plupart des follicules contenaient du colloïde hématoxylinophile, ce qui, pour ces auteurs, indique un état pathologique. La coloration au scharlach ou à l'acide osmique montra en outre une grande quantité de graisse dans les cellules folliculaires.

Dans un travail publié ultérieurement, ces mêmes auteurs rapportent deux autres cas de paralysie agitante où des lésions analogues aux précédentes furent trouvées dans la thyroïde.

Parhon, Dumitresco et Nissipeco (1) ont dosé l'iode et le phosphore de la thyroïde dans deux cas de paralysie agitante et ont constaté que ces corps s'y trouvaient dans les limites normales.

Riedel (2), examinant la thyroïde d'un parkinsonien, a noté la grandeur inaccoutumée des follicules avec augmentation correspondante du colloïde, lequel paraissait en outre modifié, dégénéré et décomposé en petites granulations.

Roussy et Clunet ont vu un goitre dans 4 cas de maladie de Parkinson. Ce goitre, peu volumineux, était néanmoins très nettement appréciable. Au point de vue histologique, il s'agissait, dans ces quatre cas, d'un goitre à type d'adénome fœtal, prenant, en certains points, l'aspect d'adénome folliculaire myxoïde. Pour ces auteurs, ces lésions n'auraient vraisemblablement aucun rapport avec le syndrome de Parkinson ; on les retrouverait souvent dans la thyroïde des vieillards.

Dans un cas de R. Marie, rapporté dans la thèse de Caste-

(1) Parhon, Dumitresco et Nissipeco, Sur la teneur en iode et en phosphore de la thyroïde dans deux cas de maladie de Parkinson (*Revue de Neurologie*, 5 juin 1909).

(2) Riedel, la Thyroïde et sa sécrétion (*Arch. Basileiros de med.*, 1912).

ran (1), le corps thyroïde examiné histologiquement était normal.

2° Parathyroïdes. — Les parathyroïdes ont été également étudiées dans leurs rapports avec la genèse de la paralysie agitante. Cette théorie parathyroïdienne est plus en faveur que la théorie thyroïdienne auprès des partisans des idées humorales dans cette question de pathogénie.

Mœbius (2) semble avoir pressenti le rôle des glandules parathyroïdes dans la maladie de Parkinson. « Si, dit-il, les parathyroïdes s'atrophient avec l'âge chez certains sujets, cette atrophie pourrait bien produire la paralysie agitante, comme l'atrophie du corps thyroïde produit le myxœdème. Cette hypothèse me paraît plus raisonnable que ces recherches continuelles et stériles dans la moelle, à l'effet de savoir s'il n'y a pas, ici ou là, un petit point de sclérose ou même quelques capillaires détériorés. »

Mais c'est Lundborg (3), qui a le premier nettement affirmé cette origine parathyroïdienne. A son avis, la paralysie agitante est probablement une *hypoparathyroïdie progressive chronique*, et il oppose cette maladie à la Myasthénie qui relèverait, au contraire, d'une sécrétion parathyroïdienne à la fois exagérée et viciée. Lundborg est arrivé à cette hypothèse, après avoir observé une famille de paysans suédois dans laquelle il existait 18 cas de myoclonie et 5 cas de paralysie agitante. Il pensa que la myoclonie, pouvant être en rapport avec une insuffisance parathyroïdienne, car elle rappelle les contractions constatées chez les animaux thyro-parathyroïdecto-

(1) CASTERAN, Pathogénie de la Paralysie agitante (*Thèse de Paris*, 1908, p. 55).

(2) MŒBIUS, *Neurologische Beiträge*, Vermischte Aufsatze, 5 Haft. S. 19.

(3) LUNDBORG, Spielen die glandulae parathyroïdae eine rolle in die menschliche Pathologie (*Deuts. Zeits. fur Nervenheilk.*, 1904).

misés, il devait en être de même des cas de paralysie agitante.

Dans un tableau schématique qu'il a construit sur l'appareil thyro-parathyroïdien, il dispose comme suit le syndrome parkinsonien en tête d'autres syndromes toni-musculaires (tétanie, myoclonie, épilepsie, myotonie et myasthénie) :

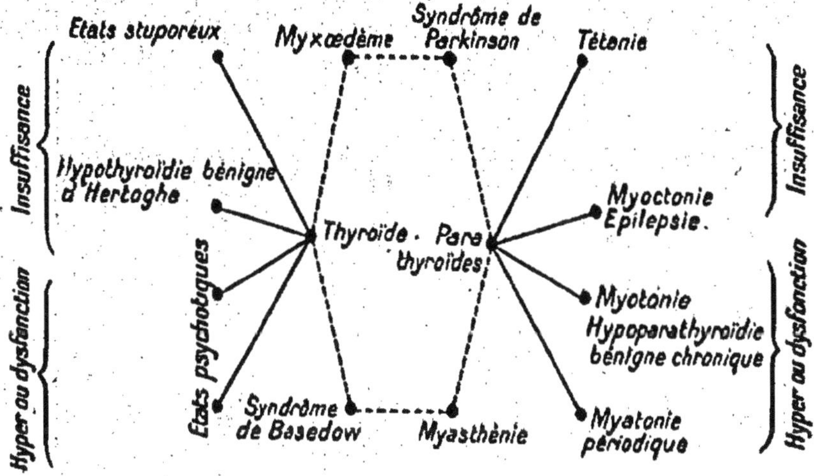

Schéma de Lundborg.

Thompson (de Boston) (1), qui a étudié 9 cas de maladie de Parkinson à ce point de vue, avec autopsies et examens histologiques, rejette cette hypothèse de Lundborg et affirme qu'il n'y a aucune raison d'admettre un trouble fonctionnel et une lésion des parathyroïdes dans la paralysie agitante.

Camp (2) cite une planche d'Eischberg qui figure un singe privé de ses parathyroïdes et dont l'attitude rappelle celle des parkinsoniens. Il a examiné à l'autopsie de deux parkinsoniens les glandules parathyroïdes. Dans un cas, il y avait de la substance colloïde, ce qui indique une dégénérescence ; dans les deux cas, il y avait une infiltration graisseuse particulière

(1) Thompson (de Boston). *The Journ. of med. research.*, new séries, vol. X, pp. 399-428, 3 planches.

(2) Camp, *Journ. of the american med. Association*, 13 avril 1907, p. 1230.

principalement autour des vaisseaux. L'auteur ne fournit pas d'autres renseignements.

Alquier (1) a examiné les parathyroïdes dans un cas de paralysie agitante. Il trouva cinq glandules, dont une intra-thyroïdienne. « La masse du tissu glandulaire paraît suffisante, malgré l'abondance, certainement plus grande que normalement, des vésicules graisseuses interstitielles. On ne voit qu'une seule espèce de cellules, petites, à noyau sombre et dense, à protoplasma peu abondant, très faiblement basophile, sans produit de sécrétion décelable par l'hématéine-éosine. Cet aspect est l'inverse de ce qui s'observe, après l'ablation d'une ou plusieurs parathyroïdes chez le chien, dans les glandules laissées en place. »

Parhon et Golstein ont examiné microscopiquement et histologiquement, sans y trouver aucune altération, les glandules parathyroïdes d'un parkinsonien.

Mais le travail le plus complet sur ce sujet est celui de Roussy et Clunet (2).

Ces auteurs ont étudié les glandules parathyroïdes de 4 parkinsoniens et y ont trouvé des lésions de nature différente de celles qui ont été signalées avant eux. Dans ces 4 cas, les parathyroïdes étaient notablement augmentées de volume, d'aspect semi-compact, très riches en substance colloïde, en cellules éosinophiles.

Ces lésions répondraient plutôt à un état fonctionnel exagéré de ces petits organes, par conséquent à de l'*hyperparathyroïdisme*.

Elles sont comparables à celles qu'on obtient expérimentalement chez un animal par la parathyroïdectomie partielle. Pe-

(1) Alquier, *Gazette des hôpitaux*, 13 novembre 1909, n° 1633.

(2) Roussy et Clunet, les Parathyroïdes chez les Parkinsoniens (*Archives de médecine expérimentale et d'anatomie pathologique*, n° 3, mai 1910).

père(1) en effet a montré que, si on enlève au lapin les parathyroïdes externes, celui-ci se rétablit après une période de crises tétaniques et présente, au bout de 15 à 20 mois, des modifications des parathyroïdes internes, caractérisées précisément par les lésions qu'ont trouvées Roussy et Clunet sur les parathyroïdes de leurs parkinsoniens.

Il est vrai, font remarquer ces auteurs, que de pareilles lésions ont été trouvées, mais avec un degré d'intensité moindre, à l'autopsie de malades qui n'ont jamais eu de paralysie agitante. Ainsi Pepère les a constatées chez des femmes enceintes ayant dépassé le 4e mois, et dans tous les cas d'athérome qu'il a examinés, et ceci en dehors de l'existence de toute néphrite. Ces mêmes lésions, Claude et Schmiergeld (2) les ont vues également chez certains épileptiques, mais ils concluent qu'il est difficile de juger la valeur des modifications des parathyroïdes dans l'épilepsie.

Or, on s'accorde généralement à regarder comme des réactions *hyperplasiques* plus ou moins pathologiques les modifications des glandes vasculaires sanguines qu'on trouve dans la grossesse et l'athérome. Il est donc vraisemblable que les lésions des parathyroïdes que Roussy et Clunet ont découvertes chez les parkinsoniens traduisent un hyperactivité plus ou moins grande de ces parathyroïdes.

Peut-on admettre un rapport entre ces lésions parathyroïdiennes, trouvées constantes dans ces quatre observations, et la pathogénie du syndrome parkinsonien ? Il est impossible en vérité d'y voir une simple coïncidence. Ces lésions parathyroïdiennes décrites sont trop rares dans les autopsies courantes, surtout trop nettes et trop semblables à elles-mêmes dans les quatre cas, pour qu'on puisse faire intervenir le hasard.

(1) Pepère, *Archives de méd. expérim. et d'anatomie pathologique*, janvier 1908, p. 21.

(2) Claude et Schmiergeld, les Glandes à sécrétion interne chez les épileptiques (*l'Encéphale*, 1909, no 1).

Les résultats obtenus par l'opothérapie parathyroïdienne dans la paralysie agitante ont été très variables.

Berkeley (1) a obtenu, dans 9 cas sur 11, une amélioration marquée ; les succès ont été particulièrement brillants au début de la maladie.

Quadri (2), étudiant l'action de la parathyroïdine de Vassale sur la pression artérielle et les échanges organiques, a été amené à soigner trois parkinsoniens par des injections sous-cutanées de cette substance. Il a noté des modifications transitoires et peu importantes de la tension artérielle et de l'élimination urinaire; mais il ne parle pas des modifications des symptômes parkinsoniens.

Parhon et Golstein (*loc. cit.*) ont administré par jour 5 tablettes de parathyroïdine Vassale sans aucun résultat.

Parhon, chez une parkinsonienne de 40 ans, a employé la parathyroïdine Carrion (1 pilule par jour); la maladie empira plutôt (communication écrite).

Alquier (3) a soumis six malades à l'opothérapie parathyroïdienne : un seul n'a éprouvé qu'une amélioration insignifiante, les autres ont eu une sédation marquée et persistante des douleurs, de l'insomnie et de la raideur; celle-ci, dans un cas peu avancé, a disparu complètement en un mois.

Roussy et Clunet ont traité les 4 parkinsoniens dont ils ont rapporté les observations anatomo-pathologiques, par l'opothérapie parathyroïdienne. Chez deux des malades, le traitement intensif a agi d'abord favorablement sur certains symptômes (œdème, troubles cutanés et raideur), puis très rapidement provoqua chez l'un d'eux une aggravation de tous les signes de la maladie qui fut suivie de la mort. Il y a donc eu là une action évidente, mais néfaste.

(1) Berkeley, *Medical News*, 1905, t. LXXXVII, p. 1060.
(2) Quadri, *Gazetta medica italiana*. 5 sept. 1907, p. 351.
(3) Alquier, *Société de Neurologie*, juillet 1909.

3° Hypophyse. — On a cherché aussi à établir des rapports entre l'hypophyse et le syndrome de Parkinson.

On connaît l'action exercée par l'hypophyse sur le système musculaire (muscles lisses et muscles striés). L'extrait hypophysaire a une action marquée sur les contractions utérines (action eutocique) qui a été fréquemment mise en usage dans ces dernières années. — Il exerce une action constrictive sur les fibres lisses de la pupille. -- Il a une action sur les fibres striées, car il combat l'asthénie et défatigue les muscles.

Nous avons dit aussi qu'il existe un syndrome hypophysaire décrit par Renon et A. Delille et Ch. Vincent. Tel qu'il est décrit par ces auteurs, ce syndrome comporte les symptômes suivants : tachycardie, instabilité du pouls, hypotension artérielle, insomnie, anorexie, sensation de chaleur, sudations faciles. Or, ces symptômes se rencontrent aussi dans la paralysie agitante, où ils constituent des phénomènes morbides quelquefois gênants.

L'état anatomo-pathologique de l'hypophyse dans la maladie de Parkinson a été étudié en vue de confirmer ces rapprochements.

Dans les quatre autopsies qu'ils ont pratiquées, Roussy et Clunet ont constaté dans l'hypophyse une augmentation du nombre des cellules chromophiles. De plus, ils ont vu dans un de ces cas la partie centrale de la glande détruite par la fonte des éléments et formant un pseudo-kyste sans paroi ; dans un autre cas, ils ont trouvé au centre du lobe glandulaire un gros kyste dont la paroi est tapissée par un épithélium à cils vibratoires.

Dans l'autopsie de R. Marie, rapportée par Casteran, l'hypophyse était normale.

Parhon et Golstein (*loc. cit.*) ont noté une prépondérance marquée des cellules hématoxylinophiles dans l'hypophyse d'une femme présentant le syndrome de Parkinson.

Enfin, dans une observation publiée dans la thèse de J. Gauthier (1) et qui lui a été communiquée par Parhon, il existe des lésions scléreuses de l'hypophyse.

L'opothérapie hypophysaire a été mise en usage dans la maladie de Parkinson.

Dans un cas rapporté par Parhon et Urechie (2), le malade vit disparaître la sensation de chaleur, la sudation exagérée, la soif, l'insomnie; le pouls descendit de 88 à 62 pulsations, tandis que la tension artérielle remontait de 16 à 21. Le tremblement s'atténua un peu, mais la rigidité ne fut pas influencée.

Chez une parkinsonienne relativement jeune, Parhon donna sans résultat des tablettes d'hypophysine de Merk (une par jour). Ultérieurement, il pratiqua sur cette même malade des injections de lipoïdes testiculaires. A la suite de ce dernier traitement, la malade ressentit plus de vigueur dans les membres inférieurs; le marche devint plus facile, mais la rigidité et le tremblement des membres ne furent pas influencés. Chez une vieille femme, parkinsonienne très avancée, il employa également sans résultat l'extrait d'hypophyse (communications écrites).

Si nous jetons un regard d'ensemble sur cette revue des relations qui peuvent exister entre la maladie de Parkinson et certaines glandes endocrines, nous pouvons tirer les conclusions suivantes :

1o Les recherches anatomopathologiques entreprises dans le but de vérifier cette relation n'ont donné des résultats appréciables qu'en ce qui concerne les parathyroïdes. Et même pour celles-ci il n'y a jusqu'à ce jour que les constatations de

(1) JEAN GAUTHIER (de Charolles). Recherches sur l'Etiologie et la Pathogénie de la Paralysie agitante (Thèse de Lyon, 1912-1913, n° 74).

(2) PARHON et URECHIE, Note sur les effets de l'opothérapie hypophysaire dans un cas de syndrome de Parkinson (*Société de Neurol. de Paris*, 7 novembre 1907).

Roussy et Clunet qui ont une réelle valeur en ce sens qu'elles établissent l'existence d'une *hyperplasie* du tissu glandulaire qui ne peut dans aucun cas correspondre à l'état de dégénérescence propre à la sénilité ; c'est en effet une objection qu'on peut toujours faire aux lésions d'*hypoplasie* du genre de celles qui ont été trouvées par Alquier.

Quant aux constatations des autres auteurs (Camp, Parhon et Golstein), elles sont négatives.

2o Les résultats fournis par les médications thyroïdienne, parathyroïdienne, hypophysaire, ont été insuffisants pour fournir une indication quelconque. Mais les insuccès ne peuvent constituer un argument contre la possibilité d'une relation entre le syndrome de Parkinson et les glandes endocrines, car on ne peut prétendre ramener à la normale par une opothérapie respective n'importe quel trouble fonctionnel.

Peut-on appliquer à la pathogénie de la paralysie agitante les troubles du métabolisme calcique, propres aux syndromes d'origine parathyroïdienne, et qui paraissent jouer, comme nous l'avons vu, un rôle si important dans la tétanie, l'épilepsie et l'éclampsie?

La question de l'urologie dans la paralysie agitante a été posée par Charcot, il y a plus de 40 ans. Elle a été reprise et continuée par divers travaux, d'ailleurs peu nombreux, publiés sur ce sujet.

L'analyse s'est surtout préoccupée de l'excrétion des phosphates que plusieurs auteurs, Teissier en particulier (1), annonçaient se trouver habituellement exagérée dans les maladies du système nerveux.

Chéron (2), à la suite de l'analyse d'urine de 8 parkinso-

(1) J. Teissier, Du Diabète phosphatique (*Thèse de Paris*, 1876).

(2) Cheron, Modification de l'excrétion urinaire dans la paralysie agitante (phosphaturie) (*Progrès médical*, 1877, p. 903).

niens, déclarait que, dans la paralysie agitante, il y a une augmentation des phosphates dont l'acide phosphorique est souvent le triple du taux normal. Pour lui le symptôme principal de la maladie est préparé à la longue par un épuisement de tout l'organisme en général et de la substance nerveuse en particulier, épuisement révélé bien longtemps avant l'apparition des symptômes par une véritable phosphaturie.

P. de Saint-Léger (1) ne retrouva pas cette augmentation des phosphates, tandis que Lacroix (2) arriva à la même conclusion que Chéron.

En 1888 d'abord, et en 1895 ensuite, à la suite de l'analyse des urines de 8 parkinsoniens, j'admis la réalité de cette phosphaturie (3).

En Allemagne, Gurtler (4), ayant examiné l'urine de trois malades et Ewald (5) celle de 4 autres, mettent en doute cette hyperexcrétion.

Brandeis (6) n'a pas trouvé cette augmentation des phosphates dans des recherches portant sur 3 parkinsoniens.

Robert et Parisot (de Nancy) (7) concluent de l'examen des urines de 5 parkinsoniens que l'acide phosphorique éliminé est plutôt diminué.

Busquet et Grenier (8) donnent des conclusions peu précises.

(1) P. de Saint-Léger, *Thèse de Paris*, 1879, n° 118.

(2) Laporte, Contribution à l'étude de la phosphaturie dans la maladie de Parkinson (*Thèse de Paris*, 1879).

(3) G. Gauthier (de Charolles), Recherches sur la pathogénie de la maladie de Parkinson (*Lyon médical*, 26 août et 2 sept. 1888; 20 et 27 octobre 1895).

(4) Gurtler, *Westphal's Archiv*, Bd. XVI.

(5) Eswald, *Berl. klin. Woschens.*, 1883, pp. 484-502.

(6) Brandeis, l'Urine des parkinsoniens (*Gazette des sciences médicales de Bordeaux*, 1905, p. 291).

(7) Robert et Parisot, *Société de Biologie*, 30 juin 1900.

(8) Busquet et Grenier, les Excrétions urinaires dans la paralysie agitante (*Tribune médicale*, 27 avril 1904).

Mais le travail le plus complet et le plus consciencieux qui a été fait sur ce sujet est celui de Mossé et Baral (1). Ces auteurs ont constaté ce double fait que l'urée et l'acide phosphorique éliminés atteignent, chez les paralytiques agitants, un taux plus élevé que chez les individus du même âge, vivant dans les mêmes conditions, et que le phosphore incomplètement oxydé est excrété chez ces malades en quantité moindre que chez les autres vieillards.

Ils concluent que si on ne doit pas admettre l'existence d'une phosphaturie réelle, absolue, dans la maladie de Parkinson, il faut reconnaître qu'il existe une phosphaturie relative, c'est-à-dire une augmentation de la proportion des phosphates par rapport à l'urée. Or, d'après Zuelzer (2), dont l'opinion, il est vrai, n'est pas acceptée par Lépine (3), le rapport entre l'azote et l'acide phosphorique étant constant dans les circonstances normales de la vie, une modification constatée dans ce rapport résulterait d'une modification dans la nutrition du système nerveux.

Dans toutes ces recherches urologiques, on le voit, il n'est fait aucune mention de l'élimination du calcium; mais il est certain que l'acide phosphorique, étant excrété en plus grande quantité, entraîne avec lui le calcium sous forme de phosphate de chaux.

On peut donc conclure que si, dans la paralysie agitante les analyses d'urine n'ont pas démontré d'une façon précise et indiscutable cette excrétion plus grande du calcium, il existe cependant des documents assez nombreux et assez importants pour qu'on soit autorisé à admettre cette décalcification.

Voyons maintenant ce que disent les faits cliniques :

(1) Mossé et Baral, Recherches sur l'excrétion urinaire dans la paralysie agitante (*Revue de médecine*, 1889, pp. 583-609).

(2) Zuelzer, *Virchow's Arch.*, 1876, pp. 223-311.

(3) Lépine et Jacquin, Sur l'excrétion de l'acide phosphorique par l'urine dans ses rapports avec celle de l'azote (*Revue de médecine*, 1879).

Il existe dans la paralysie agitante des déformations ostéo-articulaires très fréquentes qui ont motivé des rapprochements entre cette affection et le rhumatisme chronique.

Boucher, qui s'est occupé surtout des formes frustes de la maladie de Parkinson, a fait remarquer que souvent il pouvait exister de réelles difficultés de diagnostic entre elles et le rhumatisme chronique.

Quelques parkinsoniens présentent des déformations dans les articulations métacarpophalangiennes. Ces sujets ont une flexibilité exagérée des phalanges et des articulations phalangiennes. Le pouce se disloque sur son métacarpien ; les doigts plus flexibles se renversent sans effort en arrière, formant un demi-cercle avec le dos de la main. Il existe encore souvent des nodosités sur les doigts. Il n'est pas rare de voir le rachis déformé.

Ces troubles trophiques, qui consistent surtout en déformations arthro-ostéo-malaciques, sont en tous points comparables à ceux qui s'observent chez les basedowiens et qui ont été bien décrits par Revilliod (p. 104).

Il n'est pas douteux que, comme chez les basedowiens, ces troubles osseux se rattachent à une décalcification.

Cette décalcification peut être, en certaines circonstances, assez prononcée pour aboutir à la fracture spontanée des os. Témoin le cas rapporté par Debove (1) d'un parkinsonien de 62 ans qui se fractura, en montant au lit, le tibia de la jambe gauche, à l'union de la diaphyse et de l'épiphyse (à noter que le péroné était resté intact). La consolidation se fit lentement, au bout de 8 ou 10 mois, par une pseudarthrose. Témoin encore un cas de Castaigne, rapporté par Monghal (2) : Chez un

(1) Debove, Fracture spontanée des os dans la Maladie de Parkinson (*Journal médical français*, 15 décembre 1907).

(2) Monghal, Fractures spontanées dans la Maladie de Parkinson (*Thèse de Paris*, 1903).

parkinsonien, âgé de 65 ans, on constate, en l'espace de six mois, 3 fractures spontanées, siégeant sur le radius droit, sur le radius gauche et sur le col du fémur droit. Ces trois fractures étaient survenues sans traumatisme, à l'occasion de mouvements physiologiques. Comme dans le cas de Debove, il n'existait aucun signe de tabes, et l'autopsie ne révéla aucune lésion du système nerveux central.

Ces quelques faits cliniques, s'ajoutant aux résultats des recherches urologiques, nous paraissent suffisants pour démontrer qu'il existe dans la paralysie agitante un trouble du métabolisme calcique, comparable à celui qu'on voit dans d'autres syndromes qui sont, eux, plus nettement sous la dépendance des glandes à sécrétion interne, et en particulier de l'appareil thyroparathyroïdien.

En raison des considérations qui précèdent, j'ai essayé l'emploi du chlorure de calcium dans un cas de malade de Parkinson, de début tout à fait récent.

Un homme, âgé de 68 ans, très nerveux, très impressionnable, sans habitudes alcooliques, présente, depuis 4 ou 5 mois, des symptômes assez nets de neurasthénie : insomnie, inquiétudes, spasmes, angoisses avec allures d'angine de poitrine (fausse angine de poitrine), etc. ; rien du côté du système cardiovasculaire. Il gémit sans cesse et annonce pour chaque jour sa fin prochaine.

Peu à peu, on voit apparaître de la raideur qui se généralise et le pied trépide de temps en temps du talon sur le sol ; bientôt aussi se dessinent les autres attitudes du syndrome de Parkinson. Actuellement, le diagnostic n'offre plus aucun doute.

Les médicaments sédatifs et antispasmodiques, jusque-là mis en usage, sont cessés ; on les remplace par une solution de chlorure de calcium (2 grammes par jour).

Ce traitement, suivi pendant huit jours consécutifs et cessé pendant huit autres jours et ainsi de suite pendant quatre mois, semble avoir produit une diminution assez notable de la raideur musculaire.

En terminant cette étude, nous reproduirons les conclusions de la thèse du Dr Jean Gauthier, se rapportant à la paralysie agitante considérée comme affection dystrophique par trouble endocrinien.

Ces conclusions nous paraissent parfaitement mettre au point cette question.

I. — Les investigations anatomo-pathologiques du côté du système nerveux ont été jusqu'à présent impuissantes à découvrir des lésions capables d'expliquer la genèse de la paralysie agitante.

II. — Les altérations trouvées dans les muscles sont tout aussi imprécises ; elles sont le plus souvent de nature scléreuse et, comme telles, peuvent être rattachées soit à l'état de sénilité des sujets, soit à l'infection qui vient terminer la maladie.

III. — Les auteurs classiques paraissent ne s'être mis d'accord que sur ce seul point : ranger cette affection dans le groupe des névroses.

Cette conception ne peut avoir sa raison d'être que si on entend par névrose une maladie nerveuse, dont le substratum anatomique fait défaut, et qui est placée dans un groupe provisoire, dans l'attente de son véritable classement.

Que si on donne au mot névrose le sens restrictif d'une affection nerveuse dans laquelle l'élément psychique joue un rôle primordial et constant, comme l'hystérie et la neurasthénie, la paralysie agitante doit être distraite d'un tel groupe; car les parkinsoniens ne sont des psychopathes qu'en *apparence*.

IV. — L'endocrino-pathologie va-t-elle donner une solution plus satisfaisante?

La maladie de Parkinson a été vue associée au myxœdème,

à la maladie de Basedow, à la sclérodermie, qui sont des affections connues pour être sous la dépendance de l'appareil thyro-parathyroïdien ; on y a trouvé aussi des lésions de la thyroïde, des parathyroïdes, de l'hypophyse ; elle a été modifiée quelquefois par l'opothérapie de ces glandes à sécrétion interne.

V. — La paralysie agitante pourrait donc être envisagée comme une dystrophie endocrinienne, par intoxication endogène, auto-intoxication portant primitivement sur une région déterminée des centres nerveux.

VI. — Dans cette hypothèse, ce n'est pas la *nature* des lésions propres à l'affection qu'il faut découvrir, ainsi que les anatomo-pathologistes s'appliquent en vain à le faire, mais le *siège* des lésions qui sont susceptibles de reproduire le syndrome parkinsonien. *La nature de la lésion est indifférente ; le siège du syndrome importe seul.*

VII. — La paralysie agitante, dépouillée de ses symptômes accessoires, se réduit à un seul symptôme : la rigidité musculaire ou exagération du *tonus musculaire*, de laquelle dépendent exclusivement la physionomie, l'expression et toutes les attitudes parkinsoniennes.

VIII. — Ce tonus musculaire, d'après un grand nombre de physiologistes, aurait son siège central dans la région sous-thalamique, thalamo-pédonculaire, plus exactement au voisinage du *locus niger* de Sœmmering.

Or, dans les quelques autopsies pratiquées sur des parkinsoniens, où il a été trouvé des lésions macroscopiques, bien circonscrites, non disséminées (kyste, tubercule, tumeur), ces lésions siégeaient toutes, sans exception, dans cette région thalamo-pédonculaire.

IX. — C'est donc dans cette région que se fixerait l'endo-intoxication parkinsonienne, de la même façon que l'endo-intoxication basedowienne se fixe sur les corps restiformes.

X. — Dans le symptôme de Parkinson, cette endo-intoxication tiendrait à une modification de nature chimique.

L'appareil thyro-parathyroïdien, qui serait en état d'insuffisance fonctionnelle dans la paralysie agitante, exerce en effet une action sur le métabolisme du calcium; l'hypo-fonctionnement de cet appareil amène la fuite du calcium et son déficit dans l'assimilation.

XI. — Or, pour les tissus nerveux et les tissus musculaires, le calcium est un agent de dépression et de sédation, tandis que le sodium agit en sens opposé; de sorte que, chaque fois que l'équilibre entre les éléments Ca et Na est rompu, les centres nerveux subissent une dépression ou une excitation : une dépression quand la quantité de calcium augmente, une excitation quand elle diminue, et que, par conséquent, la proportion du sodium augmente.

XII. — C'est ainsi que les choses se passent dans la tétanie et certaines épilepsies et éclampsies, affections ayant en commun avec le syndrome de Parkinson l'exagération du tonus musculaire.

XIII. — A l'appui de cette conception pathogénique, on peut faire remarquer que les recherches urologiques ont montré dans la paralysie agitante une augmentation de l'excrétion du calcium, et que des faits cliniques indiquent des désintégrations du système osseux qui sont sous la dépendance manifeste d'une décalcification.

XIV. — Les notions étiologiques généralement admises dans la paralysie agitante concordent aussi avec cette conception :

a) La *sénilité précoce* relève souvent d'une fonction défectueuse de l'appareil thyro-parathyroïdien;

b) Les *émotions* ont une action marquée et connue sur ce même appareil;

c) Le *rhumatisme chronique* est fréquemment d'origine hypothyroïdienne ;

d) Les *infections* et les *intoxications* diverses prennent souvent les glandes à sécrétion interne comme intermédiaire dans leur action générale sur l'organisme (1).

MYASTHÉNIE ET MYOPATHIE PROGRESSIVE

A la suite de la paralysie agitante, nous parlerons de deux syndromes également de nature neuro-musculaire : la Myasthénie ou syndrome d'Erb-Goldflam et la Myopathie progressive.

La *Myasthénie* serait, d'après Chvostek et Lundborg, d'origine parathyroïdienne. (Voir le schéma de Lundborg p. 377.)

Lundborg a émis une hypothèse intéressante sur la pathogénie de cette affection. Partant des mêmes considérations que nous venons de passer en revue à propos de la pathogénie du syndrome de Parkinson, il pense que, à l'inverse de ce dernier syndrome, la paralysie myasthénique pourrait bien être l'expression d'une hypersécrétion des parathyroïdes. D'après lui, cette hypersécrétion devrait déterminer un syndrome opposé à celui de Parkinson et qui s'associerait souvent au syndrome de Basedow, lequel est considéré comme le résultat d'une hyperfonction thyroïdienne marchant de front avec l'hyperfonction parathyroïdienne. En effet il n'est pas rare de trouver la myasthénie associée à la maladie de Basedow, et Lundborg considère la paralysie myasthénique comme opposée à l'hypertonie des parkinsoniens.

Cependant Haberfeld n'a ouvé à l'autopsie aucune lésion des parathyroïdes dans un cas de myasthénie gravidique

(1) Jean Gauthier, Recherches sur la Pathogénie et l'Etiologie de la Paralysie agitante (*Thèse de Lyon*, nº 74, 15 février 1913).

pseudo-paralytique. Buzzard a employé sans succès le traitement thyroïdien et Levi a eu des résultats complètement négatifs.

Boudan (thèse de Paris, 1909) défend l'origine thyroïdienne dans un certain nombre de cas de myasthénie.

Marinesco, Delille et Vincent ont essayé la médication *hypophysaire* dans un cas de myasthénie.

Raymond et Lejonne ont rapproché la myasthénie des troubles qui dépendent des altérations des *capsules surrénales*. Sans vouloir tirer une conclusion décisive, ces auteurs posent la question de savoir si le surmenage ou les infections ne détermineraient pas, par l'intermédiaire d'une glande endocrine viciée, un trouble toxique qui, en influençant le système nerveux, produirait le syndrome myasthénique.

Chez une malade qui avait pris des cachets de thymus et des pilules de capsules surrénales, Raymond et Sicard ont vu une guérison complète, sans qu'on soit autorisé à croire que cette guérison soit due au traitement. Galvagni a employé de l'extrait de capsules surrénales dans un cas de récidive de myasthénie et le malade guérit presque complètement.

On a également usé de l'opothérapie *thymique*. Sicard a obtenu une guérison par ce moyen.

La *myopathie progressive*, affection qui intéresse d'une manière exclusive le tissu musculaire, sans aucune lésion du système nerveux, est assurément une dystrophie des plus curieuses, et sa pathogénie est restée jusqu'à présent inconnue.

Marinesco s'est demandé si cette dystrophie ne reconnaîtrait pas pour cause immédiate une altération de nature endocrine, et, partant de ce fait que le thymus a été trouvé quelquefois altéré dans des cas de myopathies, il a employé des extraits de cette glande, mais sans succès aucun.

Lepine et Egger ont obtenu chacun un bon résultat par le traitement thyroïdien, comme si, dit Lepine, l'accentuation du mouvement dénutritif que provoque ce traitement avait produit, par suite d'un changement d'orientation, la rénovation de la fibre musculaire.

Levi et Rothschild ont publié un cas de myopathie progressive remarquablement amélioré par l'opothérapie *hypophysaire*, ainsi qu'un cas de maladie de Litle, qui en éprouva également de bons effets (1).

(1) Chvostek, *Deutsche Zeits. f. Nervenh.*, 1904, vol. XXVI. — Lundborg, *Deutsche Zeits f. Nervenheilk.*, 1904, vol. XXVII. — Haberfeld, les Glandes parathyroïdes (*Soc. des médecins de Vienne*, 3 juin 1910). — Bezzard, 5 cas of myasthenia (*Brain*, 1905). — Levi, *Riv. di pathol. nerv. e mentale*, 1906, n°s 9 et 10. — Raymond et Lejonne, Deux cas de myasthénie (*Revue neurol.*, 1907, n° 15). — Raymond et Sicard, *ibidem*, 1905. — Sicard, *Revue Neurol.*, 1907. — Galvagni, *Riforma medica*, 1904, n° 301. — Lepine, *Lyon médical*, 1896, 2°, p. 25. — Egger, *Arch. für Psychiatrie* 1904, vol. XXIX. — Parhon et Urechie, Opothérapie hypophysaire et syndrome de Parkinson (*Soc. de Neurologie*, 7 novembre 1907). — Levi et Rothschild, Myopathie atrophique et hypophysine (*Physio-pathologie du corps thyroïde*, tome I, p. 106). — Maladie de Little et hypophysine (*Société de Neurologie*, 1906). — Marinesco, Myasthénie pseudo-paralytique (hypophyse, thyroïde) (*Semaine medicale*, 1908, p. 421). — Delille et Vincent, Cas de myasthénie bulbo-spinale (*Revue de Neurol.*, XV, 1907, p. 170). — Ausset, Myatonie congénitale par insuffisance thyroïdienne (*Pédiatrie*, 22 mai 1907). — Baudois, *Semaine médicale*, 22 mai 1907. — Roussy et Rossi, Un cas de myasthénie grave progressive d'Erb-Goldflam (*Société de Neurologie*, séance du 8 déc. 1910). — H. Claude et Vincent, Cas de myasthénie bulbo-spinale se rattachant à une insuffisance surrénale (*Revue neurologique*, 15 juillet 1908 et 30 décembre 1908). — H. Claude et Verdun, Asthénie musculaire grave paralytique guérie par l'opothérapie surréno-hypophysaire (*Revue de Neurologie*, 30 juillet 1910). — Landouzy et Sezary, Myasthénie d'Erb et insuffisance surrénale (*Revue de Neurologie*, 30 mai 1912). — L. Boudon, la Myasthénie grave; anatomie pathologique et pathogénie (*Thèse de Paris*, 1909). — A. Sezary, le Syndrôme surréno-musculaire (*Semaine médicale*, 5 février 1913, p. 61). — Marinesco, Maladie des muscles (*Traité de Médecine* de Brouardel-Gilbert, Thoinot, fasc. XXXVIII). — Allard, Myopathie primitive, amélioration par le suc musculaire (*Revue neurologique*, 1898).

CHAPITRE X

THYROIDOTHÉRAPIE INDIRECTE (*suite*)

ORIENTATION VICIEUSE DE LA NUTRITION

AFFECTIONS ARTHRITIQUES

SOMMAIRE. — Obésité et adiposes. — Tumeurs graisseuses. — Maladie de Dercum. — Diabète. — Rhumatisme chronique. — Hydarthrose périodique. — Migraine. — Asthme et asthme des foins. — Constipation et entérite muco-membraneuse. — Ptoses viscérales et panoptose. — Affections cardio-vasculaires. — Maladies du foie et des reins.

Nous étudions dans ce chapitre les maladies qui se rattachent à une *orientation vicieuse de la nutrition :* obésité, diabète, arthritisme, herpétisme et les états s'y rattachant : rhumatisme chronique, migraine, asthme, affections diverses du foie et des reins, etc.

OBÉSITÉ ET ADIPOSES

L'obésité, quand elle ne tient pas à un excès de l'alimentation, mais à un ralentissement des échanges organiques, doit être fréquemment considérée comme l'indice d'une sécrétion thyroïdienne ralentie, de même que la maigreur, la maigreur idiopathique, peut être le signe d'une sécrétion exagérée ou dénaturée. Témoins les crises d'amaigrissement qu'on constate souvent dans le cours de la maladie de Basedow.

C'est après avoir vu l'effet de la médication thyroïdienne sur les myxœdémateux qu'on pensa à l'essayer chez les obèses; de ce que les premiers maigrissent à vue d'œil par son emploi, on en conclut qu'il en serait de même des seconds.

Barron et Putnam ont essayé les premiers l'emploi du liquide thyroïdien contre l'obésité, et actuellement, en dehors du traitement diététique, il n'est pas de médicament donnant de meilleurs résultats. Le traitement de l'obésité a été, jusqu'à présent, un vaste champ d'expérimentation pour la médication thyroïdienne (1).

Le processus de la désintégration adipeuse par la thyroï-

(1) Putnam, *American Transactions*, vol. VIII. — Leichtenstein et Wendelstadt, *Deutsch. med. Wochens.*, 13 déc. 1894. — Bruns, *ibidem*, 1894, nº 44. — Y. Davies, *Brit. med. Jour.*, 7 juin 1894. — Charrin et Roger, *Soc. de Biologie*, 29 déc. 1894. — Mackensie, *Brit. med. Journ.*, 21 juillet 1894. — Arnozan, *Journ. de méd. de Bordeaux*, 2 déc. 1894. — Rendu, *Soc. de méd. des hôp.*, 8 déc. 1895. — Ewald, *Berlin. klin. Wochens.*, 1895, nº 3. — Maragliano, *Gaz. degli Osp.*. 1896, nº 101. — Von Noorden, *Zeitsch. f. prak. Aertze*, 1er janv, 1896. — Fournier, *Thèse de Paris*, 1896. — Lestoquoy, *Thèse de Lille*, 1896. — Hennig, *Munch. med. Wochens.*, 1898, nº 14. — Schlesinger, *Club méd. de Vienne*, 12 janvier 1897. — Gluzinski et Lemberger, *Centralblatt f. inn. Med.*, 30 janvier 1897. — Zinn, *Berlin. klin. Woch.*, 1897, nº 27. — Affanasieff, *Klin. Ther. Wochens.*, 1898, nº 6. — Grawitz, *Munch. med. Wochen.*, 1896, nº 14.— Oertel, *Therap. Monatschrift*, mai 1897. — Bettmann, *Berlin. klin. Wochens.*, 14 juin 1897. — Szolloesy, *Ungar. med. Press*, 18-25 juillet 1898. — Schiodte, *Jour. des praticiens*, 1890, nº 44. — Weiss, *Wien. med. Woch.*, 1898, nº 41. — Burghart, *Soc. méd. int. de Berlin*, 10 juillet 1899. — Braoudé, *Thèse de Paris*, 1901. — Debove, *Acad. de méd.*, 6 mars 1900.— Ebstein, *Deut. med. Wochens.*, 1899, nºs 1-2.— Kisch, *Wien. med., Press.* 15 fév. 1899. — Leven, l'Obésité (*Thèse de Paris*, 1901). — Chauffard, *Presse médicale*, 24 mars 1898. — Carrière, *Nord médical*, 1er nov. 1901. — Briquet (d'Armentières), *Journal de médecine et de chirurgie pratiques*, 25 déc. 1901. — F. Carles, Obésité et traitement thyroïdien (*Journ. de méd. de Bordeaux*, nº 1, 1911). Hutinel, l'Obésité chez les enfants (*Clinique infantile*. Leçon du 15 janvier 1910). — Berkovitch, Obésité d'origine génitale chez la femme (*Thèse de Paris* 1908). — Chéron, *Bulletin médical*, 1896, p. 1083.— Marcel Labbé, De l'obésité (*Progrès médical*, 1911, nº 29). — Garnot, Divers types pathogéniques d'obésité (*Bulletin médical*, 31 mars et 7 avril 1906).

dothérapie n'est pas toujours le même. Tantôt, cette désintégration se produit rapidement, pouvant aller jusqu'à une perte de 3 à 4 kilog. par semaine ; Rendu a rapporté l'observation d'une fillette de 15 ans, du poids de 100 kilog., qui, pendant 2 mois, ayant pris de la glande thyroïde, maigrit de 32 kilog. à la fin de l'année. Tantôt — ce qui est le plus fréquent — la diminution se fait plus lentement avec une perte hebdomadaire d'une ou deux livres.

Dans les cas de perte rapide, les phénomènes habituels du thyroïdisme se manifestent souvent. C'est ce que j'ai observé pour un obèse de petite taille du poids de 120 kilogr., chez lequel une dose quotidienne de 3 à 5 gr. de glande fraîche pendant deux mois amena une diminution de poids de 15 kilog. Des symptômes d'intolérance se manifestèrent, et, quoique la dose fût réduite à 1 gr., le traitement ne put être continué.

Dans d'autres cas, où j'ai essayé plus ou moins régulièrement la médication, j'ai noté des résultats beaucoup moins rapides. Il n'est pas difficile d'obtenir en quelques semaines une diminution de quelques kilos, mais, pour la plupart des obèses, ce résultat est insuffisant. Dans quelques cas, les résultats ont été absolument nuls.

Tous les cas d'obésité ne sont pas justiciables du traitement thyroïdien. Celui-ci n'agit bien réellement que chez des individus dont l'obésité est en relation avec une insuffisance des fonctions thyroïdiennes et représente une variété du myxœdème fruste, chez ceux, par exemple, qui, en opposition aux obèses à mine réjouie, sont plutôt pâles et se rapprochent ainsi des myxœdémateux.

Il triomphe aussi chez les jeunes gens de courte taille atteints d'obésité, « les boulots » — comme c'était le cas dans l'observation où j'ai obtenu un si remarquable succès — et chez lesquels il active les combustions et amène un accroissement de la taille en même temps qu'une diminution du poids.

A côté de ces enfants obèses et de courte taille, il existe un autre type : l'enfant est au contraire de haute taille avec « une poitrine de nourrice » et un « ventre de propriétaire », mais avec un appareil génital atrophié. C'est le type *adiposo-génital* (syndrome de Frölich et de Launois), qui est sous la dépendance, au moins partielle, d'altérations de l'hypophyse. Pour ces sujets-là il sera utile d'associer la médication hypophysaire à la médication thyroïdienne.

Le traitement réussit également bien dans les nombreux cas d'obésité qui présentent des rapports avec la vie sexuelle. Cette obésité, plus fréquente chez la femme, apparaît aux deux pôles de la vie génitale, à la puberté et à la ménopause. Elle se rattache à la lactation, aux excès de coït (obésité des prostituées) ; chez les hommes elle est accompagnée de signes de féminisme (absence de moustaches, insuffisance des organes génitaux).

A noter que, chez la femme obèse, on trouve au contraire souvent des signes de masculinisme (femmes à barbe). A remarquer aussi que, chez l'homme, l'excès de coït amène plutôt de l'amaigrissement.

Dans ces cas où les glandes génitales paraissent insuffisantes il y a lieu d'administrer, en même temps que la thyroïdine, aux garçons de l'orchitine, aux filles de l'extrait de corps jaune.

La perte de poids qui accompagne l'opothérapie thyroïdienne est le résultat de la diurèse (la plupart des sucs organiques sont diurétiques), de la disparition de la graisse (véritable dégraissage), de la diminution de l'assimulation des graisses (Tinadzé), de la perte d'une certaine quantité d'albuminoïdes.

Nous nous sommss étendu précédemment sur ces divers points de la médication thyroïdienne. Nous ajouterons cependant que, d'après des recherches de Widal et Javal, l'amaigrissement se ferait uniquement aux dépens des albuminoïdes et pas du tout des graisses. Ceci a été confirmé par de plus récentes recherches de Labbé et Furet.

Assez fréquemment des accidents ont été signalés dans le traitement de l'obésité par la thyroïde. Dans un cas de mort subite rapporté par Chauffard, il s'agissait d'un homme de 34 ans, atteint d'obésité héréditaire qui, dans le cours du traitement, présenta des accidents cardiaques; il avait maigri de 11 kilog. dans les 15 premiers jours. Dans un cas de Javal, chez un professeur de la Faculté, atteint de lésions aortiques, le traitement intensif auquel il s'était soumis provoqua, après quelques jours, des accidents qui se terminèrent par la mort.

En effet, c'est surtout à propos de l'obésité que se sont commis les abus de la médication thyroïdienne. Cette médication a été souvent employée sans discernement ou avec excès, sans les conseils et la surveillance du médecin par les personnes — les femmes surtout — désireuses de conserver ou de retrouver la taille fine et les formes élancées, apanages de la jeunesse.

Le traitement demande donc à être surveillé de près. Le mieux sera de commencer la cure par le régime et l'exercice; après une réduction relative du poids, thyroïdiser lentement le malade, une semaine sur deux, en alternant avec les sels de Carlsbad. Réglé de cette façon, peu intensif, jamais prolongé, le traitement thyroïdien est ordinairement bien supporté.

Le traitement thyroïdien a été aussi employé contre les **tumeurs graisseuses**, et serait peut-être utile pour diminuer ces énormes lipomes, dépôts de graisse dont l'extirpation constitue parfois une grosse opération.

C'est ainsi qu'on l'a proposé encore, mais sans qu'il ait donné des résultats évidents, dans l'affection décrite par Launois et Bensaude sous le nom de « Adénolipomatose symétrique diffuse à prédominance cervicale » et plus simplement par Reclus sous le nom de *Lipomatose symétrique*.

Ces accumulations locales de graisse semblent se trouver quelquefois sous une dépendance plus évidente de troubles de la fonction du corps thyroïde, témoin l'**Adipose douloureuse** ou **Maladie de Dercum**, qui est caractérisée par des tumeurs adipeuses circonscrites, élastiques, légèrement lobulées et extrêmement douloureuses à la pression, et qui est considérée par quelques-uns, à tort ou à raison, comme une forme fruste du myxœdème. On a incriminé dans cette maladie la thyroïde, l'hypophyse et les ovaires. Cette adipose douloureuse, d'après une observation personnelle, me semble bien, dans certains cas, être tributaire d'une dystrophie hypophyso-thyroïdienne et mérite d'être traitée par la thyroïdothérapie. Guillain et Alquier pensent eux aussi que le syndrome de Dercum doit avoir des rapports avec les lésions de la thyroïde et de l'hypophyse.

L'opothérapie thyroïdienne a donc été employée souvent, et avec d'assez bons résultats, dans un certain nombre de cas.

Tout récemment encore, H. Claude et Sezary ont publié un cas d'asthénie musculaire avec adipose douloureuse, qui a été remarquablement amélioré par ce traitement (1).

(1) Widal et Javal, Echanges nutritifs pendant le traitement thyroïdien (*Société de Biologie*, 26 avril 1902). — Garaud et Galand, Opothérapie thyroïdienne contre les lipomes (*Loire médicale ; Bulletin médical*, 1901, p. 574). — Breton et Bruyant, Nodosités cutanées chez les insuffisants à sécrétion interne (*Echo médical du Nord*, 14 août 1910).

Lipomatose symétrique. — Reclus, *Journal des Praticiens*, 15 octobre 1910. — Mayet, *Bulletin médical*, 1907, n° 22, p. 249. — Lipomatose symétrique améliorée par la thyroïdine (*Semaine médicale*, 1903, p. 386).

Maladie de Dercum. — Dercum, Spiller, *Semaine médicale*, 1898, p. 181. — Féré, *Médecine moderne*, 28 déc. 1898. — *Revue de médecine*, 1901, p. 641. — Eshner, *Journ. of Amer. med. Assoc.*, 12 nov. 1898. — Vitaut, *Thèse de Lyon*, 1901 (*Lyon médical*, 1901, 29 sept., p. 449). — Hale White, *Presse médicale*, 1900, p. 107. — Debove, Leçon de clinique à Beaujon, 24 mai 1901 (*Concours médical*, 1901, p. 327, et *Presse*

Voici une observation où l'hypophyse semble avoir joué un rôle dans la genèse de la maladie :

Une demoiselle, âgée de 58 ans, me consulta, il y a deux ans, pour une tuméfaction diffuse siégeant à la région trochantéro-fessière gauche, modérément douloureuse que je craignais d'abord être un ostéo-sarcome, mais que, 15 jours après, à une seconde visite, je déclarais être un dépôt de graisse.

Le fait ne m'avait pas autrement frappé, lorsqu'il y a quelques mois je revis cette malade. Je constatai alors dans toute la région sacro-pelvienne d'énormes bourrelets diffus de tissu pâteux et comme graisseux reproduisant de la façon la plus frappante les images iconographiques données par Dercum.

La malade ressentait dans toute cette région des fourmillements, des brûlures et de temps en temps des paroxysmes douloureux.

En même temps, mon attention était attirée par un changement dans l'aspect général de cette personne.

médicale, 1901, t. II, p. 23). — ACHARD, *Revue neurol.*, 1901, p. 419. — WEINBERGER, *Société de méd. de Vienne*, juin 1910 ; *Semaine médicale*, 1910, p. 312. — FRESSINEAU, *Thèse de Bordeaux*, 1905. — RENON et LOURTIES, *Société méd. des hôpitaux*, 19 nov. 1902. — Maladie de Dercum : *Journal de médecine et de chirurgie pratiques*, 1904, p. 426 ; *Bulletin médical*, 1906, p. 380 ; *Semaine médicale*, 1898, p. 484, et 1906, p. 571 ; *Journal des Praticiens*, 1902, p. 582 ; *Bulletin médical*, 1901, p. 361 ; *Journal de médecine et de chirurgie pratiques*, 1901, pp. 389 et 690 ; 1907, p. 626 ; *Médecine moderne*, 1901, p. 268. — BALLET, Maladie de Dercum (*Presse médicale*, n° 28, 1903). — DELUÇS et ALAUX, *Presse médicale*, n° 75, 1904. — BOUDET, Maladie de Dercum et lipomatose symétrique douloureuse (*Bulletin médical*, n° 74, 1904). — ROUX, Maladie de Basedow et maladie de Dercum (*Revue neurol.*, 1902, p. 71). — DEBOVE, Lipomatose douloureuse (*Gazette des hôpitaux*, n° 40, 1904). — LE PLAY *Revue neurol.*, 1905, p. 1902. — LAMY, *ibidem*, 1905, p. 1204. — HOUÉE, Maladie de Dercum (*Thèse de Paris*, mars 1904). — MIQUEL, *Thèse de Paris*, 1904, n° 452. — KAPLAN et FEDOROFF, *Revue neurol.*, 1903, p. 76. — MEIGHEN et LEVESQUE, *Bulletin médical*, 1906, 28 avril. — DUPRÉ et GIROUX, Adipose douloureuse segmentaire (*Revue de neurol.*, 1903, p. 1089). — H. CLAUDE et SEZARY, Asthénie musculaire avec adipose douloureuse (*Gazette des hôpitaux*, 14 janvier 1913).

Maigre, élancée et très droite quelques mois avant, elle s'était voûtée considérablement et présentait une lordose très prononcée. Ses extrémités, mains et pieds, avaient notablement grossi; ses seins avaient pris un développement jusque-là inconnu. La vue s'était affaiblie et des céphalées intenses étaient survenues. Elle avait une asthénie des membres inférieurs telle que la marche était devenue très pénible, presque impossible. Elle souffrait de dysurie.

Quelques-uns de ces symptômes, rappelant assurément ceux de l'acromégalie, me firent envisager une hypertrophie de l'hypophyse, d'autant plus qu'on cherchait en vain la présence de la thyroïde au cou. Je prescrivis un traitement thyroïdo-hypophysaire dont il fut impossible de constater les effets; car la malade succomba brusquement, 15 jours après ma visite, sans qu'il ait été possible de déterminer la cause de cette mort subite.

Le syndrome décrit sous le nom de **Trophœdème chronique** par Meige et sous celui d'**Œdème segmentaire** par Debove a été rattaché par Hertoghe à une origine thyroïdienne.

Parhon et Florian sont d'avis que l'hypothyroïdie à elle seule ne paraît pas capable d'expliquer l'apparition du trophœdème avec sa localisation segmentaire, et, sans exclure l'hypothèse d'un terrain hypothyroïdien, ils admettent la nécessité d'une autre cause.

D'autre part, on voit le trophœdème s'associer avec le syndrome de Basedow (Achard, Laignel-Lavastine et Thaon) (1).

(1) H. Meige, le Trophœdème chronique héréditaire (*Nouvelle Iconographie de la Salpêtrière*, 1899, n° 6, 1901). — Hertoghe, *ibidem*, 1901, n° 6. — Parhon et Florian, *ibidem*, 1901, n° 2. — Achard, *Revue Neurol.*, 1900, p. 774. — Laignel-Lavastine, *ibidem*, 1905, p. 1106. — Parhon et Cazacou, Sur un nouveau cas de Trophœdème (*Nouvelle Iconographie de la Salpêtrière*, 1907, n° 6). — Mabille, Observation de trophœdème (*ibidem*, 1901, p. 503). — Lannois et Lançon, Trophœdème (*Jour-*

DIABÈTE

Dans le cours du traitement thyroïdien de l'obésité, il n'est pas rare, nous l'avons dit, de voir apparaître de la *glycosurie*. Von Noorden, sur 17 obèses ainsi traités, l'aurait constatée 5 fois. La médication thyroïdienne serait même, au dire de l'auteur, susceptible de faciliter quelquefois le diagnostic précoce du diabète, surtout chez les obèses. La sécrétion thyroïdienne empêcherait la formation de la graisse aux dépens du sucre, en d'autres termes mettrait obstacle à un des mécanismes régulateurs de la glycémie, sur lequel Hanriot a beaucoup insisté (1).

La glycosurie est donc en rapport avec une suractivité du corps thyroïde. Carnot et Rathery (2), chez des diabétiques indemnes de tout signe de thyroïdisme, ont observé à l'examen histologique du corps thyroïde des lésions d'hyperplasie.

Il semblerait donc que la thyroïdothérapie, qui favorise ainsi la glycosurie, doive être contre-indiquée dans les cas de diabète. En fait, on a constaté souvent que, chez beaucoup de diabétiques obèses à corps thyroïde tuméfié, le régime thyroïdien a augmenté l'excrétion du sucre, tout en modifiant heureusement l'état général.

Cependant, quelquefois, il s'est produit un effet contraire. Blachstein a vu avec le traitement une amélioration manifeste du diabète chez plusieurs sujets, notamment chez un malade dont le corps thyroïde était très petit.

De même, Branthomme (de Noaillles) (3) a traité avec succès un vrai diabétique par la médication thyroïdienne et

nal des médecins praticiens de Lyon, 31 déc. 1903). — Sicard et Laignel-Lavastine, Trophœdème chronique, acquis et progressif (*Nouvelle Iconographie de la Salpêtrière*, 1903, p. 30).

(1) Hanriot, *Archives de Physiol.*, 1893, p. 248.

(2) Carnot et Rathery, *Soc. méd. des Hôpitaux*, 25 oct. 1912.

(3) Branthomme, *Revue de médecine*, déc. 1897.

Lépine (1), chez un diabétique gras, soumis au même traitement, a vu d'abord une augmentation du sucre de l'urine, puis, au bout de quelques jours, une diminution réelle de la glucose et une amélioration de l'état général.

Cette contradiction apparente peut s'expliquer jusqu'à un certain point. Comme Lépine le fait observer, l'opothérapie thyroïdienne produit l'accélération du mouvement nutritif avec prédominance habituelle, mais non constante, de la dénutrition ; de sorte que, s'il s'agit d'un diabète par ralentissement de la nutrition, le suc thyroïdien peut quelquefois l'améliorer en accélérant le mouvement nutritif, de même que, le plus souvent, il peut être nuisible en augmentant trop la dénutrition. Il n'est pas irrationnel non plus de supposer que, dans certains cas, l'exagération du mouvement de dénutrition puisse provoquer le changement d'orientation d'un processus morbide. C'est là un de ces cas de la médication métabolique sur laquelle insiste avec raison le professeur Soulier (de Lyon), et qui sont particulièrement fréquents dans la médication thyroïdienne.

On a essayé aussi, dans le traitement du diabète, le sérum d'animaux éthyroïdés (2). On peut, en effet, au moyen de préparations antithyroïdiennes, faire naître un état d'hypothyroïdie semblable à celui qui existe dans les cas d'altération du pancréas avec inactivité simultanée de la glande thyroïde, ce qui permet de réduire parallèlement le diabète (expériences de Falta : rapports entre la thyroïde et le pancréas, *voir* p. 91).

Si les préparations thyroïdiennes doivent être données avec prudence aux diabétiques, les préparations d'*hypophyse* doivent être l'objet d'une réserve bien plus grande encore.

(1) Lépine, *Semaine médicale*, 1897, p. 199 ; 1898, 14 déc.

(2) Lorand, *Thérap. des Gegenw.*, 1907. — Erden, *Prager med. Wochens.*, 1898.

L'extrait hypophysaire fait apparaître très souvent la glucosurie, la glucosurie alimentaire surtout, chez des sujets arthritiques et prédiabétiques.

J'ai observé un individu atteint de sclérodermie et soumis pendant plusieurs mois au régime de 5 tablettes d'hypophysine de 0,05 centigr., présenter plusieurs fois de la glucosurie pendant ce traitement.

Cela résulte d'ailleurs des expériences de H. Claude et de A. Baudouin (1), qui ont montré combien l'extrait d'hypophyse était un produit actif à ce point de vue : d'après eux, il n'aurait d'égal que l'adrénaline.

Les capsules surrénales, en effet, nous l'avons déjà dit, peuvent être génératrices de la glucosurie. Lépine, ayant trouvé, à l'autopsie d'un diabétique, un sarcome d'une capsule surrénale, a soulevé la question de l'existence d'un diabète surrénalien (2).

Pancréas, thyroïde, parathyroïdes, hypophyse, surrénales peuvent donc, par leur association et la déviation de leur fonctionnement, faire naître le diabète.

Ce serait un problème intéressant de rechercher le mécanisme intime par lequel ces glandes endocrines arrivent à ce résultat.

En ce qui concerne l'hypophyse, on a mis en cause la compression que cette glande, quand elle est hypertrophiée, exercerait sur le plancher du 4e ventricule. Ce qui est certain, c'est que, dans les affections de l'hypophyse, on ne rencontre pas seulement de la glycosurie, mais aussi du diabète insipide ou simplement une polliakurie qui s'accompagne d'un poids spécifique constamment bas de l'urine, cette diminution

(1) H. Claude et Baudouin, Glycosurie hypophysaire et glycosurie adrénalique (*Soc. de Biologie*, in *Semaine médicale*, 1912, pp. 280 et 590 ; *ibidem*, 1913, p. 12).

(2) Lépine, Sarcome d'une capsule surrénale ; diabète sucré (*Lyon méd.*, 1906, p. 65).

constante du poids spécifique de l'urine pouvant être considérée comme l'équivalent nosologique d'un diabète insipide peu grave.

AUTRES AFFECTIONS ARTHRITIQUES

L'obésité et le diabète font partie du groupe des maladies arthritiques, dites par ralentissement de la nutrition. Or, il ressort de ce que nous avons dit, dans le cours de cet ouvrage, que tous les états pathologiques relevant d'un ralentissement de la nutrition peuvent être rattachés à l'hypothyroïdie et se trouvent par conséquent dans les conditions d'être heureusement influencés par la médication thyroïdienne. C'est ce que Lancereaux et Paulesco (1) ont bien fait ressortir dans une intéressante communication. A la suite de recherches cliniques sur la physiologie du corps thyroïde, ces auteurs pensent que cet organe a pour fonction de sécréter une substance nécessaire à la nutrition du système nerveux. C'était déjà l'opinion de Schiff.

Or, les troubles nerveux de la vie végétative que l'on rencontre dans le myxœdème ne sont pas sans présenter une certaine analogie avec ceux que l'on désigne généralement sous le nom d'herpétisme et d'arthritisme et qui tiennent, eux aussi, à un défaut d'activité du système nerveux de la vie végétative.

C'est cette analogie qui a conduit les auteurs à appliquer le traitement thyroïdien pour réveiller l'activité amoindrie du système nerveux dans les affections herpétiques et arthritiques.

Le champ de l'opothérapie thyroïdienne se trouve ainsi beaucoup élargi et ouvert, en dehors de l'obésité et de la glycosurie, à la goutte, au rhumatisme chronique, à l'artério-sclérose, à certains troubles vaso-moteurs des extrémités, à la sclérodermie et à d'autres affections cutanées, etc.

(1) Lancereaux et Paulesco, *Académie de médecine*, 3 janvier 1898.

C'est l'étude du traitement thyroïdien dans ces différents états qui va suivre.

Rhumatisme chronique.— Bien des théories ont été mises en avant pour expliquer le rhumatisme chronique : l'action du froid humide, l'infection tuberculeuse, une altération du système nerveux ont été invoquées avec plus ou moins de raison. Cependant on connaissait depuis longtemps l'action très favorable de l'iode dans cette variété de rhumatisme. Or, il semble constant que la substance thyroïde agit, comme je l'ai dit à diverses reprises, dans le même sens que les préparations iodées.

La première mention qui a été faite des rapports possibles entre la glande thyroïde et le rhumatisme l'a été par moi, dès 1888, quand je signalais que, dans un 1/3 des cas de Maladie de Basedow, on trouvait le rhumatisme comme cause étiologique (1). Je disais : « Aussi fréquemment que pour la chorée de Sydenham, on trouve le rhumatisme à la base de la Maladie de Basedow. »

En 1894, Sergent rapportait une observation relative à un cas de psoriasis compliqué de rhumatisme déformant, avec œdème dur de la peau, aspect myxœdémateux, puis tachycardie, troubles intellectuels, et où, à l'autopsie, le corps thyroïde fut trouvé profondément altéré.

Cette coexistence du myxœdème et du rhumatisme chronique est plutôt rare; Hertoghe et Acchioté en ont rapporté deux cas. Par contre, souvent voit-on chez des rhumatisants chroniques des signes d'insuffisance thyroïdienne.

D'après Revilliod, certaines dystrophies articulaires désignées

(1) G. Gauthier (de Charolles), Traitement de la maladie de Basedow, du diabète et de l'épilepsie par l'antipyrine (*Revue générale de clinique et de thérapeutique*, 1888, n° 15). — Goître exophtalmique, sa nature et ses causes (*Revue de médecine*, 1900, pp. 409-430).

comme étant rhumatoïdes rentrent dans la catégorie des dystrophies thyroïdiennes. Lancereaux et Paulesco ont traité avec succès toute une série d'arthropathies paraissant dues à un ralentissement de la nutrition. Claisse et Diamantberger, par le même traitement, ont amélioré des polyarthrites déformantes.

Enfin, Léopold Levi et H. Rothschild ont insisté sur l'efficacité de la médication thyroïdienne dans un grand nombre de cas de rhumatisme chronique. D'après ces auteurs, les signes qui permettent de reconnaître l'indication du traitement sont ceux de l'insuffisance thyroïdienne qui, comme il a déjà été dit, se divisent en petits signes permanents et en petits accidents.

Dans les petits signes on range : les œdèmes transitoires, la calvitie précoce et l'alopécie allant jusqu'à la calvitie, le signe du sourcil, les troubles de la calorification (refroidissement des extrémités, frilosité, troubles vaso-moteurs, frissons), la constipation, la fatigue, l'anorexie, la céphalée, les douleurs musculaires et articulaires, etc.

Bien entendu, il ne faut pas prendre un signe isolé, l'œdème par exemple, et considérer que l'œdème est à lui seul un signe d'insuffisance thyroïdienne. Il faut, pour arriver au diagnostic de cet état, tout un ensemble de symptômes. Ainsi cet œdème peut être dû à des causes diverses, et il n'a d'importance diagnostique pour l'insuffisance thyroïdienne que s'il est associé à d'autres signes.

Combien de rhumatisants chroniques, outre les déformations et les douleurs articulaires, présentent d'autres symptômes, tels que la sensation de froid, des éruptions cutanées, de la friabilité des ongles, de l'engraissement, des ménorrhagies ches les femmes, etc. !

Ménard cite l'observation d'une malade atteinte de rhumatisme chronique et qui guérit sous l'influence d'une poussée d'hyperthyroïdie; en même temps qu'apparaissait le syndrôme de Basedow, on voyait disparaître l'œdème des jambes, les douleurs articulaires et peu à peu la malade pouvait se remettre à marcher.

Léopold Levi explique l'amélioration du rhumatisme qu'on voit souvent survenir pendant la grossesse par ce fait que la fonction thyroïdienne est activée pendant la gestation : c'est un phénomène d'*autothérapie thyroïdienne* (1).

Le traitement échoue chez les rhumatisants trop anciens, ainsi que dans les rhumatismes paratuberculeux, blennorrhagique et goutteux.

Léopold Levi pense que la *rétraction de l'aponévrose palmaire* est, dans une certaine mesure, un accident thyroïdien et que l'action anti-sclérosante du traitement thyroïdien, qui s'exerce contre certaines sclérodermies et certains rhumatismes chroniques, doit avoir ses effets contre cet état scléreux de l'aponévrose palmaire. Il a donc soumis au traitement thyroï-

(1) Revilliod, le Thyroïdisme et ses équivalents pathologiques (*Semaine médicale*, 1895, p. 205). — Claisse, *Soc. méd. des hôpitaux*, 20 janvier 1899. — Viala, Traitement thyroïdien du rhumatisme (*Thèse de Bordeaux*, 1901). — Ménard, Origine thyroïdienne du rhumatisme chronique (*Thèse de Paris*, 1908). — *La Clinique*, 1906. — *Lyon médical*, 9 déc. 1906, p. 946. — Léopold-Levi, Traitement thyroïdien du rhumatisme chronique (*le Journal médical français*, 1912, p. 200). — Parhon et Papinian, Pathogénie et traitement du rhumatisme chronique (*Presse médicale*, n° 1, 1905). — Atanasiu Vergu, Rhumatisme chronique déformant traité par la thyroïdine (*Bulet. Soc. Stiintelor medical (de Bucarest)* (1904-1905). — Florian, *Thèse de Bucarest*, 1905. — Acchioté, Rhumatisme chronique et insuffisance thyroïdienne (*Revue neurol.*, 1907, n° 10). — Parhon, Recherches anatomo-pathologiques sur l'état des glandes endocrines (thyroïde, parathyroïdes, surrénale, testicule) dans le rhumatisme chronique (*XIX*e *Congrès des Aliénistes et Neurologistes tenu à Nantes*, août 1909). — Parhon et Golstein, Recherches anatomo-pathologiques sur la thyroïde et l'hypophyse dans le rhumatisme chronique (*Congrès des aliénistes et neurologistes*, XVIIIe session, Dijon, août 1908).—Rhumatisme chronique et insuffisance thyroïdienne (*Semaine médicale*, 1907, p. 305). — Léopold-Levi, Traitement thyroïdien de la rétraction de l'aponévrose palmaire (*Académie de médecine*, janvier 1913).

dien des cas de ce genre et a obtenu des résultats favorables.

L'opothérapie thyroïdienne m'a donné d'excellents résultats dans différents cas de dystrophies articulaires rhumatoïdes.

Deux exemples :

I. — Un homme, âgé de 52 ans, présente depuis 15 ans des déformations noueuses des doigts extrêmement prononcées, des gonflements intermittents des diverses jointures, une rétraction de l'aponévrose palmaire. Chaque fois que cet homme est soumis au traitement thyroïdien (iodothyrine), il en éprouve rapidement une amélioration considérable.

II. Un enfant, âgé de 10 ans, est atteint de poussées fluxionnaires articulaires sub-aiguës avec épanchement abondant des synovies, principalement aux coudes et aux genoux. C'est un enfant atteint d'un certain degré d'arriération. L'iodothyrine produit un soulagement presque instantané.

Hydarthrose périodique. — Je veux parler ici d'un syndrome peu connu, — parce qu'il est rare, — qui n'est pas sans présenter certains points de contact avec le rhumatisme chronique, l'*Hydarthrose périodique*. J'en veux parler parce que j'en ai observé un cas très intéressant qui a été traité avec succès par l'opothérapie thyroïdienne.

L'Hydarthrose périodique est caractérisée par l'apparition, suivant des périodes d'une grande régularité et durant plusieurs années, d'hydarthroses siégeant le plus souvent dans un genou ou dans les deux. Ces manifestations articulaires, qui sont indolores, apyrétiques, sans phénomènes inflammatoires locaux et ne laissent aucune trace dans l'intervalle des crises, semblent se rattacher par leur allure à l'œdème de Quincke : elles paraissent être l'expression d'un trouble vaso-moteur. Ce syndrome se produit principalement dans le sexe féminin, à la puberté et dans la première partie de l'âge adulte (1).

Voici l'observation :

Jeune fille de 23 ans, ayant toutes les apparences d'une excellente santé, régulièrement menstruée. Taille moyenne, mine colorée, présentant un certain *embonpoint;* sans manifestations névrosique. Nonchalante, apathique, insouciante, mais d'une vive intelligence. *Accès fréquents de migraine, légers accès d'asthme, engelures en hiver; chevelure peu abondante, calvitie précoce* chez ses frères et sœurs plus âgés qu'elle.

Depuis environ 5 ans, cette jeune fille voit périodiquement, deux ou trois fois par an, ses deux genoux être le siège d'un épanchement brusque, abondant, indolore, persistant souvent pendant 4 ou 5 semaines. Aucun traitement n'avait d'action sur cet état, lorsque l'opothérapie thyroïdienne fut mise en œuvre : 5 à 10 centigr. d'Iodothyrine par jour pendant 15 jours par mois. Ce traitement, continué pendant un an, a amené la disparition des crises d'hydarthrose.

Migraine. — La Migraine, autre manifestation de l'arthritisme, évolue souvent en compagnie d'autres symptômes thyroïdiens. On a remarqué depuis longtemps que la migraine, de même que les troubles de la thyroïde, présente des relations étroites avec la vie sexuelle de la femme. Très souvent, la crise se produit au moment de chaque menstrue et la première apparition de la maladie a lieu parfois au moment de la puberté. Généralement, la migraine disparaît pendant la grossesse ; or, nous avons dit que le corps thyroïde subit du fait de la grossesse une suractivité fonctionnelle et l'on peut admettre que cet hyper-fonction réalise une sorte d'autothérapie thyroïdienne (Léopold-Levi).

(1) Fernand Marquet, l'Hydarthrose périodique (*Thèse de Paris*, 1910, nº 224). — Ribierre, Hydarthrose périodique (*Bulletin Société méd. des hôpitaux*, 1re série, XXIX, 1910, p. 96).

Il y a donc des cas — et ils sont plus nombreux qu'on ne pense — où la migraine est thyroïdienne et d'autres où elle est ovarienne ; mais on sait que les deux troubles endocriniques s'associent souvent et que la dysthyroïdie aussi bien que la dysovarie peuvent, l'une et l'autre, engendrer le même complexus morbide.

D'après Lévi et Rothschild, la migraine, chez les enfants, serait, dans les trois quarts des cas, d'origine tyroïdienne et traduirait un état d'instabilité fonctionnelle de la glande, c'est-à-dire un mélange de signes d'hypo et d'hyperthyroïdie. Dans les deux circonstances, la médication thyroïdienne peut être très utile, mais à la condition d'être administrée à des doses différentes suivant le cas, toujours plus faibles quand la migraine est accompagnée de symptômes d'hyperthyroïdie.

D'autres céphalées non migraineuses céderaient également au traitement thyroïdien (Gœtt). Hertoghe, en effet, a signalé la céphalalgie comme un symptôme à peu près constant de l'hypothyroïdie bénigne (1).

Mais par quel mécanisme l'insuffisance thyroïdienne détermine-t-elle la migraine et les céphalées ?

Les rapports de la migraine et de l'urticaire font penser qu'il pourrait s'agir d'un trouble dans le métabolisme du calcium.

Hertoghe incrimine l'insuffisance arsenicale du corps thyroïde. L'arsenic, en effet, qui entre dans la composition normale du suc thyroïdien, est un médicament efficace de la migraine. Chez la femme, les crises de migraine coïncident très

(1) Leopold-Levi et Rothschild, la Migraine thyroïdienne (*Etudes sur le corps thyroïde*, O. Doin, 1908, pp. 1-16). — La Migraine thyroïdienne de l'enfant (*Académie de médecine*, 11 novembre 1911). — Consoglio, Cure thyroïdienne dans un cas de migraine ophtalmique (*Gazzetta. d. Osped.*, XXV, p. 178, 1904). — Kovalesky, la Migraine, Vigot, 1902, p. 25. — Parhon, Pathogénie et traitement de la migraine (*Revue neurologique*, 15 sept. 1910, p. 257). — Gœtt, Traitement thyroïdien des céphalées (*Thèse de Bordeaux*, 1909). — Paul Carnot, Opothérapie, p. 409.

souvent avec la menstruation. Or, la menstruation est accompagnée d'une élimination notable d'arsenic dans le sang menstruel. La migraine s'améliore à la ménopause ; le budget thyroïdien s'équilibre à ce moment, n'ayant plus à subir les pertes dues à la grossesse, l'allaitement, la menstruation, etc.

Les sujets atteints de migraine chronique, d'après Parhon, présentent un type spécial de physionomie : cheveux gris d'argent, chevelure abondante et bien conservée, donnant un air de vieillesse prématurée à une figure rose et juvénile, quelque peu bouffie.

Il pourrait donc coexister, dans la migraine, un trouble du métabolisme arsenical avec celui d'un métabolisme calcique.

Jeune fille, âgée de 17 ans, molle, apathique ; réglée depuis un an seulement. Yeux saillants, cou légèrement gros. Elle est sujette à des migraines très fréquentes et très violentes depuis l'âge de 8 ans.

Elle prend, pendant huit jours consécutifs, deux fois par mois, 0,10 cent. d'iodothyrine *pro die*. Ce traitement a éloigné et atténué les crises de migraine d'une façon remarquable.

Asthme. — Voici encore une manifestation de l'arthritisme contre laquelle l'iodure de potassium a été considéré jusqu'à présent comme le seul médicament ayant réellement quelque efficacité. Il m'a semblé, en conséquence, que l'iodothyrine avait peut-être quelque chance d'y donner des résultats. Je l'ai donc employée chez des asthmatiques le *premier*, il y a déjà bien longtemps, dès 1900.

Dans un cas, j'ai obtenu un résultat véritablement remarquable. Il s'agissait d'une femme âgée de 30 ans, asthmatique depuis son jeune âge, nullement névropathe, quoique ayant une hérédité nerveuse extraordinairement chargée : père mort fou, sœur lypémaniaque, frère épileptique, frère mort d'atrophie musculaire progressive, oncle paternel aliéné s'étant suicidé, tante maternelle lypémaniaque, neveu hydrocéphale, deux cousines germaines choréiques, cousin germain idiot, etc. Les accès d'asthme sont à peu près mensuels, à l'époque des règles, de courte durée, mais remarquables par leur intensité. L'iodure de potassium, dont il est fait un usage très ancien, ne produit que des effets peu sensibles. Il est remplacé, pendant deux mois consécutifs, par l'iodothyrine à la dose de 0, 20 centigr. par jour. Les accès cessent comme par enchantement et ne se sont plus reproduits.

Dans plusieurs autres cas, les effets de la médication n'ont pas été aussi remarquables, mais ont pourtant été supérieurs à ceux donnés par l'iodure de potassium qui avait été employé à différentes reprises.

Le D. A. Ley (1) rapporte l'observation d'une femme sujette à des accès d'asthme presque quotidiens et qui voyait ces accès disparaître pendant chacune de ses grossesses. L'auteur, amené à penser que ces accès d'asthme pouvaient tenir à une insuffisance thyroïdienne, étant donné que, pendant la grossesse, il y a hypertrophie de la thyroïde et que la cessation des crises durant cet état pouvait tenir à une disparition de cette insuffisance, administra à sa malade des tablettes de thyroïdine. L'effet fut surprenant : les accès d'asthme cessèrent immédiatement et ils ne reparurent plus, à la condition toutefois que la cure fût reprise de temps en temps.

Dans notre observation, les crises se reproduisaient à peu près régulièrement aux époques menstruelles. Or, nous savons qu'avec le sang des menstrues s'élimine une certaine quantité de produits thyroïdiens (A. Gautier), et que, de la sorte, il peut

(1) A. Ley, Accès d'asthme d'origine hypothyroïdienne. (*Journal de neurologie de Bruxelles*, 20 avril 1901 ; *Journal de médecine et de chirurgie pratiques*, 1901, p. 418).

y avoir hypothyroïdie ; notre observation et celle du Dr Ley pourraient donc, à la rigueur, être superposables.

Depuis que ces lignes ont été écrites, différents auteurs ont appliqué à l'asthme le traitement thyroïdien. Paul Carnot a obtenu dans plusieurs cas d'excellents résultats. Dans un cas, les accès, qui se répétaient quatre fois par semaine, s'espacèrent bientôt, puis cessèrent complètement, tant que fut continuée la médication; ils reparurent un mois après la cessation du traitement et disparurent à nouveau quand on le reprit. — Léopold Levi et Rothschild ont décrit longuement un *asthme endocrinique*, justiciable souvent du traitement thyroïdien (1).

On a signalé des cas d'asthme, où l'accès est accompagné pendant toute sa durée du syndrome basedowien ; le basedowisme apparaît et disparaît en même temps que l'accès asthmatique. Curschmann (2), qui a publié des cas semblables, prétend que dans ces cas l'usage de l'adrénaline a l'effet le plus heureux sur les deux syndromes à la fois. On comprend que cet emploi de l'adrénaline est conforme à la *théorie thyroïdo-surrénale* du basedowisme dont j'ai parlé à propos du goître exophtalmique (p. 266).

Tout récemment, en effet, à l'étranger, on a fait jouer un rôle important aux *capsules surrénales* dans la genèse de l'asthme. Il paraît que, parmi les agents thérapeutiques employés pour lutter contre le spasme des muscles bronchiques, aucun n'est comparable à l'Adrénaline, en injections sous-cutanées (3).

(1) Léopold Levi, Nouvelle étude sur le corps thyroïde, 1911, pp. 325-375.

(2) Curschmann, Sur des symptômes basedowiens intermittents dans l'asthme bronchique (*Zeits. f. klinische Medizin*, 1912, LXXVL, 3-4, et *Semaine médicale*, 1913, p. 17).

(3) Januscke et Pollack, *Arch. f. exper. Path. med. Pharm.*, 1911, LXVI, 205. — Jackson, *Journ. Pharm. and Exp. Therapeutics*, IV, 59, 1913. — Lehmann, *Amer. med. Science Journ.*, 1912, p. 865. — Mac Cord, *Med. Record*, 8 mars 1913. — Ephriam, *Deutsch. med. Woch.*,

Asthme des foins. — Il se trouve aussi favorablement modifié par le traitement thyroïdien (Pottier). Heymann a trouvé qu'en effet la glande thyroïde était souvent hypertrophiée dans cette affection et sur 19 sujets traités par la thyroïdine, 3 guérirent et 16 furent améliorés.

Léopold Levi décrit un *asthme nasal thyroïdien* se rapprochant aussi de l'asthme des foins (1).

Il est intéressant de faire remarquer que la dyspnée asthmatique est attribuée soit à une contraction spasmodique des fibres musculaires des ramifications bronchiques, soit à une névrose sécrétoire de la muqueuse bronchique.

Ces deux théories pathogéniques, les mieux fondées assurément, font jouer ainsi un rôle prédominant à l'excitabilité du système nerveux.

Or, nous connaissons la relation entre les sels de calcium et la sédation qu'ils exercent sur les centres nerveux et leur efficacité contre l'urticaire dont nous parlerons plus loin. Et, d'autre part, nous avons parlé de l'action de l'appareil thyro-parathyroïdien sur la rétention des sels de calcium dans l'organisme.

C'est pourquoi, Januschke et Chiari et Kayser (de Strasbourg) ont utilisé les sels de calcium dans l'asthme nerveux et dans l'asthme des foins.

Intestin ; Constipation ; Entérite muco-membraneuse. — Il est d'observation clinique que la constipation est habituelle dans le myxœdème et les états d'hypothyroïdie. « La constipation, dit Hertoghe, domine, en quelque sorte,

1912, p. 1453. — O. Weiss, *Deutsch. med. Wochens*, 19 sept. 1912. — Voir aussi *Semaine médicale*, 1911, p. 91 ; 1911, p. 164 ; 1912, p. 544.

(1) Heymann, *Berlin. klin. Wochens.* 1907, n° 13. — Léopold-Levi, *loc. cit.*, pp. 375-391. — Pottier, la Médication thyroïdienne dans l'asthme des foins. (*Soc. méd. de l'Elysée*, 3 mars 1907). — Traitement de la fièvre des foins par l'extrait de capsule surrénale (*Journal des praticiens*, 1890, p. 584).

toute la scène pathologique de l'insuffisance thyroïdienne. »

Dans le myxœdème, la sangle abdominale, peu solide, se laisse distendre par le contenu de l'intestin qui n'est pas évacué ; les enfants myxœdémateux ne défèquent que par regorgement ; la hernie ombilicale est fréquente. D'autres fois le ventre est gros : on songe au carreau, au rachitisme. Or, sous l'influence du traitement thyroïdien, la constipation disparaît, le ventre s'aplatit.

D'autre part, on connaît les diarrhées paroxystiques des basedowiens, chez lesquels l'hypersécrétion thyroïdienne réalise les effets de la [illegible]dication. Il en est de même de la diarrhée qui se produit dans certains états émotifs et nerveux ; car on sait que le corps thyroïde est l'organe intermédiaire sur lequel agissent les émotions.

Les rapports entre le corps thyroïde et l'intestin sont donc évidents.

Par quel mécanisme, la médication thyroïdienne agit-elle sur l'intestin ? Plusieurs hypothèses sont permises. On peut supposer que l'œdème intestinal qui coexiste avec les œdèmes des autres muqueuses, dans le myxœdème, et qui serait la cause de la constipation, disparaît sous l'influence de la médication ; ou encore on peut dire que, par l'action de la thyroïdine, l'activité de la sécrétion intestinale est augmentée, de même que celles des autres glandes. Marbé, en effet, a démontré cet accroissement des sécrétions intestinales, chez des chiens fistulisés, sous l'influence de l'ingestion de poudre de thyroïde (1).

Y-a-t-il, au contraire, une action excitatrice sur le système neuro-musculaire de l'intestin, conformément à l'action générale du corps thyroïde sur ce système ? Et alors il convient de faire intervenir la fonction biologique modératrice de l'ion cal-

(1) Marbé, Influence du corps thyroïde sur la physiologie de l'intestin (*Société de Biologie*, 1er juillet 1911).

cium dont nous avons si souvent parlé. L'augmentation de concentration de l'ion calcium dans le protoplasma, qui se trouve réalisée par l'hypothyroïdie, amènerait une dépression neuro-musculaire de l'intestin, et, par conséquent, la constipation, tandis que la diarrhée serait due à une diminution de cette concentration. La thyroïdine agirait à la façon des décalcifiants et en particulier des sels de soude, en diminuant la concentration du calcium libre dans l'organisme et en provoquant des réactions d'excitation neuro-musculaire (Léopold-Levi)(1).

On a remarqué que le goitre exophtalmique s'accompagne quelquefois de coprostase chronique, et que, en pareille occurrence, le traitement efficace de la constipation a pour effet, non seulement d'atténuer d'une manière inespérée les manifestations basedowiennes, mais encore de les faire disparaître complètement pour un certain temps. S'il est permis d'admettre qu'à l'état normal le corps thyroïde joue un rôle dans la neutralisation des toxines intestinales, on peut aussi penser que, dans certaines conditions, les poisons auxquels donne lieu la coprostase peuvent à leur tour provoquer des phénomènes de thyroïdisme qui tendent à disparaître quand on a réussi à tarir la source même de l'auto-intoxication.

On connaît l'influence prépondérante que les états nerveux exercent sur la production de l'ENTÉRITE MUCO-MEMBRANEUSE. Nous avons dit aussi les rapports certains existant entre le corps thyroïde et les divers troubles nerveux et émotifs et qui constituent le nervosisme thyroïdien. Il n'y a donc rien d'étonnant à ce que l'action de la thyroïde intervienne dans cette affection intestinale.

(1) LÉOPOLD-LEVI, Corps thyroïde et intestin (*Société de Biol.*, 20 avril 1907). — Intestin thyroïdien et ion-calcium (*ibidem*, 27 avril 1907). — MINORET, Corps thyroïde et intestin (*Thèse de Paris*, 1911-1912). — Médication thyroïdienne dans la cachexie gastro intestinale des nourrissons (*Semaine médicale*, 1903, p. 212).

Dans son travail sur l'entérite muco-membraneuse, Trémolières a cherché à démontrer que la réaction de l'intestin aux diverses causes provocatrices est préparée par l'insuffisance thyroïdienne.

Le paroxysme intestinal serait comparable aux accès de migraine et d'asthme d'origine thyroïdienne dont il a été parlé.

D'après Bernard, l'entérite muco-membraneuse se rencontre assez souvent dans le goître exophtalmique. Léopold-Levi dit qu'elle est sous la dépendance de l'instabilité thyroïdienne (1).

Voici un cas où le traitement thyroïdien m'a donné de bons résultats :

Jeune femme de 26 ans ; mariée depuis 8 ans, sans enfants, mal réglée.

Emotive, irritable, présentant, depuis son mariage, des phobies hypocondriaques. Constipation opiniâtre habituelle, matières ovillées entourées d'une couche muqueuse. Par crises revenant tous les mois ou deux, elle est atteinte de coliques pseudo-appendiculaires, accompagnées de selles diarrhéiques et muco-membraneuses. Pendant ces paroxysmes, qui durent 24 ou 48 heures, la malade est prise d'un état profond de dépression avec palpitations et angoisse précordiale.

Elle est soumise au traitement thyroïdien et, au bout de deux mois environ, elle voit la constipation diminuer et les crises abdominales douloureuses disparaître complètement.

Ptoses viscérales ; panoptose. — Si on se reporte à ce que nous avons dit en différents endroits, notamment dans

(1) Trémolières, l'Entéro-colite muco-membraneuse, Paris, 1907. — Bernard, Goître exophtalmique et entérite muco-membraneuse (*Presse médicale*, 17 juin 1903, et *Lyon médical*, 1903, n° 46, p. 754). — Léopold Levi, *loc. cit.*, p. 281.

la description des myxœdèmes et dans la comparaison de ceux-ci avec certains symptômes de l'hypoazoturie (p. 140), on se rend compte que l'insuffisance thyroïdienne s'accompagne d'un relâchement des tissus, d'une atonie viscérale, d'une débilité des ligaments ayant pour conséquence des ptoses viscérales : le rein flottant, l'entéroptose, l'atonie et la ptose gastriques, l'effondrement de la paroi abdominale, les déviations utérines, les hernies, etc.

Souvent, on se trouve en présence de la ptose isolée d'un organe ; mais il est plus fréquent encore de constater à la fois le relâchement de plusieurs organes et même de tous les viscères.

Ce relâchement généralisé des appareils suspenseurs et musculo-aponévrotiques des organes constitue le syndrome décrit sous le nom de *panoptose*.

Chez les sujets qui en sont atteints, on constate de la flaccidité de la paroi abdominale; les muscles droits sont écartés, les piliers aponévrotiques relâchés. On observe souvent des hernies de faiblesse, parce que, sous la poussée causée par un effort, l'épiploon et l'intestin, ptosés eux-mêmes, traversent facilement les orifices distendus et mal fermés. Les muscles striés, faibles et pâles, ne sont pas saillants sous la peau ; les sphincters ont perdu leur tonicité; l'utérus est prolabé; enfin, chez les hommes, le relâchement du crémaster produit la flaccidité des bourses; le varicocèle se montre souvent. Le tissu musculaire lisse n'est pas mieux partagé; c'est lui qui cause la dilatation d'estomac avec entéroptose et rein mobile; il fait dilater les fibres des parois veineuses et produit des varices et des hémorroïdes.

Il existe en même temps une autre série de troubles secondaires, se traduisant, dans la zone circulatoire, par des palpitations de cœur, des bouffées de chaleur, des réactions vaso-motrices, dans la zone respiratoire, par de l'oppression, de la toux nerveuse, du faux asthme.

Si l'on songe que ces accidents, dans leur éclosion et leur exacerbation, sont liés souvent à la périodicité des divers actes de la nutrition, on comprendra toute l'importance de leur pathogénie, car le médecin qui dirigerait son attention exclusivement du côté du système nerveux ne verrait pas la relation entre les symptômes neurasthéniques et les symptômes thyroïdiens.

C'est ainsi que je faisais moi-même une fausse interprétation dans un fait clinique dont j'ai donné l'observation : le syndrome de Basedow faisant son apparition chez une femme atteinte d'un rein flottant. Au lieu de considérer le rein flottant et le goître exophtalmique comme deux syndromes évoluant simultanément et séparément sur un terrain commun de dysthyroïdie, je considérais les symptômes basedowiens comme des troubles réflexes causés par le rein flottant (1).

On se trouve de la sorte amené à instituer, dans les cas si nombreux de débilité tissulaire, l'opothérapie thyroïdienne accompagnée d'un traitement récalcifiant, car on sait les liens étroits qui unissent l'hypothyroïdie et la déperdition calcaire.

Bien entendu, le traitement thyroïdien ne replacera pas un rein ptosé, ne redressera pas une rétroversion, mais tout ce qui, dans la symptomatologie de la panoptose, est subjectif, pourra disparaître rapidement.

AFFECTIONS CARDIO-VASCULAIRES

Nous avons fait connaître l'action du corps thyroïde sur les organes de la circulation (p. 121).

Le principe thyroïdien occasionne tout d'abord des trou-

(1) G. GAUTHIER (de Charolles), Des Goîtres exophtalmiques secondaires ou symptomatiques (*Lyon médical*, 1893, n°s 2, 3 et 4).

bles fonctionnels caractérisés par la tachycardie et l'abaissement de la pression sanguine.

L'accélération, la faiblesse et surtout l'instabilité du pouls sont les premiers symptômes qui signalent l'imprégnation thyroïdienne. Cette instabilité du pouls, caractérisée par la rapide augmentation des pulsations sous l'influence du moindre effort, précède la tachycardie, qui s'établit et s'accentue, quand le thyroïdisme devient plus évident (Mossé).

La plupart des cas de mort, qui se sont produits à la suite de l'emploi du suc thyroïdien, sont dus à une syncope. La thyroïdine serait donc un poison du cœur, et, au dire de Béclère (1), aurait, comme la digitale, le pouvoir accumulatif.

La substance thyroïde n'agit pas seulement à la façon des substances, digitale et autres médicaments similaires, qui modifient le jeu des fonctions du cœur et des vaisseaux, mais encore elle peut agir à la mode des substances dites altérantes, comme les iodures, susceptibles de produire une modification des lésions organiques du système cardio-vasculaire.

Les lésions cardio-vasculaires se rattachent en général au rhumatisme, à la goutte, au diabète, à l'obésité, en un mot à toutes les affections dues à un ralentissement de la nutrition, et on comprend que, comme telles, elles peuvent être améliorées par l'iodothyrine, aussi bien que par les iodures.

La médication thyroïdienne, en vertu de son action hypotensive, peut donc être utilisée dans un grand nombre d'affections cardio-vasculaires (Huchard) :

Dans la maladie de Stokes-Adams (pouls lent permanent);

L'asphyxie locale des extrémités;

Certaines formes d'angine de poitrine;

L'hémicrânie vaso-constrictive;

Certains accidents de l'intoxication saturnine;

(1) Béclère, *Soc. méd. des hôpitaux*, 18 janvier 1894.

En un mot, dans toutes les affections où le spasme vasculaire et l'hypertension artérielle jouent un rôle important.

Chez une malade atteinte d'insuffisance mitrale, Weiss a vu survenir une amélioration par la médication qui, « sans doute, avait diminué la surcharge graisseuse du cœur (1) ».

Lancereaux (*loc. cit.*) a obtenu dans l'*artério-sclérose* des résultats remarquables qui lui dictent les réflexions suivantes :

« Ce sont surtout les résultats obtenus dans l'artério-sclérose qui donnent à la médication thyroïdienne une grande importance.

« L'artério-sclérose est, en effet, une affection des plus répandues. Les conséquences, très nombreuses et toujours désastreuses, en sont, pour ne citer que les principales, la plupart des hémorragies et des ramollissements de l'encéphale, l'hypertrophie du cœur, le rétrécissement des artères coronaires et la dystrophie consécutive du myocarde, l'insuffisance aortique et l'ectasie de ce même vaisseau, les nécroses des extrémités ; enfin, et par-dessus tout, la néphrite artérielle, le fameux mal de Bright, avec toutes ses suites funestes. Eh bien ! la thérapeutique actuelle ne possède aucun remède certain contre l'origine de maux aussi nombreux et aussi terribles. Aucun médicament, parmi ceux qui ont été essayés, n'a donné jusqu'à présent des résultats véritablement satisfaisants. Seul l'iodure de potassium n'est pas sans avoir une certaine action sur ces désordres, surtout lorsqu'il est administré assez tôt, *mais jamais nous n'avons obtenu avec ce médicament des résultats aussi manifestes qu'avec l'extrait thyroïdien.* En conséquence, nous sommes à nous demander si l'iodure de

(1) HUCHARD, Médication thyroïdienne dans les affections du cœur et des vaisseaux (*Journal des Praticiens*, 1896, p. 242). — MORRIS, De la thyroïdine dans l'angine de poitrine (*Semaine médicale*, 1895, annexe, p. 202). — WEISS, *Wien. med. Wochen.*, 8 octobre 1898, n° 41. — VERMOREL, Origine thyroïdienne de certaines tachycardies de la puberté et de la ménopause (*Thèse de Paris*, 1907).

potassium, introduit dans l'organisme, ne servirait pas à fournir au corps thyroïde les éléments nécessaires à la fabrication de son principe actif. »

Chez un de mes malades, goutteux, âgé de 50 ans, atteint d'aortite chronique et souffrant depuis deux ans de douleurs thoraciques intenses contre lesquelles aucune médication n'avait réussi, l'iodothyrine, administrée à faibles doses, procura rapidement un soulagement considérable. Seulement, la dose du médicament devait être restreinte à 3 ou 4 centigr. ; au delà, il se produisait infailliblement de la tachycardie.

Mais il y a plus : une lésion de la thyroïde, congénitale ou acquise, peut provoquer une lésion du cœur.

L'infantilisme, qui procède le plus souvent, nous l'avons dit, d'une insuffisance thyroïdienne, peut s'accompagner d'une diminution de volume du cœur, sorte d'*infantilisme cardiaque*.

Parmi les lésions valvulaires, le rétrécissement mitral est surtout susceptible d'avoir une origine thyroïdienne. L'état parcheminé des valvules, qui caractérise cette sténose mitrale, peut être comparée à une sclérodermie partielle, et nous dirons dans un instant que la sclérodermie est souvent d'origine thyroïdienne Ménétrier et Bloch ont publié un cas de sclérodermie diffuse avec rétrécissement mitral guéri par le traitement thyroïdien. Klippel et Chabrol ont rapporté une observation avec autopsie de « nanisme mitral myxœdémateux ».

Si le rétrécissement mitral, qui n'est pas, comme on a l'habitude de le dire, le plus souvent congénital, fait généralement son apparition pendant l'enfance, c'est en raison de la fréquence à cet âge des thyroïdites infectieuses, dans la rougeole, la grippe, la fièvre typhoïde. Si cette cardiopathie se montre aussi assez souvent vers la puberté, et de préférence chez les jeunes filles, c'est en vertu de l'action synergique (ou plutôt antagoniste) de l'ovaire dont le fonctionnement est exagéré à cette période de l'existence.

Ainsi s'expliquent, par cette origine thyroïdienne, un grand nombre des symptômes qui font cortège à la sténose mitrale et qui peuvent être rangés parmi ceux décrits sous le nom d'hypothyroïdie bénigne chronique par Hertoghe.

Il est vrai que le mecanisme intime de ces troubles du développement cardio-vasculaire, qui caractérisent le « nanisme mitral », peut être interprété d'une façon différente. Le corps thyroïde, insuffisamment vascularisé par suite du rétrécissement du calibre de ses artères nourricières, déterminerait un arrêt dans la croissance générale de l'individu, et alors les lésions thyroïdiennes ne seraient, comme la sténose mitrale elle-même, qu'une des manifestations de la dystrophie vasculaire (1).

Mais, quelle que soit l'interprétation à laquelle on s'arrête, il faut retenir sur ce point les conseils de Huchard :

« Quand, dans un cas de rétrécissement mitral, vous découvrirez des symptômes thyroïdiens, penserez-vous à une hyposystolie commençante et donnerez-vous la digitale si un œdème transitoire affecte les membres inférieurs ? Ce serait une double faute, clinique et thérapeutique. Si surviennent des palpitations, de la tachycardie paroxystique, en aurez-vous raison avec la digitale ? Nullement, c'est alors la médication opothérapique qui convient, la médication thyroïdienne pure ou associée. »

Des troubles de la fonction *hypophysaire* peuvent également retentir sur l'appareil cardio-vasculaire.

(1) HUCHARD, Rétrécissement mitral et symptômes thyroïdiens (*Journal des praticiens*, 1910, p. 198 ; *Consultations médicales*, tome II, p. 322). — GILBERT et RATHERY, Nanisme mitral (*Presse médicale*, 1900, p. 228). — AUREGAN, Rétrécissement mitral et nanisme (*Thèse de Paris*, 1909-1910). — BRUNEAU, *Thèse de Paris*, 1904. — GERSON, *Thèse de Paris*, 1905. — MÉNÉTRIER et BLOCH, *Soc. méd. des hôpitaux*, 1905. — KLIPPEL et CHABROL, *Revue de Médecine*, 10 mars 1910. — Cœur et Acromégalie (*Journal des praticiens*, 1899, p. 232).

Renon et Delille on décrit un *syndrome d'insuffisance hypophysaire*, caractérisé par l'abaissement de la tension artérielle, l'accélération du pouls, la diminution de la quantité des urines, syndrome qui, comme on le voit, reproduit les traits de la myocardite, mais qui disparaît par l'administration de l'extrait d'hypophyse.

Ce syndrome d'insuffisance hypophysaire a été constaté au cours et à la suite des toxi-infections (Torri, Garnier et Thaon), qui sont aussi une cause fréquente de myocardite. On comprend donc qu'on puise attribuer à une myocardite véritable ces symptômes hypophysaires, qui sont en réalité justiciables d'un traitement opothérapique. C'est ainsi que Renon et Parisot ont obtenu des effets thérapeutiques indiscutables avec le traitement hypophysaire dans des cas considérés comme des myocardites (1). Nous avons dit du reste que le lobe postérieur de l'hypophyse renforce les battements du cœur et Trerotoli a vérifié chez des cardiaques cette constatation expérimentale (2).

Plus encore que l'hypophyse, les *capsules surrénales* sont susceptibles d'être frappées d'insuffisance au cours des maladies infectieuses (principalement de la fièvre typhoïde, de la diphtérie et de la scarlatine). Il se produit alors un syndrome cardio-vasculaire apparaissant souvent brusquement, essentiellement caractérisé par un état d'adynamie, avec assourdissement des bruits du cœur, petitesse du pouls, vomissements et diarrhée ; la mort est fréquente, soit par syncope, soit par collapsus (3).

(1) Renon et Delille, Opothérapie hypophysaire et maladies toxi-infectieuses (*Soc. de Thérap.*, 22 janvier 1907) : *idem*, 23 avril 1907 ; Insuffisance hypophysaire et myocardite (*Journal des praticiens*, 19 octobre 1907).

(2) Trerotoli, *Riv. crit. di clin. med.*, 19 août 1907.

(3) Castaigne et Gouraud, Opothérapie des troubles cardiaques dans les maladies infectieuses (*Journal médical français*, mai 1911). — A. Clerc,

Les extraits d'hypophyse et de surrénales doivent être considérés comme des produits à action éminemment hypertensive. L'emploi de l'adrénaline comme vaso-constricteur est entré définitivement dans la pratique courante, tandis que l'emploi de l'hypophysine a été jusque-là relégué au second plan. Cependant, à certains égards, l'hypophysine se montre bien supérieure à l'adrénaline, qui présente le grand inconvénient de ne produire sur l'hypotension qu'un effet trop passager.

Il y a donc avantage à donner les préparations d'hypophyse, chaque fois qu'il y a lieu de relever la tension artérielle d'une façon énergique et durable, dans le shock chirurgical, dans les états péritonéaux, etc.

Nous ne nous étendrons pas sur les rapports qu'on établit entre les fonctions surrénales et la production de l'artério-sclérose, de l'athérome et de la néphrite chronique. Quand les capsules surrénales sont en hyperplasie, elles déversent dans le sang un excès d'adrénaline, et cette substance, douée de propriétés hypertensives et vaso-constrictives énergiques, joue de la sorte un rôle essentiel dans la régulation de la pression artérielle. Cet accroissement exagéré de la pression sanguine détermine les lésions athéromateuses et l'hyperthrophie cardiaque (1).

Opothérapie surrénale et hypophysaire dans l'insuffisance cardiaque (*Progrès médical*, 24 décembre 1910).

(1) O. Josué, Traité de l'artériosclérose, Paris, 1908. — *Société médicale des hôpitaux*, 3 juillet 1908. — Syndrôme surréno-vasculaire (*Société médicale des hôpitaux*, 29 janvier 1909). — Capsules surrénales, stimulant cardiaque (*Médecine moderne*, 1897, p. 45). — Syndrome surréno-vasculaire (*Paris médical*, 25 février 1911, p. 287). — Vaquez et Aubertin, Cœur de Traube et hyperplasie médullaire des surrénales (*Comptes rendus de la Soc. de biologie*, séance du 25 mai 1907, p. 967, et *Semaine médicale*, 1907, p. 263). — O. Josué, Hypertrophie cardiaque causée par l'adrénaline et la toxine typhique (*Ibidem*, séance du 12 octobre 1907 p. 285, et *Semaine médicale*, 1907, p. 510).

MALADIES DU FOIE

Le foie et le corps thyroïde ont entre eux une certaine relation fonctionnelle. Dans des expériences de Heurtle, la ligature du cholédoque a déterminé l'apparition de symptômes nettement basedowiens et l'augmentation de la matière colloïde dans le corps thyroïde. Dans plusieurs cas d'ictère chronique par compression du cholédoque, Lindemann (1) a constaté par l'examen histologique que la glande thyroïde présentait les signes d'une suractivité fonctionnelle, caractérisée par une quantité considérable de substance colloïde dans les follicules de la glande.

Antérieurement à ces faits, Bronner avait signalé l'influence des affections hépatiques sur le développement de la maladie de Basedow.

Vigouroux a constaté, chez la plupart des basedowiens qu'il a observés, les signes de l'insuffisance hépatique avant et pendant la maladie. Ne serait-ce pas à l'existence de cette insuffisance hépatique qu'il faudrait rattacher la fréquence de la glycosurie alimentaire chez les basedowiens? On sait, en effet, depuis que Colrat (de Lyon) l'a démontré pour la première fois (1875), que l'épreuve de la glycosurie alimentaire est une indication diagnostique précieuse des lésions du foie avec insuffisance fonctionnelle (2).

On sait aussi qu'il existe des goîtres nettement de caractère arthritique qui surviennent quelquefois chez les gros mangeurs ayant souvent de l'insuffisance hépatique.

Van der Ecke (3) a décrit des lésions microscopiques du foie

(1) Lindemann, *Virchow's Archiv*, 1897, vol. CXLX, nº 2, p. 102.

(2) Baylac (de Toulouse), *Soc. de Biol.*, déc. 1897. — Achard et Castaigne, *Arch. gén. de méd.*, mars 1898. — Linossier, *Médecine moderne*, 1898, p. 208.

(3) Van der Ecke, Lésions du foie chez les animaux éthyroïdés (*Académie de médecine de Bruxelles*, 30 oct. 1897).

sur une série d'animaux totalement ou partiellement éthyroïdés. Ces lésions consistent en une congestion des vaisseaux sanguins, pouvant aller jusqu'à l'hémorragie avec réplétion des espaces lymphatiques péricapillaires. Il y a en même temps une atrophie des travées parenchymateuses et une altération régressive des éléments glandulaires, consistant dans un aspect trouble et vacuolaire du protoplasma et une dégénérescence graisseuse accessoire.

Hertoghe a insisté sur la lithiase biliaire dans le myxœdème. Lorand rappelle les expériences de Blumreich et de Jacobi, qui, après l'extirpation de la glande thyroïde chez les animaux, ont trouvé une large dilatation de la vésicule biliaire et il insiste de son côté sur la présence des sels et pigments biliaires dans l'urine des animaux éthyroïdés.

Apert a observé la coexistence de la lithiase biliaire et du myxœdème fruste dans la même famille (1).

Parhon et Urechie pensent que la thyroïde doit intervenir dans la pathogénie de la lithiase biliaire. Ils ont constaté en effet, dans les cas qu'ils ont étudiés à ce point de vue, que le poids de la thyroïde est souvent au-dessus de la moyenne et que cette glande présente des altérations microscopiques très fréquentes, mais dont la valeur est difficile à préciser. Ils concluent que la lithiase biliaire évolue souvent sur un terrain d'hypothyroïdie (2). Nous dirons que cette conclusion n'a rien qui doive surprendre, puisque la lithiase biliaire est souvent d'origine arthritique, et que l'arthritisme, comme on le sait, est un des grands tributaires de l'hypothyroïdie.

La physiologie du foie est très complexe ; ses fonctions sont multiples, biliaire, glycogénique, uréogénique, coagulante,

(1) Hertoghe, *Nouvelle Iconographie de la Salpêtrière*, XII, 1899, p. 261. — Lorand, *Montly Cyclopædia of pratical medecine*, 1906, IX, p. 252. — Apert, *Maladies familiales*, J.-B. Baillière et fils, 1907.

(2) Parhon et Urechie, État de la thyroïde dans la lithiase biliaire (*Société de Biologie*, 11 mars 1911).

antixénique, et à ce complexus fonctionnel d'autres glandes associent encore leurs propres fonctions. De sorte que la synergie thyro-hépatique pour ces diverses fonctions ne se dégage que par une étude artificielle; le corps thyroïde, par exemple, se trouve associé aux glandes parathyroïdes dans la fonction calcifiante et le foie forme, avec le pancréas, un véritable système, en ce qui concerne la glycémie. L'étude des rapports thyro-hépatiques permet ainsi de pénétrer plus profondément dans l'intimité de l'arthritisme, dont les troubles humoraux et nerveux, les auto-infections, peuvent s'expliquer par un état du foie ou du corps thyroïde, et, sans doute, dans certains cas, par un état thyro-hépatique (1).

Les applications de la médication thyroïdienne dans les affections du foie sont rares. Van der Vorst rapporte des cas de cirrhose du foie qui auraient été améliorés considérablement par la thyroïdine ; mais il n'indique pas de quelle variété de cirrhose il s'agissait ni en quoi a consisté cette amélioration (2).

Gilbert et Hirscher (3) ont employé l'extrait thyroïdien dans des cas d'ictère et ont obtenu une amélioration des symptômes, notamment du prurit. Ils ont pu démontrer également la diminution successive et la disparition des sels biliaires.

Brown a, d'une façon générale, confirmé l'observation de ces auteurs, et, pour se rendre compte si la thyroïdine empêche la formation des sels biliaires dans le foie, il a retiré de la bile de la vésicule biliaire d'un animal soumis au traitement thyroïdien et il a trouvé que cette bile contenait deux fois et demie moins de sels biliaires.

Le corps thyroïde exercerait donc, mais seulement *in vivo*, une action destructive ou modificatrie de la sécrétion des sels

(1) Léopold-Lévi, Insuffisance thyroïdienne et fonctions hépatiques (*Soc. de Biol.*, 17 juin 1911).

(2) Van Vorst, *Bull. de la Soc. méd. d'Anvers*, juin 1896.

(3) Gilbert et Hirscher, Influence de la médication thyroïdienne sur le prurit des ictériques (*Société de biologie*, 26 juillet 1902).

biliaires et il semble bien que c'est par cette diminution des sels biliaires que l'opothérapie thyroïdienne agit sur le prurit des ictériques. Mais le mécanisme intime de cette action sédative nous échappe et il ne faut pas oublier que la glande thyroïde influence l'utilisation du calcium, ce qui pourrait bien encore expliquer son action sur le prurit.

MALADIES DES REINS

Dans les reins des animaux éthyroïdés, Van der Ecke note, outre la stase veineuse, des altérations du parenchyme glandulaire. Dans l'athyroïdie aiguë et au début de l'athyroïdie chronique, les éléments épithéliaux des *tubuli contorti* perdent leur striation et leurs contours, le protoplasma devenant trouble et granuleux; la lumière des canalicules s'efface, les noyaux cellulaires subissent la chromatolyse. Puis, dans un second stade, qui correspond à l'athyroïdie chronique, la dégénérescence envahit progressivement les éléments nécrosés; de fines gouttelettes graisseuses apparaissent également dans l'épithélium des canaux en anse de Henle, des canaux d'union et des canaux droits.

Alison (1), ayant constaté que ces complications rénales du myxœdème cédaient rapidement sous l'influence de l'opothérapie thyroïdienne, étudia l'action de ce traitement dans le mal de Bright classique (le rein cirrhotique excepté). Il observa que, dans les néphrites infectieuses, scarlatineuse et diphtérique, par exemple, le corps thyroïde à faible dose exerce certainement une action favorable.

Nous avons vu (p. 93) que, d'après Castaigne et Parisot, même en l'absence d'albuminurie, le rein n'est pas normal au cours de l'insuffisance thyroïdienne et quels heureux résultats produit alors la médication thyroïdienne. Ces mêmes auteurs

(1) Alison, *British. med. Journ.*, 8 oct. 1897.

pensent que certains cas de néphrites chroniques urémigènes, au cours desquelles l'insuffisance thyroïdienne ne paraît pas intervenir, peuvent aussi être améliorées par l'adjonction de l'opothérapie thyroïdienne au traitement de l'affection rénale. Ils ont pu relever douze observations dans lesquelles une série de symptômes liés à une petite urémie — céphalées rebelles et persistantes, crampes, troubles visuels — sont améliorés depuis plusieurs années, grâce à un traitement thyroïdien étroitement surveillé. Ils ont noté également dans une série de cas de ce genre la diminution de l'albuminurie (1).

Parhon et Papinian ont publié une observation analogue : dans un cas de néphrite apparue sans cause, caractérisée par un œdème généralisé, de l'albuminurie abondante, de l'oligurie, ils constatèrent la disparition de tous les symptômes morbides, sous la seule influence de la médication thyroïdienne (2).

Percy (de Galesburg), d'après 35 observations personnelles, est persuadé qu'un grand nombre de néphrites sont liées à l'hypothyroïdie et qu'elles doivent bénéficier de la médication thyroïdienne (3).

Mais c'est surtout dans la néphrite gravidique que les préparations thyroïdiennes peuvent avoir une heureuse influence. Nous avons vu que Lange a fait sur ce sujet de très intéressantes recherches : nous n'y reviendrons pas.

En résumé, on comprend que, dans ces affections du foie et des reins, la substance thyroïde, par son iodothyrine, se comporte un peu comme les iodures. Elle active les échanges

(1) Castaigne et Parisot, les Médications opothérapiques dans les affections rénales (*Journal médical français*, 15 mai 1910).

(2) Parhon et Papinian, *Presse médicale*, 1905, n° 1. — Chauffard, Urémie chez un infantile (*Journal des Praticiens*, 1902, p. 289).

(3) Percy, Thyroïdothérapie dans les néphrites (*Semaine médicale*, 1912, p. 570).

nutritifs, favorise la diurèse et l'élimination des déchets organiques, en même temps que, grâce à son action sur l'appareil cardio-vasculaire, elle est capable d'abaisser la pression sanguine. On conçoit donc que, par sa triple action, antitoxique, diurétique et hypotensive, cette médication soit capable d'amener une amélioration très manifeste chez des sujets qui sont atteints de lésions rénales, accompagnées d'hypertension et d'insuffisance de la dépuration urinaire.

Mais, comme nous l'avons déjà dit c'est surtout dans ces affections qu'il faut surveiller le traitement, éviter l'usage des fortes doses, ne se servir que de préparations irréprochables, d'un dosage sûr et facile, si l'on veut échapper aux accidents du thyroïdisme et en particulier à la dépression cardiaque.

CHAPITRE XI

THYROIDOTHÉRAPIE INDIRECTE (*suite*)

e) AFFECTIONS CUTANÉES

SOMMAIRE. — Sclérodermie. — Ichtyose. — Psoriasis. — Eczéma. — Urticaire. — Œdèmes transitoires. — Dermatoses vaso-motrices. — Engelures. — Maladie de Raynaud. — Chute des poils. — Alopécies. — Action des diverses glandes endocrines sur le système pileux. — Dents et ongles.

Nous avons vu que le dysthyroïdisme se manifeste très nettement sur les téguments (peau et muqueuses). Nous avons parlé ailleurs des états mucinoïdes qui caractérisent les divers myxœdèmes et pour lesquels l'opothérapie donne des résultats si remarquables. Nous rangeons dans ce chapitre des affections cutanées variées, où l'efficacité de la médication, pour être moins brillante, n'en est pas moins démontrée.

En général, le traitement thyroïdien s'est adressé à des lésions trophiques de la peau mal définies et mal classées, ne relevant chez l'individu d'aucune diathèse et d'aucune cause déterminées, et qui, sur certains indices, sont rattachées à des troubles de la fonction de glandes endocrines : des sclérodermies, des ichtyoses, des psoriasis, des urticaires, des eczémas, des chutes de cheveux et de poils, etc.

Il s'est adressé aussi à d'autres états morbides de la peau, dont la plupart résultent d'états fluxionnaires et de troubles vaso-moteurs, œdèmes variés, œdème aigu de Quincke, acryocyanose, maladie de Raynaud, etc., en un mot, à toute une série de lésions du tégument dont les causes sont restées obscures jusqu'à ce jour et pour lesquelles ont tend à faire intervenir, pour en expliquer la pathogénie, l'influence des glandes endocrines.

SCLÉRODERMIE

Les liens qui unissent la sclérodermie aux altérations de la thyroïde ont été tout particulièrement étudiés.

L'association de cette dermatose avec le goître exophtalmique, le goître simple ou l'atrophie du corps thyroïde, a été fréquemment observée (Von Leube, Kahler, Jeanselme, Raymond, Beer, Singer, Booth, Grünfeld, Morselli, Panegrossi, etc.). On a même été jusqu'à établir pour les sclérodermies des variétés basées sur la diversité des troubles thyroïdiens. A l'hyperthyroïdie correspondrait la sclérodermie ordinaire, la plus fréquente, tandis qu'à l'hypothyroïdie correspondrait un type spécial différent de la forme ordinaire par un moindre parcheminage de la peau et donnant au toucher la sensation d'une sorte d'adipose sous-cutanée.

La sclérodermie semble être une maladie antagoniste de l'acromégalie. Dans la sclérodermie, en effet, la peau, le tissu cellulaire sous-cutané, les extrémités osseuses (doigts et orteils), les os de la face subissent un amincissement graduel, une usure progressive, c'est-à-dire tout le contraire de ce qui se passe dans l'acromégalie. Il y aurait donc entre ces deux maladies le même antagonisme qu'entre la maladie de Basedow et le myxœdème (Strümpell).

Roux et Lafond ont repris la comparaison de Strümpell et ont trouvé dans un cas de sclérodermie des altérations de l'hypophyse, consistant en congestion et hémorragies de cet organe, avec présence de petites cellules rondes à protoplasma granuleux remplaçant les cellules épithéliales qui, dans certains endroits, manquent complètement.

D'ailleurs, il existe de nombreux faits établissant l'association de la sclérodermie avec l'acromégalie, la maladie de Dercum, la maladie de Parkinson, la mélanodermie, autant d'affections qui elles-mêmes trouvent leur origine dans un trouble fonctionnel ou organique des diverses glandes endocrines (hypophyse, parathyroïdes, surrénales). D'après Gaucher, les lésions existant sur les glandes endocrines dans les sclérodermies consistent en une sclérose à début périvasculaire.

En tous cas, la médication thyroïdienne administrée à des sclérodermiques atteints ou non de goître a donné des résultats souvent satisfaisants.

Lancereaux et Paulesco citent le cas d'une femme chez laquelle il se produisit un œdème rhumatismal périarticulaire et dont la peau, qui devint bronzée, perdit sa souplesse ; un traitement thyroïdien de quatre mois produisit une grande amélioration. Paul Carnot cite aussi deux cas où des phénomènes de sclérodermie et d'asphyxie des extrémités s'amendèrent.

Sachs, Oddo et Chassy ont obtenu des résultats satisfaisants. Ménétrier et Bloch ont publié une observation de sclérodermie diffuse très rapide à forme œdémateuse dont la sclérose cutanée entravait déjà les mouvements respiratoires, et qui rétrocéda net par le traitement.

De Beurmann a observé un cas où l'amélioration fut considérable; Bonnet et Dufouet, un autre où elle fut complète.

D'autres auteurs ont traité la sclérodermie avec des résultats variables (Osler, Friedheim, Archangeli, Morselli, Levi et Rothschild, Rovitsch, etc., etc.).

Audry et Roques ont réuni les cas de sclérodermie où l'opothérapie a été employée : sur 67 observations de sclérodermie diffuse, ils notent 4 guérisons, 32 améliorations et 31 insuccès, soit 63, 73 o/o de résultats favorables ; sur 10 observations de sclérodermie circonscrite, 1 guérison, 6 améliorations et 3 insuccès.

En réalité, même dans les cas les plus favorables, on obtient plutôt des améliorations que des guérisons. Le degré de ces améliorations dépend, du reste, en grande partie, de l'ancienneté des lésions cutanées. Il est en effet de toute nécessité que, pour qu'elle ait des chances de succès, l'opothérapie soit instituée au début de la maladie, pendant la période pseudo-myxœdémateuse (sclérodermie œdémateuse). Si l'on intervient dans la période de l'atrophie définitive des tissus, il devient presque impossible que le traitement améliore la terminaison d'un processus représenté par une altération atrophique irrémédiable du derme (1).

(1) **Sclérodermie** : Raymond, De la sclérodermie (*Semaine médicale*, 1898, p. 79). — Samouelson, Sclérodermie et altérations de la thyroïde (*Thèse de Paris*, 1898). — Jeanselme, *Assoc. franç. pour l'avancement des sciences*, 1894. — Dehu et Barthelemy, *Congrès de syphiligraphie et de dermatol.*, juin 1899. — Beer, *Club méd. de Vienne*, octobre 1894. — Singer, *ibidem*.— Strümpell, *Deutsche Zeit. f. Nervenheilk*, XI, 1-2. — Osler, *Journ. of cutaneous Disease*, fév. 1898. — Schwerdt, *Corresp. Bl. d. allg arztl. vereins von Thuringen*, nov. et déc. 1896. — Bolignini, *Semaine médicale*, 1898, annexe CCVI. — Raymond, *Bulletin médical*, 1899, p. 805. — Gayet (de Lyon), *Lyon médical*, 3 sep. 1899, p. 21. —Léger, *Année médicale de Caen*, 1903. — Sachs, *Philadelphia med. Journ.*, 1902.— Lancereaux et Paulesco, *Journ. de médecine interne*, 1899. — Oddo et Chassy, Sclérodermie et adipose douloureuse (*Revue de neurologie*, 30 janv. 1902). — Ménétrier et L. Bloch, *Société méd. des hôpitaux*, 1905.— De Beurmann, *Soc. franç. de Dermatol.*, janv. 1907. — Paul Carnot, *Opothérapie*, 1910, p. 405. — Audry et Roques, *Ann. de dermatol. et de syphil.*, juillet 1910, p. 383.— Bonnet et Dufouet, *Soc. méd. des hopitaux de Lyon. Lyon méd.*, 8 janv. 1911, p. 78.— Dupré et Guilain, Association de la sclérodermie avec la tétanie et le basedowisme (*Soc. méd. des hôp.*, 1900). — Gaucher, *Journal des Praticiens*, 1903, p. 706.—Alquier et Touchard, *Archives de méd. exp.*, 1907).—J. Roux, Sclérodermie et hypophyse (*Revue Neurol.*, août 1902, p. 717).— P. Touchard, Sur la Sclérodermie (*Thèse de Paris*, 1906).— Klippel, Sclérodermie dans le goître simple (*Semaine médicale*, 1910 p. 205). — Pauchet (d'Amiens), Thyroïdectomie et sclérodermie (*Société de chirurgie*, 19 nov. 1910). — Charvet et Carle, Sclérodermie progressive et mélanodermie généralisée (*Lyon médical*, 22 août 1901).—Booth, *Acad. de Méd. de New York*, 1906.— Grünfeld, *Wien. med. blatter*, 1896. — Kruger,

Voici une observation où l'opothérapie thyroïdienne et hypophysaire associée a donné une légère amélioration :

Un homme, âgé de 35 ans, s'est toujours bien porté jusqu'en mai 1911. A cette époque, il est atteint de l'influenza, qui le tient alité pendant deux semaines.

A la suite de cette maladie, il ressent un douleur avec gonflement du genou droit, puis de l'articulation tibio-tarsienne du même côté. Le membre inférieur gauche se prend ensuite de la même façon. Puis la fluxion articulaire occupe successivement les membres supérieurs droit et gauche, en commençant par les poignets, suivant les coudes et se terminant par les épaules.

Jusqu'au mois de novembre, il lui fut encore possible de se mouvoir, quoique très péniblement. Depuis cette époque, il est dans l'incapacité de se mouvoir, et, le 16 octobre 1912, il est amené à l'hôpital.

Il présente alors l'aspect suivant :

La peau est luisante, amincie, collée aux parties sous-jacentes surtout autour des jointures ; nulle part on ne peut la soulever en plis. Une couche de matière sébacée, qui se dessèche et tombe en poussière, se forme sur les régions riches en glandes sébacées comme si ces glandes excrétaient leur produit par la compression du derme qui se rétracte (séborrhée par compression). Le système musculaire tout entier est atrophié à la suite d'un mécanisme analogue, comme si les muscles

Soc. d'Heidelberg, 1902. — LUZZATO, Paralysie agitante et sclérodermie (*Morgagni*, déc. 1904). — FREUND, *Wien. klin. Rundschau*, 2 sept. 1906, p. 649. — UHELMUTH, Goitre et sclérodermie diffuse, 6 mars 1899. — LUSGARTEN, PISKO, JAKIMOFF, LÉOPOLD-LEVI, *Journal des Praticiens*, 1910, p. 504. — M. LAFOND, Sclérodermie et corps pituitaire (*Thèse de Lyon*, 1902). — GRASSET, Sclérodermie et asphyxie locale des extrémités (*Archives géné. de médecine*, 1904). — NICOLAS, la Sclérodermie (*Bull. méd.*, n° 24, 1905). — ROUX, Sclérodermie et corps pituitaire (*Revue neurologique*, 1902, p. 721). — J. NICOLAS et H. MOUTOT, Sclérodermie en plaques : traitement thyroïdien (*la Pédiatrie pratique*, 15 avril 1912, p. 195).

étaient trop enserrés dans cette gaine cutanée inextensible. Toutes les jointures sont immobilisées, ankylosées, et font entendre un craquement sec, quand on veut leur imprimer un mouvement.

La face est sans expression, atone, la peau collée sur les os ; l'expression de la physionomie est celle de l'effarement.

Toutes les parties du corps sont immobilisées, comme pétrifiées. C'est, à proprement parler, selon la comparaison d'Alibert, la statue de Niobé. La tête est fixe et ne peut exécuter aucun mouvement. Le corps repose dans le décubitus dorsal.

Les membres inférieurs, infléchis, sont dans une position comparable à un carré dont les côtés opposés sont d'une part la cuisse droite et la jambe gauche et de l'autre la cuisse gauche et la jambe droite. Les membres supérieurs représentent une figure analogue.

Les mains sont squelettiques et offrent un aspect différent à droite et à gauche. A droite, toutes les articulations des cinq doigts sont en flexion et forment une main en griffe très prononcée. A gauche, au contraire, ces mêmes articulations sont en extension et la main a l'aspect d'une palette incurvée sur sa face dorsale.

Les phalangettes sont effilées et leur tissu osseux est résorbé.

Aux pieds, les orteils sont en extension des deux côtés.

Les ongles sont hypertrophiés et cassants.

Les réflexes rotuliens sont nuls en raison de l'ankylose des genoux. Les réflexes plantaires sont exagérés. Les organes des sens sont intacts. La santé générale est excellente et toutes les fonctions de la vie végétative se font d'une façon parfaite.

Dès son entrée à l'hôpital, le 16 octobre 1912, ce malade a été soumis au traitement suivant :

Chaque jour, cinq pilules d'iodothyrine de 0,025 milligr. et 5 tablettes d'hypophysine Chaix.

Au 1er février suivant, 350 pilules d'iodothyrine et autant de tablettes d'hypophysine ont été absorbées. L'amélioration est sensible. Le malade fait exécuter à la tête tous ses mouvements. Les membres supérieurs se soulèvent en masse, comme deux ailes, par suite d'un jeu plus libre des articulations des épaules.

ICHTYOSE ET PSORIASIS

L'ichthyose est une dystrophie cutanée qui paraît vraisemblablement, dans certains cas, se rattacher à une dysthyroïdie. Bartels, E. Weil, Mouriquand et Vincent ont montré cette origine. La peau des myxœdémateux a souvent un aspect ichtyosique.

J'ai soumis à un traitement thyroïdien, 0,10 centigr. d'iodothyrine par jour, une femme de 40 ans, présentant une ichtyose congénitale à peu près généralisée, excepté au cou et à la face. Très apathique, très frileuse, d'une intelligence étroite, mal réglée, sans enfants. Après un mois et demi de traitement, l'amélioration était si marquée que la malade se considérait comme à peu près guérie. J'ai appris plus tard que cette amélioration ne s'était pas maintenue.

Des résultats plus ou moins heureux ont été obtenus et publiés par de nombreux auteurs. On peut citer les cas de Gossmann, Philipps, Jackson, Popelow, Moosch, Schomp, Abraham, Nobbs, Busch, Paxton, Max, Joseph. Paul Carnot a eu deux améliorations, Levi et Rothschild, trois ; Marbé, deux ; Lamari et Callari, douze ; Walton Don, deux ; Gaulier, deux ; Nordmann, une.

On a décrit, dans ces dernières années, sous le nom de *Microsphygmie avec ichthyose* (Variot, Vincent, Barth, Richet fils et Saint-Girons) un syndrome clinique propre aux enfants et caractérisé par de l'ichtyose, de la petitesse du pouls, de la débilité mentale avec dystrophie thyroïdienne héréditaire ou acquise. Le traitement thyroïdien améliore le plus souvent ces enfants, qui diffèrent des myxœdémateux par un développement normal de la croissance (1).

Dans le *Psoriasis*, le traitement thyroïdien a été surtout préconisé en Angleterre, où Byron Bramwell et Arthur Davies ont obtenu des résultats remarquables.

En France, cette thérapeutique a été accueillie avec plus de méfiance. Gaucher la considère comme dangereuse, ayant même été mortelle dans quelques cas. Tibierge, qui a étudié avec soin les effets de la médication, la réserve pour les malades qui, ayant essayé sans succès tous les moyens ordinaires, veulent tenter un médicament nouveau. Du Castel ne l'a vue pour sa part produire aucun effet appréciable.

A une personne atteinte au bras et à la jambe gauche d'un psoriasis étendu, très ancien, et rebelle à tous les traitements, j'ai prescrit l'iodothyrine associée à l'arsenic et à l'iodure de potassium, dont il était fait un usage constant depuis plusieurs mois. A partir du jour où l'iodothyrine a été employée, un mieux notable s'est continué, après que l'iodure de potassium, qui paraissait faire double emploi avec l'iodothyrine, a été supprimé. Actuellement ce psoriasis a presque complètement disparu.

Je crois donc que l'iodothyrine peut donner d'excellents résultats si on l'associe à l'arsenic. Pospelov a publié une observation dans le même sens (2).

(1) Vincent, Rapport de l'ichthyose avec la dysthyroïdie (*Soc. méd. des hôpitaux*, novembre 1908). — Nordmann (Saint-Etienne), Ichtyose congénitale améliorée par la thyroïdine (*Loire médicale*, 5 déc. 1910, p. 459).

(2) Traitement thyroïdien du psoriasis : Byrom Bramwel, *Association méd. brit.*, août 1893 ; — Tibierge, *Annales de dermatol. et de syphilig.*, 3e série, t. VI, p. 700. *Semaine médicale*, 1895, p. 361. — Phinéas, Abraham, Morgan, Dockrill, Eddowes, Anderson, *Soc. de méd. de*

ECZÉMA

Des eczémas ont été traités par l'opothérapie thyroïdienne, en particulier l'eczéma des nourrissons.

Il est rare que les enfants myxœdémateux ne soient pas atteints d'un eczéma séborrhéique souvent intense et généralisé.

Rocaz a vu le traitement thyroïdien fournir de très précieux résultats chez des nourrissons gros, obèses, à hérédité arthritique, dont l'affection cutanée n'est améliorée par aucun changement de régime alimentaire.

Cette action favorable du traitement thyroïdien sur l'eczéma et certaines autres dermatoses peut s'expliquer de la façon suivante :

Les recherches de Netter tendent à établir que, dans la pathogénie de ces affections cutanées, il y a lieu de tenir compte de certains troubles du métabolisme calcique et que le traitement par les sels de calcium a une influence très satisfaisante sur ces affections, ainsi que l'ont montré aussi Parhon et Urechie.

Or, nous rappelons que ces dermatoses sont souvent une des manifestations de l'arthritisme, qui lui-même se rattache à l'hypothyroïdie.

De plus, nous avons dit le rôle considérable que joue le corps thyroïde dans le métabolisme du calcium et sur sa réten-

Londres, 8 janv. 1894. — Mossé, *Ass. p. l'avanc. des sciences*, Congrès de Carthage, 5 avril 1896. — A Wilson, *Soc. roy. de méd. et de chir. de Londres*, 12 fév. 1895. — Bush, *Dermatol. Zeitsch.*, 11, 5, 1895. — Gordon Bill, *The Lancet*, 6 janv. 1894. — Lehmann, *Thèse de Wurtzbourg*, 1898. — Guisan, *Thèse de Lausanne*, 1898. — Auld, *Brit. med. Jour.*, juillet 1894. — Zaroubine, *Archiv f. Dermatol. u. Syph.*, XIII, 3, 1895. — Du Castel, le Psoriasis simple (*Semaine médicale*, 4 octobre 1899). — Petrini (de Galatz), *Académie de médecine*, 28 février 1900. — Pospelov, *Bulletin médical*, 1901, p. 322. — Ewald, *Soc. médicale berlinoise*, 18 juillet 1900. — Mossé, Traitement thyroïdien du psoriasis (*Médecine moderne*, 1896, p. 236).

tion dans l'organisme. Il n'y a donc rien de surprenant à ce que l'administration de l'extrait thyroïdien, en provoquant cette rétention du calcium améliore ces dermatoses (1).

URTICAIRE

L'hypothyroïdie peut être la cause déterminante principale de l'apparition et de la persistance d'une urticaire chronique.

L'urticaire est considérée, en effet, comme évoluant chez les arthritiques et les herpétiques.

Pour Wright, l'urticaire est la conséquence directe d'une diminution de la coagulabilité du sang, et cette diminution serait en rapport avec un abaissement du taux calcique.

Les conditions étiologiques de l'urticaire semblent justifier ce point de vue. Comme les épistaxis, l'urticaire atteint souvent les sujets jeunes dont les os en voie d'ossification font appel aux sels de chaux, diminuant de ce fait la teneur du sang en calcium. Les fruits non mûrs et acides, les lavements de savon, la rhubarbe, toutes substances riches en oxalates, oléates ou stéarates, sont des causes fréquentes d'urticaire, en précipitant la chaux. Les urticaires consécutives aux injections de sérum peuvent être assimilées à celles qui apparaissent chez les chiens à la suite d'injections intra-veineuses de peptone qui diminuent la coagulabilité. La même explication conviendrait aux urticaires consécutives à l'ingestion d'écrevisses, de moules, de fraises, aux affections du foie, etc. (Netter).

(1) Rocaz, *Congrès de gynécologie et de pédiatrie*. Toulouse, 1910; *Bulletin médical*, 1er oct. 1910. — Arnold Netter, Importance biologique du Calcium. Brochure de 32 pages, Masson et Cie, éditeur, 1907. — Parhon et Urechie, Emploi du chlorure de calcium dans l'eczéma (*Société de Biologie*, 16 novembre 1907). — Parhon et Papinian (*Presse médicale*, n° 1, janvier 1905). — Valmorin, Traitement de l'eczéma des nourrissons par l'opothérapie thyroïdienne (*Thèse de Bordeaux*, 1911-12). — Parhon et Urechie, Rôle de la glande thyroïde dans la pathogénie et le traitement de l'eczéma (*Soc. des sciences médicales*, 3 mars 1908, et *Spitalul*, 1908).

Wright a constaté que, parallèlement à la guérison de l'urticaire, on voit la teneur du sang en calcium augmenter à la suite de l'ingestion des sels de calcium.

La lésion cutanée n'est pas le seul élément fondamental de l'urticaire. L'altération de la sensibilité, l'hyperesthésie, le prurit n'en sont pas moins essentiels. D'après Netter, les sels de calcium modifient le prurit comme ils suppriment l'éruption; ils constituent du reste un des meilleurs remèdes contre le prurit essentiel. On ne saurait invoquer ici l'influence du calcium sur la coagulabilité du sang ; mais on peut rapprocher ce résultat d'expériences de Jacques Lœb établissant le rôle des ions métalliques sur l'hyperesthésie de la peau.

Les considérations qui précèdent ont pour objet de montrer comment l'appareil thyroïdien, qui agit sur la rétention du calcium dans l'organisme, peut, en étant administré thérapeutiquement, agir efficacement sur l'urticaire, sur certaines affections prurigineuses et même sur le *prurit essentiel* (1).

A côté de l'urticaire thyroïdienne, on peut placer certains *œdèmes transitoires :* œdèmes partiels, blancs, indolores, se répétant plus ou moins souvent avec ou sans périodicité.

Ces états fluxionnaires sont souvent sous la dépendance de

(1) Léopold Levi et de Rothschild, Hypothyroïdie et urticaire chronique (*Société de Biologie*, 7 juillet 1906). — Netter, Efficacité des sels de calcium dans le traitement de l'urticaire, de l'œdème aigu, des engelures et du prurit (*Société de Biologie*, 16 mars 1907). — Netter, les Sels de calcium dans le traitement de l'urticaire, observations cliniques (*Société de Biologie*, 1907). — Wright, Traitement de l'urticaire associé à une diminution de la coagulation du sang (*Lancet*, 18 janvier 1896). — Wright, Deux cas d'urticaire traités par le chlorure de calcium (*British Journ. of dermatol.*, 1896). — Rovitch, The thyroïd is a factor in urticaria chronica (*Journ. of cutan. disease*, 1907, p. 512). — Savill, *Lancet*, 1er août 1906. — Paramore, *Brit. journ. of dermatol.*, juillet-août 1907. — Steensma (d'Utrecht), le Chlorure de calcium contre l'urticaire et le lupus érythémateux (*Semaine médicale*, 1913, p. 21). — Gilbert et Herscher, Influence de la médication thyroïdienne sur le prurit des ictériques (*Société de Biologie*, 26 juillet 1902).

l'hypothyroïdie et disparaissent par l'opothérapie thyroïdienne.

On admet du reste, depuis Lœb, que les œdèmes sont conditionnés par une augmentation de la pression osmotique, et que celle-ci est en rapport avec la répartition des électrolytes (ion-sodium et ion-calcium).

D'autre part ces poussées fluxionnaires sont fréquentes dans l'arthritisme qui est, pour Sénac, une diathèse congestive. Or le traitement thyroïdien, en agissant sur l'arthritisme, exerce une action sur ces fluxions, dont il peut éviter la production.

DERMATOSES VASO-MOTRICES

La mention de ces œdèmes fluxionnaires nous sert de transition pour parler de certaines lésions cutanées par troubles vaso-moteurs et des rapports de ces troubles vaso-moteurs avec les perturbations des glandes endocrines.

Léopold-Levi en a fait une étude complète et consciencieuse (1).

L'*Acryocyanose*, qui siège surtout, l'hiver, aux mains froides, glacées, à teinte violette, se rattache fréquemment aux troubles de l'insuffisance thyroïdienne et se rencontre dans le myxœdème et l'hypothyroïdie bénigne chronique.

Il faut rapprocher de l'acryocyanose les *engelures*, qui évoluent parfois sur un terrain d'hypothyroïdie et sont susceptibles de disparaître ou de s'améliorer sous l'action du traitement thyroïdien.

La *Maladie de Raynaud*, asphyxie symétrique des extrémités, peut donner lieu à de curieuses considérations sur ses rapports avec les glandes endocrines.

Dans ses trois stades, syncopal, asphyxique et sphacélique, elle est susceptible de se modifier profondément par le traitement thyroïdien.

(1) Léopold Levi, Troubles vaso-moteurs et vaso-sécrétoires et glandes endocrines (*Journal des Praticiens*, 1910, p. 502).

Voici sur ce point une observation qui a son intérêt :

Une femme, âgée de 35 ans, sujette à des symptômes d'hystérie, mère d'une fille idiote (type se rapprochant du myxœdème), présente, sous forme paroxystique, une asphyxie symétrique de deux doigts des mains (index et médius), prédominant à droite. Les extrémités atteintes deviennent pâles, froides, ratatinées, comme dans le premier stade de la grangrène ; des douleurs intenses s'y déclarent. Au bout de quelques jours, la peau rougit ; il se forme de petites phlyctènes périunguéales se transformant en ulcérations. Chacune de ces crises, pendant lesquelles l'impotence des mains est presque complète, dure 2 ou 3 mois. Depuis trois ans qu'elles se produisent, en moyenne, 2 ou 3 fois par an, aucun traitement, et, en particulier, l'usage de la trinitrine *per os* et *sub cute*, n'avait produit d'effet, lorsque j'eus l'idée d'employer l'iodothyrine. Le résultat ne se fit pas attendre : la première crise à laquelle le médicament fut appliqué dès le début fut arrêtée au bout de 15 jours. Depuis un an, l'iodothyrine est prise à la dose de 0,05 centigr. par jour pendant 10 jours par mois. Les crises n'ont fait qu'une seule apparition très légère et de courte durée.

Léopold Levi fait remarquer que la maladie de Raynaud n'a jamais été signalée dans le myxœdème, tandis qu'elle est associée quelquefois à la maladie de Basedow. D'après lui, elle dépendrait essentiellement d'une hyperthyroïdie paroxystique.

On peut se demander aussi si ce n'est pas un excès d'adrénaline déversé d'une façon intermittente dans le sang qui déterminerait ces troubles paroxystiques. Le premier stade de l'affection, la syncope locale, qui est un symptôme faisant partie du petit brightisme (Dieulafoy), paraît être aussi la conséquence d'une hyperadrénalinémie paroxystique.

Peut-être faudrait-il faire intervenir encore dans cette pathogénie l'insuffisance parathyroïdienne qui conditionne les symptômes spasmodiques et que Campani a rendu responsable du petit brightisme.

CHUTE DES POILS; ALOPÉCIES

L'action du corps thyroïde sur l'appareil pileux est démontrée :

1° Par l'expérimentation sur les animaux. Après l'ablation de la thyroïde, on constate la chute des poils, qui deviennent rudes et cassants (Moussu, Jeandelize, etc.);

2° A la suite du myxœdème opératoire, Jeandelize, Tibierge signalent la chute de la barbe et des cheveux. Il en est de même dans le myxœdème spontané (Tibierge, Buschan). Dans le myxœdème infantile, les cheveux sont gros, rudes, cassants. Les poils sont rares chez les crétins. Dans la maladie de Basedow il existe de l'hypertrichose, de l'alopécie et de la canitie précoces;

3° A la suite du traitement thyroïdien, on voit, chez les myxœdémateux, le système pileux se développer souvent d'une façon remarquable.

Ce n'est pas seulement dans les diverses formes du myxœdème que se manifeste d'une façon évidente l'action du traitement sur le système pileux; mais bien dans des cas qui paraissent les plus divers et qui se rattachent de près ou de loin à l'hypothyroïdie.

Léopold Levi et Rothschild ont fait sur ce sujet une étude très intéressante à laquelle est renvoyé le lecteur qui voudrait se documenter d'une façon complète (1).

Il est toute une série d'alopécies qui sont d'origine thyroïdienne et sur lesquelles l'opothérapie à souvent des effets surprenants. Mais il faut poser ce principe évident : c'est seule-

(1) Leopold-Levi et Rothschild, Physio-pathologie du corps thyroïde, pp. 119-240, 2e série.

ment dans les cas où des lésions anatomiques n'ont pas complètement étouffé les papilles pileuses que le traitement peut réveiller la fonction trichogène.

La calvitie des arthritiques et des migraineux, qui est si fréquente, est aussi au premier rang pour être améliorée ou guérie par la médication thyroïdienne.

Il en est de même de ce qu'on peut appeler le nanisme des cheveux où ceux-ci sont peu nombreux, courts, peu résistants, peu colorés.

Les cas d'hypotrichose thyroïdienne peuvent être révélés par un signe que Léopold Levi a nommé le *signe du sourcil* (1), consistant dans une raréfaction des sourcils à leur partie externe; ce signe acquiert une plus grande valeur s'il coïncide avec un œdème palpébral permanent ou même transitoire.

On sait que la chute des cheveux, des sourcils, des cils, des poils de l'aisselle et du pubis n'est pas rare dans la maladie de Basedow. Cette chute du système pileux, d'origine hyperthyroïdienne, se rattache à ce qu'on appelle la fonction *surpilaire*, c'est-à-dire à ce que la chute des cheveux et des poils peut être l'indice précurseur d'une poussée nouvelle. Et, en effet, cette alopécie basedowienne est suivie souvent d'une repousse particulièrement intense.

Ce n'est pas seulement sur la chute des cheveux et des poils, mais aussi sur leurs modifications diverses, que peut agir le traitement thyroïdien. C'est ainsi que, dans des cas de *canitie précoce*, on a noté la repigmentation [Léopold-Levi, Lorand de Carlsbad].

Le corps thyroïde n'est pas seul, parmi les glandes endocrines, à avoir une action sur le système pileux.

En ce que concerne le *testicule* on sait que la castration s'ac-

(1) Michel, le Sourcil dans ses rapports avec la Thyroïde (*Thèse de Paris*, 1911-1912).

compagne d'un état imberbe du visage et des régions qui se couvrent de poils à la puberté; mais les cheveux et les sourcils sont en général bien fournis chez les castrés.

Pour l'*ovaire*, dont j'ai été un des premiers à démontrer l'antagonisme avec la thyroïde, l'hypo-ovaire est plutôt accompagnée d'hypertrichose : pousse des cheveux et des poils du visage pendant la grossesse, pousse de la barbe au moment de la ménopause (masculinisme). Ledouble et Houssaye ne mettent pas en doute l'influence de la chasteté sur l'apparition de l'hypertrichose, tout au moins sur celle du visage.

La *glande pinéale* exercerait aussi une action sur le système pileux. Dans les tumeurs de l'épiphyse, en effet, on constate généralement une pilosité exagérée et précoce du pubis, contrastant avec le peu de développement des organes génitaux, ainsi que l'ont constaté, après d'autres, Raymond et Claude.

Quant aux *surrénales*, leur action porte surtout sur la pigmentation pilaire. Dans la maladie d'Addison, les cheveux et la barbe deviennent quelquefois plus foncés; chez l'enfant addisonien on peut voir une chevelure blonde devenir noire. Inversement, l'hyperépinéphrie ne produirait-elle pas cette canitie qu'on constate parfois en même temps que le vitiligo dans la maladie de Basedow? car, comme nous l'avons dit, il n'est pas rare, dans la maladie de Basedow, de voir l'hyperthyroïdie s'associer à l'hyperépinéphrie.

L'*hypophyse* et les *parathyroïdes* ne semblent pas avoir une action bien nette et bien précise sur le système pileux.

Ainsi qu'on peut le voir, chacune des glandes endocrines semble avoir sur le système pileux une fonction spéciale, une *fonction régionale* pour ainsi dire; celle-ci agissant sur la pousse de la chevelure; celle-là sur les poils de la face ou du pubis; cette autre sur la pigmentation, etc. C'est encore là une preuve de ce complexus pluriglandulaire qu'il est si souvent difficile de déterminer dans les questions si variées d'endocrinologie (1).

DENTS ET ONGLES

La communauté de développement des ongles, des dents et des poils fait comprendre comment l'opothérapie thyroïdienne peut avoir aussi une certaine action sur les systèmes dentaire et unguéal.

Dans le myxœdème congénital et infantile, la dentition manque complètement ou est très retardée; lorsque les dents apparaissent, elles sont irrégulières ou sont bientôt atteintes de carie. Dans des cas de ce genre, le traitement thyroïdien peut exercer une influence favorable. Des exemples de ces heureux effets sont rapportés par Hertoghe, Leopold Levi, Dunogier, Marfan, Kambrun, Eysselt von Klimpely (2).

Dans le myxœdème de l'adulte, on note souvent l'ébranlement des dents, leur chute facile et le boursouflement des gencives. Cet état gingivo-dentaire est susceptible de s'améliorer par le traitement thyroïdien. Leopold-Levi et Frey ont publié des cas très nets de guérison de ces mauvais états de la bouche dus à l'hypothyroïdie (3).

La Maladie de Basedow provoque quelquefois aussi la chute et la carie des dents (Koeppen, Bettmann, Kowalewski).

(1) Goître exophtalmique et pelade (*Bulletin médical*, 1902, p. 947). — Lésions du corps thyroïde : les aliénés à barbe (*Journal de chirurgie et de médecine pratiques*, 1902, p. 857). — Bérillon, les Femmes à barbe (*Revue de l'hypnotisme*, juillet 1906). — Ledouble et Houssaye, les Velus (*Gazette médicale du centre*, 1909-1910). — Rousseau, De la canitie émotive généralisée (*Thèse de Bordeaux*, 1899-1900). — Sabouraud, Etiologie de la calvitie masculine (*Bulletin de la Société de médecine de Paris*, p. 165, 1910).

(2) Dunogier, Influence du corps thyroïde sur le système dentaire (*Bulletin de la Société de médecine de Paris*, 1909, p. 666). — Eysselt van Klimpely, *Wiener med. Wochens.*, nos 1, 2, 3, 1907).

(3) Frey, la Pyorrhée alvéolaire et le terrain (*Revue des maladies de la nutrition*, nov. 1908, p. 506).

Ces constatations ne manquent pas d'intérêt; car elles montrent que, dans le traitement de la carie dentaire, on doit avoir en vue non seulement les soins locaux, mais aussi les modifications du terrain, et que parmi celles-ci il faut placer quelquefois l'opothérapie thyroïdienne.

Dans les états myxœdémateux et hypothyroïdiens, les *ongles*, comme les poils et les dents, subissent des altérations. Ils sont striés, cassants, friables.

Chez les basedowiens, ils sont souvent amincis, aplatis, fendillés (Kohn, Uphoff-Kocher, Riedel).

L'opothérapie peut améliorer ces états.

CHAPITRE XII

THYROIDOTHÉRAPIE INDIRECTE (*suite*)

AFFECTIONS TOXI-INFECTIEUSES

SOMMAIRE. — Actions des toxi-infections sur le corps thyroïde. — Médication thyroïdienne dans le cours des maladies infectieuses — Signe thyroïdien. — Rhumatisme articulaire aigu. — Tuberculose. — Cancer. — Diathèse hémorrhagique.

Le corps thyroïde, par l'action stimulante de sa sécrétion interne sur le métabolisme cellulaire, semble avoir pour effet d'augmenter la force de résistance de l'organisme aux infections. On peut penser aussi que, du fait du chimisme humoral qui résulte de l'hypothyroïdie, certaines infections trouvent un terrain particulièrement favorable à leur développement.

En effet, l'hypothyroïdie favorise les infections. Charrin a depuis longtemps noté cette propension chez les myxœdémateux, et Levy et Rothschild chez les hypothyroïdiens, sujets aux angines à répétition et à l'érysipèle.

Marbé a montré que l'indice opsonique du sérum sanguin et le pouvoir phagocytaire des leucocytes sont l'un et l'autre augmentés chez les animaux soumis à l'opothérapie thyroïdienne et diminués chez les animaux éthyroïdés. D'après les recherches de Mlle Fossin, l'introduction de thyroïdine dans l'organisme détermine une augmentation rapide des alexines dans le sérum sanguin.

Terro a reconnu *in vitro* l'action bactéricide du suc thyroïdien sur le bacille d'Eberth. — Müller a constaté que le taux des substances bactéricides présentes dans le sang s'abaisse chez les animaux éthyroïdés et se relève à sa valeur normale chez ces mêmes animaux sous l'influence de l'opothérapie thyroïdienne, alors que les produits iodés sont inactifs dans les mêmes conditions.

En résumé, le corps thyroïde semble être un régulateur des diastases de défense, ainsi que l'a établi Vincent.

D'un autre côté, il y a plus de vingt-cinq ans, j'ai montré, à propos de ma théorie pathogénique du Goitre exophtalmique, basée sur l'altération de la sécrétion thyroïdienne, combien la thyroïde est fragile aux infections. J'ai développé ce sujet assez longuement (p. 252) pour n'avoir pas à y revenir.

D'après ces faits, il semble donc indiqué d'avoir recours à l'intervention du traitement thyroïdien dans les toxi-infections, parce que très souvent celles-ci atteignent le corps thyroïde, et que, du fait de cette atteinte, entraînant une hypothyroïdie, l'organisme se trouve préparé à ces infections. Comme on le voit sur ce terrain de l'hypothyroïdie, la toxi-infection est à la fois cause et effet.

Il est donc important, dans les états infectieux, de rechercher ce fléchissement de la fonction thyroïdienne qu'on reconnaîtra par les signes locaux de réactions thyroïdiennes, le *signe thyroïdien* de Vincent en particulier, et les signes généraux d'hypothyroïdie qui se dessinent souvent très nettement, mais qui, d'autres fois, sont masqués par les symptômes multiples de la maladie aiguë (1).

(1) Garnier, *Thèse de Paris*, 1899. — Levy et Rothschild, Hypothyroïdie et auto-infections à répétition (*Société de Biologie*, 12 mai 1906). — Fauconi et Gixoni, *Berl. klin. Wochens.*, 21 janvier 1909. — Marbé, Indice opsonique chez les animaux hyperthyroïdés et éthyroïdés (*Semaine médicale*, 1908, pp. 310 et 324). — La Phagocytose chez les animaux hyper et éthyroïdés (*Soc. de Biologie*, 20 juin 1909). — Gaston Sardou, Traitement thyroïdien des toxi-infections (*la Clinique*, 20 nov. 1908, p. 738).

Il a été dit précédemment quels accidents, réalisant la symptomatologie des *myocardites*, les fièvres infectieuses (typhoïde, diphtérie, etc.) peuvent produire par leur action sur les glandes endocrines, les surrénales et l'hypophyse tout spécialement, dont elles provoquent l'insuffisance.

En ce qui concerne la glande thyroïde, c'est la fièvre rhumatismale, le *rhumatisme articulaire aigu*, qui produit surtout sur elle cette réaction spéciale des fièvres infectieuses.

Dans 68 o/o des cas de rhumatisme aigu, d'après Vincent, on constate la tuméfaction plus ou moins marquée du corps thyroïde avec une sensibilité parfois très vive de cet organe lorsqu'on le comprime entre les doigts. Ce *signe thyroïdien* (Vincent) persiste tant que dure l'état aigu rhumatismal, et disparaît avec la guérison du rhumatisme. Lorsqu'un rhumatisme aigu, qui a présenté cette réaction thyroïdienne, passe à l'état chronique, il est tout spécialement justiciable du traitement thyroïdien.

Cette hypertrophie rhumatismale du corps thyroïde correspond à une hyperthyroïdie, ce qui explique l'influence du rhumatisme aigu sur l'éclosion de la maladie de Basedow et l'association fréquente des deux maladies, association que j'ai été le *premier* à signaler (1) et qui depuis a été indiquée par plusieurs auteurs comme une notion qui n'avait jamais été établie avant eux (Vincent, Guinon, Sergent, Souques). Ainsi s'explique le succès du salicylate de soude dans certains cas de goître exophtalmique.

D'autres fois, cette hypertrophie rhumatismale régresse et aboutit à une atrophie de la glande, laquelle peut donner

Léopold Levi, Erysipèle à répétition et traitement thyroïdien (*Société de Biologie*, 1911, 8 juillet). — Blum, la Thyroïde, organe destructeur des poisons (*Médecine moderne*, 1899, p. 507).

(1) G. Gauthier (de Charolles), Traitement de la maladie de Basedow, du diabète et de l'épilepsie par l'antipyrine (*Revue générale de clinique et de thérapeutique*, 1888, nº 15).

naissance à des phénomènes thyréoprives. C'est ainsi qu'on a décrit une sclérodermie d'origine rhumatismale (1).

Les altérations des glandes vasculaires sanguines, au cours des grandes pyrexies, jouent un rôle important en général sur l'évolution morbide.

Il existe en effet un syndrome terminal particulier aux pyrexies infectieuses qui a été décrit pour la première fois en 1890, par le professeur Hutinel, dans la fièvre typhoïde, retrouvé depuis par de nombreux auteurs et étudié par Poisot dans sa thèse (2).

Ce syndrome a été observé, non seulement dans la fièvre typhoïde, mais aussi dans les infections et les intoxications les plus diverses : rougeole, scarlatine, diphtérie, pneumonie, appendicite, tuberculose, intoxication chloroformique ou éthérée. Il est caractérisé cliniquement par les symptômes suivants. Brusquement, au déclin de la maladie, surviennent des vomissements, une diarrhée verte abondante, coïncidant avec une aggravation subite de l'état général. Le facies devient cholérique, la température baisse et la peau se couvre d'un érythème scarlatiniforme, morbiliforme ou polymorphe. Rapidement les phénomènes s'aggravent et le malade ne tarde pas à succomber. Ce tableau clinique ne se présente pas toujours au complet, mais la prostration extrême et la chute brusque de la pression artérielle ne font jamais défaut.

(1) Vincent, Guinon, Sergent, Souques, *Semaine médicale*, 1906, p. 283; *Soc. méd. des hôpitaux*, 29 novembre 1907; *ibidem*, 21 janvier 1910. — A. Albertin, la Thyroïde et le rhumatisme aigu (*Thèse de Paris*, 1910-1911). — Mouriquand et Boucher, Rhumatisme et maladie de Basedow (*Soc. méd. des hôpitaux*, 27 décembre 1907). — Rhumatisme aigu et myxœdème : Hadden, *Progrès médical*, 1880, p. 63. — Marfan, *Jour. méd. infantile*, 1900, n° 7. — Chapman, *The Lancet*, 1879, 30 sept.

(2) Poisot, Glandes vasculaires et infections (*Thèse de Paris*, 1908). — Hutinel, le Syndrome malin dans la scarlatine (*Bulletin médical*, 12 mars 1913).

D'après les constatations nécroscopiques qui ont été faites par de nombreux auteurs, on admet aujourd'hui les relations de ce syndrome avec les dégénérescences des parenchymes glandulaires, plus spécialement des capsules surrénales.

La connaissance des lésions glandulaires dans ces syndromes impose une conduite thérapeutique. Si l'on ne peut obvier d'une façon efficace à la plupart des insuffisances glandulaires aiguës, il est possible, tout au moins, d'atténuer les conséquences graves des surrénalites, par exemple, soit par l'administration de l'adrénaline, suivant la méthode de Netter, soit par l'opothérapie surrénale totale.

De ces études on doit rapprocher celles sur l'altération des surrénales et du pancréas dans la scarlatine, poursuivies par Tixier, J. Troisier et Hutinel.

Je dirai donc comme conclusion qu'on n'a pas assez insisté jusqu'à présent sur l'utilité et l'importance de l'emploi des préparations thyroïdiennes et aussi d'autres glandes endocrines, dans le traitement des convalescences des fièvres infectieuses.

Ce n'est pas seulement dans le rhumatisme chronique succédant à la fièvre rhumatismale que le traitement peut être utile, mais dans tous ces états de troubles nutritifs succédant aux pyrexies.

On peut dire que les préparations thyroïdiennes peuvent tenir la place, mais avec plus d'utilité, de tous les prétendus médicaments toniques qui sont employés en pareille circonstance.

C'est un point de médecine pratique qui méritait d'être mis en lumière.

TUBERCULOSE

Les rapports entre le corps thyroïde et la *tuberculose* sont intéressants à connaître.

Ces rapports ont depuis longtemps attiré l'attention des médecins exerçant dans les pays à goîtres. Morin (de Neufchâtel) a signalé l'atrophie de la thyroïde chez les tuberculeux, et la disparition de cette atrophie, quand la tuberculose est en voie de guérison.

D'après Lorand, toutes les influences qui atteignent le corps thyroïde (grossesse, allaitement, maladies infectieuses, thyroïdectomie, etc.) favorisent le développement de la tuberculose. Hamburger prétend que, si, dans le cours de la tuberculose, il se produit un goître parenchymateux, les lésions pulmonaires revêtent de ce fait une évolution plus lente.

Depuis les travaux de Roger et Garnier, la cirrhose thyroïdienne est considérée comme étant d'une grande fréquence dans la tuberculose, et celle-ci évoluerait en général sur un terrain d'hypothyroïdie.

Cette *tuberculisation* du corps thyroïde et des glandes endocrines en général, se traduisant par de l'infiltration leucocytaire et de la sclérose, est en conformité avec la conception si juste du professeur Poncet sur la tuberculose à forme inflammatoire. Comme il le dit, « la cirrhose est pour certaines de ces glandes le mode normal de réaction au bacille de Koch, et logiquement cela conduit à penser qu'en présence de semblables lésions, en apparence spontanément apparues, il faut toujours chercher l'existence d'un foyer de tuberculose latent qui peut tout expliquer. On arrive ainsi à se demander si les syndromes connus, étiologiquement indéterminés, créés par l'insuffisance de l'une quelconque des glandes à sécrétion interne, ne sont pas, en réalité, la simple conséquence de l'atteinte tuberculeuse, isolée ou prédominante, d'une de ces glandes, chez un tuberculeux latent (1). »

Quoi qu'il en soit, la tuberculose évolue sur un terrain d'hy-

(1) Antonin Poncet et Leriche, Tuberculose inflammatoire des glandes vasculaires sanguines (*Académie de médecine*, 27 juin 1911).

pothyroïdie, quand elle a déjà une longue durée; car, au début de la maladie, il n'est pas rare de voir la thyroïde s'hypertrophier et des jeunes tuberculeux présenter des signes de basedowisme. Ces malades ont, en même temps que l'hypertrophie thyroïdienne, les yeux brillants, de la tachycardie, un léger tremblement des mains, de la fièvre, de l'amaigrissement, de l'aménorrhée, du nervosisme, etc. C'est peut-être aussi, par suite de cet hyperthyroïdisme du début, ainsi que le font remarquer Levi et Rothschild, que l'on trouve chez les prédisposés à la tuberculose une chevelure abondante et chez les candidats à la tuberculose méningée le développement exagéré des cils et du sourcil, la trichogénie étant considérée comme un indice d'hyperthyroïdie.

C'est en général, je le répète, au début et dans les formes aiguës que se manifestent ces symptômes d'hyperthyroïdie et de basedowisme. Mais, quand la tuberculose, continuant son évolution, revêt une marche chronique, le goître rétrocède, et, avec lui, le syndrome clinique de Basedow, en même temps qu'apparaissent divers symptômes de l'hypothyroïdie, parmi lesquelles les manifestations rhumatismales (rhumatisme tuberculeux).

Le rhumatisme chronique tuberculeux, tel que le conçoit Poncet, n'est souvent, en réalité, qu'un rhumatisme thyroïdien. La tuberculose agit sur le corps thyroïde pour déterminer le rhumatisme. Ici, comme en maintes autres circonstances, la thyroïde n'est qu'un intermédiaire dont se servent les toxi-infections, dans leur action sur l'organisme. Comme le dit Poncet, le rhumatisme est thyroïdien, mais le thyroïdisme est d'essence tuberculeuse (1).

Il ne me paraît pas douteux que, dans certains cas où la

(1) Poncet, Rhumatisme articulaire tuberculeux (*Bulletin de la Société médicale des hôpitaux* 3e série, XXV, 1908, p. 715). — Pathogénie du rhumatisme tuberculeux (*ibidem*, 3e série, XXV, 1908, p. 161).

tuberculose est arthrisante, il faille reconnaître cette interposition du corps thyroïde entre la tuberculose et l'arthritisme dont l'origine thyroïdienne n'a plus besoin d'être démontrée.

Il semble donc que la tuberculose agisse sur le corps thyroïde de différentes façons : suivant les cas, elle produit une hypertrophie ou une atrophie de la glande. Quelquefois même elle peut, sur le même malade, engendrer ces deux processus : à l'hyperthyroïdie fait place l'hypothyroïdie, aux symptômes basedowiens ceux du myxœdème.

Les résultats de recherches sur la teneur en iode du corps thyroïde chez les tuberculeux semblent concorder avec ces faits d'observation. Labbé, Vitry et Guiraud ont constaté que cette quantité d'iode est variable : elle est à son maximum dans les cas de tuberculose à marche aiguë et rapide, tandis qu'elle diminue quand la tuberculose a une évolution très lente.

Des faits expérimentaux sont venus s'ajouter à ces faits d'observation clinique.

Frugoni et Gixoni ont observé que des animaux, inoculés de tuberculose puis thyroïdisés, ont une survie manifeste sur les animaux témoins et guérissent même parfois.

Quelles conclusions peut-on tirer de ce qui précède pour l'utilisation et l'opportunité de l'opothérapie thyroïdienne dans la tuberculose ?

La médication thyroïdienne, en produisant un mouvement de dénutrition et en provoquant l'amaigrissement, doit être en général contre-indiquée dans les affections tuberculeuses. Mais c'est au début, et surtout dans les formes aiguës, que cette médication doit être écartée. On a vu les signes stéthoscopiques s'accentuer à partir du moment où le traitement thyroïdien était employé. Comme correctif de ce méfait, les auteurs qui l'ont signalé ajoutent, il est vrai, que cette aggravation n'a été que passagère et qu'après la suspension du traitement l'état des poumons est même devenu meilleur qu'il était auparavant ; mais cette aggravation, dût-elle être suivie d'une amélioration, ce qui est chanceux, est suffisante pour faire rejeter les préparations thyroïdiennes dans les conditions que nous venons d'indiquer.

Plus tard, au contraire, quand la tuberculose s'accompagne de symptômes d'hypothyroïdie, l'influence de l'opothérapie peut avoir quelque utilité. C'est ainsi que Poncet et Leriche rapportent des faits intéressants sur ce point.

Pour ma part, je crois, avec Hertoghe, que, dans les formes viscérales de la tuberculose, il faut s'abstenir de cette médication, parce qu'elle peut être très dangereuse.

On peut la réserver pour les affections tuberculeuses extra-viscérales, le lupus, par exemple.

Le *lupus*, en effet, est la seule affection tuberculeuse où l'opothérapie thyroïdienne semble avoir donné des résultats (Byrom-Bramwel, Pel, Ewald). Metzlar a traité « six cas de lupus vulgaire avec un grand succès ».

J'ai traité ainsi moi-même un cas de lupus érythémateux très ancien, chez un homme de 30 ans, pour lequel un grand nombre de traitements avaient été employés sans résultat et j'ai obtenu une amélioration considérable.

Sœnicke est arrivé à des résultats nettement favorables dans des adénites scrofuleuses (1).

(1) Morin (de Neufchatel), *Revue médicale de la Suisse Romande*, mai 1895. — Labbé, Vitry et Giraud, Teneur en iode du corps thyroïde des tuberculeux (*Société de Biologie*, 7 novembre 1908). — Frugoni et Gixoni, *Berl. klin. Wochens.*, 24 janvier 1909. — Raynaud, Troubles de l'appareil respiratoire dans le goître exophtalmique (*Journal des Praticiens*, 1898, p. 357). — J.-G. Richard, Syndrôme basedowien chez les tuberculeux (*Thèse de Nancy*, 1907-08). — J. Dumas, Goître exophtalmique tuberculeux (*Thèse de Lyon*, 1907). — Giraud, le Corps thyroïde des tuberculeux (*Thèse de Paris*, 1908-09). — Ramond et Bloch, Goître exophtalmique et tuberculose pulmonaire (*Soc. méd. des hôpitaux*, 4 décembre 1908). — Poncet et Leriche, *la Clinique*, 30 sept. 1910. — Goître exophtalmique tuberculeux. — *Lyon médical*, 1906, 11 nov., p. 76). — P. Lereboullet, Thyroïdite aiguë et tuberculose (*Soc. méd. des hôp.*, 17 déc. 1908). — Pon-

On s'est demandé si les heureuses transformations opérées dans les tuberculoses chirurgicales sous l'influence de la cure marine (Berk-sur-Mer, par exemple) ne se rattacheraient pas à la stimulation — dont nous avons parlé, p. 216 — que le climat marin exerce sur l'activité de la glande thyroïde, morbidement troublée dans son fonctionnement du fait de l'évolution tuberculeuse et s'il ne s'agirait pas, dans la cure marine, tout simplement d'une thyroïdothérapie naturelle.

En effet, la thyroïdothérapie et la thalassothérapie ont bien des points de ressemblance dans leurs actions sur l'organisme (mêmes effets sur la croissance, sur les organes cutanés, sur les organes génitaux, etc.) et jusque dans cette « poussée marine » qui se traduit par un véritable basedowisme marin dont je parlais déjà dans la première édition de ce livre (p. 259).

La *médication hypophysaire* et la *médication surrénale* peuvent trouver aussi un emploi dans le traitement de la tuberculose.

Ainsi que l'ont constaté Garnier et Thaon, l'hypophyse est fréquemment atteinte chez les tuberculeux, et le syndrome d'insuffisance hypophysaire, qui, d'après Renon et Delille, se produit à la suite des intoxications, se retrouve dans le cours

cet et Leriche. Tuberculose inflammatoire et glandes vasculaires sanguines (*Académie de médecine*, 27 juin 1911, et *Gazette des hôpitaux*, 12 juillet 1911). — Stanton, la Thyroïde dans la tuberculose (*American medecin*, 1905, p. 605). — Gouraud et Paillard, Opothérapie chez les tuberculeux (*Bulletin général de Thérapeutique*, 8 novembre 1911). — Renon, Traitement de la tuberculose par l'opothérapie. Masson et Cie, 111. — Parathyroïdite tuberculeuse (*Bulletin médical*, 1903, p. 1003). — Uhlmann, Hyperthyroïdisme et tuberculose (*Thèse de Montpellier*, 1911). — Lenormant (Ch.), la Tuberculose du corps thyroïde (*Presse médicale*, 13 juillet 1912). — J. Doche (d'Arcachon), Tuberculoses chirurgicales, glandes à sécrétions internes et climat marin (*Journal des Praticiens*, 1912, p. 582). — Pierre Lereboullet, les Opothérapies dans la tuberculose (*Paris médical*, 1912, p. 580). — Sergent, *Paris médical*, 3 février 1912. — Silvestri. De l'opothérapie surrénale dans la tuberculose pulmonaire (*Gazetta degli ospedali e delle cliniche*, 13 août 1912).

de la tuberculose. Ces derniers auteurs ont vu chez les tuberculeux la tension artérielle s'élever, les pulsations cardiaques diminuer, l'appétit reparaître. Parisot a obtenu des effets identiques (1).

L'opothérapie surrénalienne peut être utilisée dans la tuberculose pulmonaire, en raison des lésions fréquentes des capsules surrénales dans la bacillose, comme au cours de toutes les toxi-infections. On rencontre souvent chez les tuberculeux de l'insuffisance surrénale plus ou moins franche, liée à la sclérose des capsules. Dans de tels cas, l'adrénaline ou mieux l'opothérapie surrénale sont donc bien indiquées. En outre, il semble aussi que l'adrénaline, favorisant la calcification des tissus, peut être indiquée dans la cure de récalcification de Ferrier, donnée parallèlement aux sels de chaux. On se trouve souvent bien d'ajouter à la cure médicamenteuse une cure opothérapique surrénalique (V à X gouttes d'adrénaline) ; cela réussit surtout chez l'enfant, chez les jeunes sujets atteints de tuberculose osseuse. De bons résultats ont été obtenu de cette médication (Renon, Bonnet, Lereboullet, Sergent, Silvestri, etc.). Mais il va sans dire que cette médication doit être surveillée de près, qu'on doit suivre attentivement les variations de la tension artérielle et veiller à ce que celle-ci ne s'éveille pas trop en raison des risques d'hémophilie.

HÉMORRAGIES ET DIATHÈSE HÉMORRAGIQUE

Ce qu'on sait de la composition du sang des myxœdémateux et des dispositions de ces malades aux hemorragies suffit pour expliquer l'existence de la diathèse hémorragique par dysthyroïdie.

(1) Parisot, Pression artérielle et glande à sécrétion interne. Paris. 1908, p. 197. — A. Sézary, Pression artérielle et glandes surrénales chez les tuberculeux (*Archives des maladies du cœur*, février 1910).

Ce qu'on sait de la fréquence des épistaxis et des métrorragies chez les arthritiques et les rhumatisants et aussi de l'hémophylie que frappe les individus infectés; ce qu'on sait, d'autre part, de l'efficacité des sels de calcium dans le traitement des hémorragies de toute nature et de tout siège, depuis que Wright a démontré que ces sels rendent le sang plus coagulable en agissant sur le fibrinferment, fait pressentir que le corps thyroïde, qui provoque la rétention du calcium dans l'organisme, doit, du même coup, agir utilement contre les hémorragies et les diathèses hémorragiques (hémophilie, purpura, maladie de Werlhof) (1).

Mais l'insuffisance thyroïdienne n'est pas seule capable de provoquer des hémorragies; la tendance aux hémorragies peut être tributaire de l'hyperthyroïdie. Marbé a montré qu'il se produit des épanchements hémorragiques des séreuses chez les animaux soumis à l'hyperthyroïdation, notamment quand ils ont été expérimentalement infectés. L'épanchement semble identique à celui qui s'observe dans la tuberculose, le cancer et les autres scepticémies de l'homme. Marbé ajoute que, chez les tuberculeux porteurs d'un épanchement citrin, celui-ci devient hémorragique sous l'influence de l'opothérapie thyroïdienne.

Ces hémorragies par hyperthyroïdation sont en rapport avec celles qu'on observe parfois dans le syndrome de Basedow

(1) Dejace, Hémophilie traitée par le corps thyroïde (*le Scalpel*, 7 novembre 1897). — Combemale et Gaudier, 4e *Congrès français de médecine interne*, à Montpellier.

Scheffer, Purpura avec épistaxis graves traité par la cure thyroïdienne (*Médecine moderne*, 1899, p. 20).

Fuller, *Medical News*, 20 février 1903. — Jones, Médication thyroïdienne dans l'hémophilie (*Brit. med. Journ.*, nº 10, 1900). — Marcel Labbé, l'Hémophilie et son traitement opothérapique (*Consultations médicales françaises*, 1910). — *Semaine médicale*, 1906, p. 440. — Taylor, *The Monthly Cyclop*, juillet 1905. — Broca, Traitement de l'hémophilie par les injections de sérum antitoxique (*Société de chirurgie*, 20 mars 1907). — Extrait thyroïdien hémorragique (*Semaine médicale*, 1903, p. 84).

(Joffroy, Dieulafoy, Papoff), et avec le cas publié par Berton où on vit une pleurésie hémorragique survenue dans le cours d'une maladie de Basedow et céder au traitement par l'hémato-éthyroïdine, alors qu'elle avait résisté pendant longtemps au traitement habituel (1).

D'autres faits démontrent ce rôle de l'hyperthyroïdie dans l'apparition d'exsudats hémorragiques et d'hémorragies et en même temps l'utilité de l'hémato-éthyroïdine pour les combattre. On se rappelle que les chiens soumis par Ballet et Enriquez à l'hyperthyroïdation présentaient des hémorragies intestinales. Le même fait a été observé par C. Parhon et Mlle Parhon et aussi par Biedl sur des animaux qu'ils hyperthyroïdisaient.

Ces diverses observations peuvent éclairer la nature et l'origine de certaines hémorragies et orienter le traitement du côté de l'opothérapie thyroïdienne.

L'opothérapie thyroïdienne a donné en effet de bons résultats dans les dyscrasies hémorragiques (Combemale et Gaudier, Scheffer, Dejace, Fuller, Jones, Marcel Labbé, Taylor, etc.).

L'opothérapie hypophysaire aussi peut être employée contre les hémorragies. Mais il importe de faire remarquer que le lobe postérieur seul a une action. E. Weil a constaté en effet expérimentalement que le lobe antérieur de l'hypophyse a une action anticoagulante sur le sang *in vitro*, tandis que le lobe postérieur possède un pouvoir coagulant aussi bien sur le sang normal que sur le sang pathologique. Rist a obtenu de bons résultats dans des hémorragies pulmonaires par l'emploi de l'extrait du lobe postérieur de l'hypophyse (2).

(1) Marbé, *Société de Biol.*, 1911, pp. 350 et 408 des comptes rendus, et 22 juillet 1911. — Berton, *Gazette des hôp.*, 1905. — Parhon et Goldstein, Hémorragies et épanchements hémorragiques dans l'hyperthyroïdie clinique et expérimentale (*Société de Biologie*, séance du 28 octobre 1911). — Biedl, *Innere Sekretion*, Berlin-Wien, 1910, p. 89.

(2) E. Weil, Action des lobes de l'hypophyse sur le sang (*Semaine*

Je ne ferai que mentionner l'usage, qui est devenu courant, de l'adrénaline comme hémostatique.

CANCER

La médication thyroïdienne s'est aventurée jusqu'aux affections cancéreuses. C'est surtout au cancer du sein qu'elle s'est adressée. En Angleterre et en Allemagne, on a associé au traitement thyroïdien l'ablation des ovaires. La suppression de la sécrétion ovarienne, d'un côté, et l'excès de la sécrétion thyroïdienne, de l'autre, rendraient les tissus moins accessibles au parasite hypothétique du cancer.

Paget et Bishop ont vu un cancer du sein récidivant disparaître après un an de traitement. Hermann a rapporté un cas et Boyd cinq cas de cancer guéris par l'oophorectomie et la thyroïdothérapie. Eve a traité avec un certain succès un carcinome récidivant du sein. Blacke Smith, G. Beatson ont eu aussi des succès dans des cas analogues.

Rodenburg, Buller et Johnston, cités par Gouget, ont traité 48 cancéreux, de variétés diverses, par des extraits de thyroïde et de thymus. Dans la plupart des cas, on aurait constaté une sédation dans certains symptômes, plus marquée en général avec le thymus qu'avec la thyroïde.

Hughes Jones a employé le traitement contre des néoplasies cutanées et a constaté des résultats encourageants.

Plus récemment, un médecin américain, Diesing, a eu l'occasion d'expérimenter la thyroïdothérapie dans 15 cas de cancer du tube digestif avec diagnostic vérifié par tous les moyens cliniques usuels, et presque toujours il a vu cette médication exercer une influence favorable sur les symptômes (1). Quel-

médicale, 1909, p. 526, et 1913, p. 214). — Rist, Emploi de la pitruitine comme hémostatique (*Semaine médicale*, 1913, p. 191).

(1) Paget et Bishop, *The Lancet*, 1898, 28 mars, p. 1400. — Hermann, *Médecine moderne*, 1899, p. 399. — Eve, *Société clinique de Londres*,

que réservé qu'on doive se montrer en matière de succès thérapeutique dans les affections cancéreuses, les résultats obtenus par ces divers auteurs n'en méritaient pas moins d'être signalés.

L'action de l'opothérapie thyroïdienne est ici d'un mécanisme obscur. Il semble qu'elle raccourcit la durée de la vie de la cellule cancéreuse par augmentation des échanges de matières albuminoïdes et d'autre part qu'elle favorise la transformation fibreuse des cellules conjonctives et limite ainsi le territoire cancéreux.

27 oct. 1899. — Blacke Smith, *Brit. med. Journ.*, 16 fév. 1901. — G. Beatson, *British med. Jour.*, oct. 1901. — Diesing, Ext. thyroïdien dans le cancer du tube digestif (*Semaine médicale*, 1911, 29 mars, p. 150). — Goguet, Opothérapie dans le traitement des cancers (*Presse médicale*, 3 juin 1911). — Hughes Jones, *Brit. med. Journal*, 25 février 1911, et *Presse médicale*, 1911. — Cancer guéri par l'extrait thyroïdien (*Médecine moderne*, 1899, p. 390).

CONCLUSIONS

En terminant cet ouvrage, il me reste à jeter un coup d'œil d'ensemble sur le champ déjà si vaste où s'exercent les médications thyroïdiennes. Je n'ai pas donné tous les essais qui en ont été faits sur les diverses maladies : cette nomenclature eût conduit trop loin.

La multiplicité de ces essais est la conséquence de l'efficacité réelle du remède thyroïdien.

Dès qu'un médicament nouveau voit le jour, et que ses premières applications sont heureuses, son emploi prend vite de l'extension : il guérit ceci, donc il guérira cela.

Dans ces tentatives thérapeutiques des premiers temps, il y a donc toujours un ébranchage à pratiquer : après quoi, il reste un tronc vigoureux qui pousse de solides rameaux.

Il en est ainsi de l'opothérapie thyroïdienne.

Tout de même, on ne peut m'empêcher d'éprouver un contentement intérieur et un véritable sentiment de fierté, quand, me reportant par la pensée à 30 ans en arrière, à l'heure de mes premières études sur les fonctions du corps thyroïde, je me souviens que je fus un des premiers à soupçonner l'importance physiologique de ce petit organe, le premier à démontrer que la maladie de Basedow est une affection de la thyroïde, une endo-intoxication par viciation de la sécrétion thyroïdienne, et le premier aussi à appliquer aux basedowiens l'opothérapie thyroïdienne.

Quelques années après, je préconisais, le premier encore,

l'usage du liquide thyroïdien contre le retard de consolidation des fractures.

Puis, successivement, le premier toujours, je fis connaître l'antagonisme existant entre les fonctions thyroïdiennes et les fonctions des glandes génitales et aussi les relations pathogéniques entre l'appareil thyroparathyroïdien et la paralysie agitante.

Et, depuis, que d'étapes franchies !

Une nouvelle branche de la médecine s'est développée : l'*endocrinologie* ou *endocriniatrie*, qui, de l'avis du professeur Hutinel, sera peut-être la partie la plus importante de la pathologie générale de demain.

Actuellement, en effet, figure déjà dans les programmes de l'enseignement complémentaire de l'hôpital Laennec et de l'Hôtel-Dieu l'étude des syndromes thyroïdiens.

Il n'est pas une Société scientifique, pas un Congrès de médecine où ne soit proposée et traitée une de ces questions touchant les glandes endocrines et, de préférence, l'appareil hypophyso-thyro-parathyroïdien.

Il y a dix ans, je terminais mon livre « les Médications thyroïdiennes » par cette phrase : « L'opothérapie thyroïdienne ne nous apparaît donc pas, comme tant d'autres se rattachant à l'organothérapie, destinée à disparaître après un enthousiasme éphémère, mais elle restera et grandira, parce qu'elle s'appuie sur des bases physiologiques que le temps ne fera qu'affermir. »

Le temps a donné raison à mon pronostic.

TABLE DES MATIÈRES

DEUXIÈME PARTIE

Poitiers. — Imp. G. Roy, 7, rue Victor-Hugo.

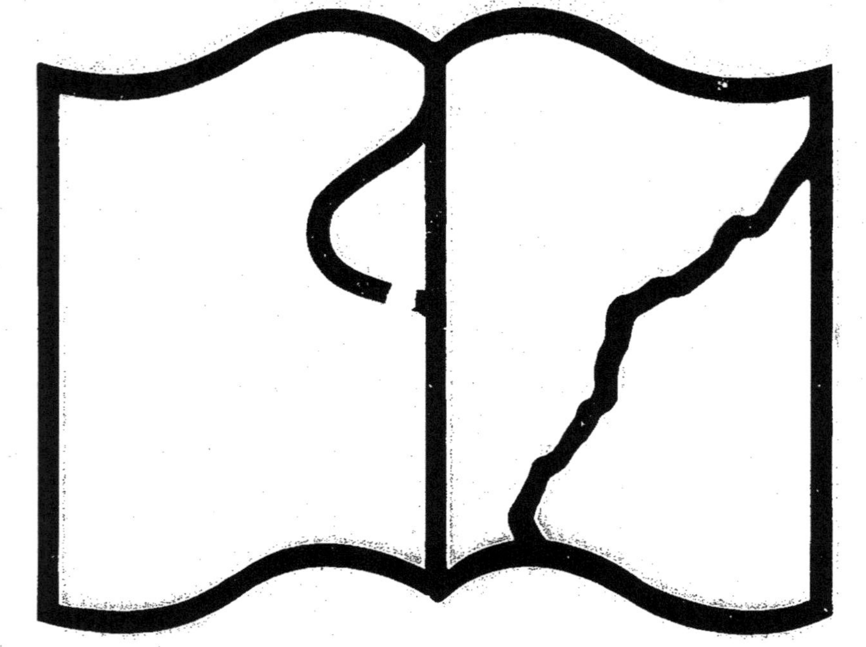

www.ingramcontent.com/pod-product-compliance
Ingram Content Group UK Ltd.
Pitfield, Milton Keynes, MK11 3LW, UK
UKHW021841190726
13855UKWH00001B/80